KB007928

Exercise Prescription and
Therapeutic Exercise Program per Disease

운동처방과
질환별 운동치료
프로그램

서영환 · 이윤관 저

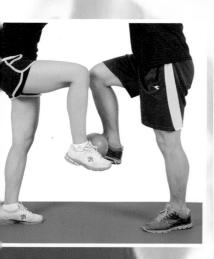
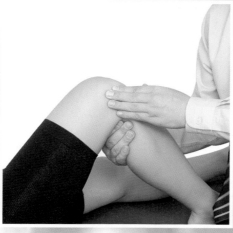
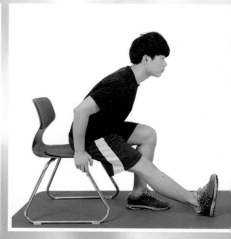

dcb

저자소개

서 영 환

조선대학교 체육대학 체육학과 졸업
조선대학교 대학원 석사
조선대학교 대학원 이학박사(운동생리학)
조선대학교 체육대학 체육학부 교수
한국발육발달학회 회장
한국체육학회 부회장
한국운동생리학회 사업이사
한국운동영양학회 산학이사
한국체육과학회 이사
대한운동학회 이사
광주광역시 배드민턴협회 이사

이 윤 관

동아대학교 체육학과 졸업
동아대학교 대학원 체육학석사
동아대학교 대학원 이학박사
대구한의대학교 한방스포츠의학과 교수
대구경북 체육학회 부회장
대구경북 체육교수회 감사
발육발달학회 이사
유아체육학회 이사
운동처방학회 이사
대한운동사회 교육위원
한국골프학회 부회장
중국 하북 중의대학교 협력교수
중국 심양요경성 중의대학교 협력교수
경산시 생활체육 스킨스쿠버다이빙협회 회장

**운동처방과
질환별 운동치료
프로그램**

초판발행/2014년 3월 3일
초판3쇄/2023년 3월 10일
발행인/김영대
발행처/대경북스
ISBN/978-89-5676-434-4

이 책은 저작권법에 따라 보호받는 저작물이므로 무단전재와 무단복제를 금지하며, 이 책 내용의 전부 또는 일부를 이용하려면 반드시 저작권자와 대경북스의 서면동의를 받아야 합니다.

등록번호 제 1-1003호
서울시 강동구 천중로42길 45(길동 379-15) 2F
전화: (02)485-1988, 485-2586~87 · 팩스: (02)485-1488
e-mail: dkbooks@chol.com · http://www.dkbooks.co.kr

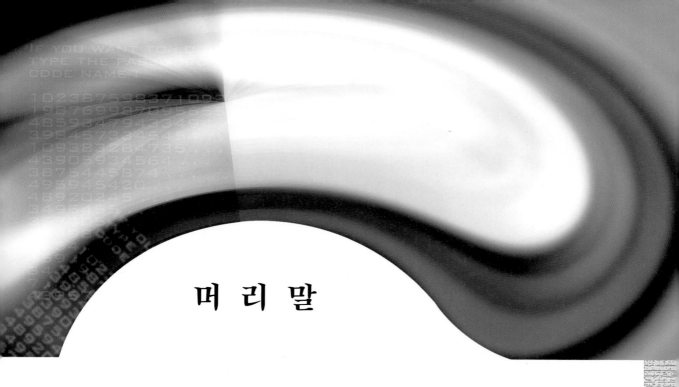

머리말

　현대사회에서 건강을 악화시키는 주원인은 운동부족, 과식, 흡연 등이다. 이러한 원인들은 지극히 개인적인 것들이지만, 개인적인 생활습관의 근간을 이루는 것은 현대사회의 시스템이다. 건강을 개인적 과제라고 단정지으면 건강문제는 개인이 살아가는 방법 및 사고방식의 문제가 되어버려 사회 전체에 관련된 건강의 개선은 현실적으로는 어렵게 된다. 그러므로 사회적 차원에서 '건강에 대한 노력을 지원하는 사회시스템'의 구축이 필요하다.

　운동을 하지 않으면 신경 · 근육뿐만 아니라 전신의 모든 장기에 기능저하현상이 나타난다. 현대사회는 자동화 · 기계화로 인하여 전신을 움직일 기회가 감소되어 불사용증후군(disuse syndrome) 문제가 생겼다. 비만, 심장병, 동맥경화, 체력저하, 허리옆굽음증, 뼈발생이상(dysostosis, 이골증), 관절가동범위제한 등이 그 예다. 노인에게는 심장 · 허파, 운동, 정신 등 신체의 모든 기능이 현저하게 저하된다. 운동부족으로 인한 장기의 기능저하와 불사용증후군은 적절하고 지속적인 운동을 통해 질병의 악화속도를 늦추고 호전반응을 기대할 수 있다.

　일상생활에서 개인이 운동의 필요성은 이해하더라도 행동에 옮기기는 어렵다. 자신이 변화할 것으로 기대하고 자신에게 필요한 건강교육만 할 것이 아니라 바람직한 건강행동을 일으키기 쉽게 사회제도를 확립시켜야 한다. 따라서 많은 국민이 보다 바람직한 건강행동을 시작하려면 사회(지방자치단체나 기업 등)와 개인 쌍방에 인센티브가 성립하는 사회제도나 민간의 지원시스템이 필요하게 되는 것이다.

　한편 의료현장에서는 환자의 질병 · 상해를 치료하기 위하여 의사가 '처방'하면 약사가 그에 따라 조제하여 환자에게 전달한다. 각종 신체장애 시에는 그 정도 · 잔존기능 · 생활상황 등에 맞게 보장구를 처방하여 환자에게 전달한다. 이러한 일련의 전문적 의료행위가 성립되려

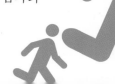

면 의사가 '처방전'을 작성하여 관련 전문가에게 전달하면 그들은 처방내용에 따라 약을 조제하게 된다.

운동처방의 기본개념도 이와 동일하다. 즉 운동처방사는 운동을 실시하는 개인의 특성(성, 연령, 체격, 체력수준, 건강도, 병·장애의 유무와 정도, 운동경험도 등)을 고려하여 운동의 질(종류), 양(정도, 시간, 빈도), 운동법 등을 처방하면서 주의사항을 지시한다. 약의 질이나 양이 환자에게 적합하지 않으면 위장장애·피부발진·간기능장애 등의 부작용이 생기고, 보장구가 적합하지 않으면 불쾌감·통증·외상·장애 등의 폐해가 생긴다. 이와 마찬가지로 운동도 개인의 특성에 적합하면 효과를 얻을 수 있으나, 질과 양이 적합하지 않으면 오히려 부작용이나 폐해를 줄 위험(risk)도 있다.

운동처방의 목적은 체력을 향상시키고, 만성질환위험인자를 줄여 건강을 유지함과 동시에 운동실시 중에 발생할 수 있는 사고를 예방하는 데 있다. 그런데 운동처방은 개인적인 흥미, 건강상의 필요성, 질병 등에 기초하기 때문에 모든 운동프로그램이 모든 사람에게 똑같은 효과를 주는 것은 아니다. 기본적으로는 특정 개인에게 특정 효과를 줄 수 있도록 만드는 것이 운동처방의 목적이라 할 수 있다.

이 책에서는 운동처방의 개념과 목적, 원리와 기본조건을 설명하고 운동처방의 실질적인 절차와 현장 적용에 대해 다루었다. 이에 기반하여 심장혈관계통질환, 내분비계통질환, 대사증후군, 뼈·관절질환, 노화 등에 따른 질환별 운동치료 프로그램을 포괄적으로 다루었으며, 나아가 운동치료 프로그램의 수립, 실시, 지도가 가능할 수 있도록 하였다. 나아가 사고방지 및 조속한 사후처리를 위한 리스크 매니지먼트 방법에 대해서도 설명하였다.

아무쪼록 운동처방과 운동치료를 전공하거나 관심을 가지고 있는 독자들에게 운동처방 및 운동치료의 좋은 길잡이가 될 수 있기를 바란다. 부족한 부분은 지속적으로 개정 작업을 통해 보완하여 나갈 것을 약속드린다.

2014년 1월

저 자 씀

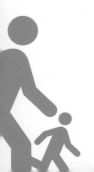

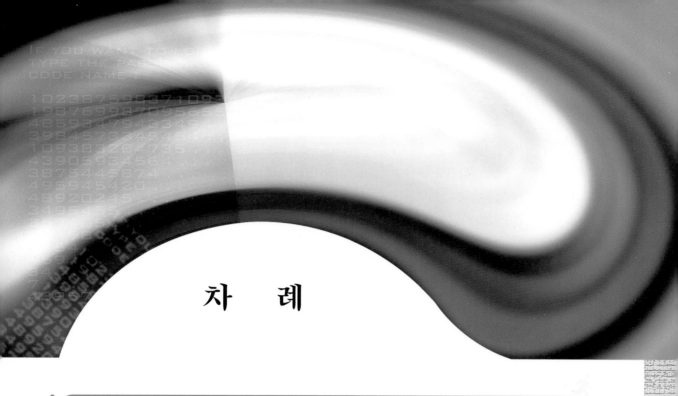

차 례

01 건장증진시스템의 과학적 기초

02 운동처방

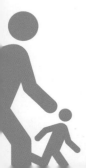

03 심장혈관계통질환과 운동치료 프로그램

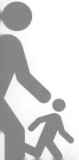

04 내분비계통질환과 운동치료 프로그램

2. 내분비계통질환의 운동치료

05 대사증후군과 운동치료 프로그램

1. 대사증후군의 개념과 범위 ························· 112

06 뼈 · 관절질환과 운동치료 프로그램

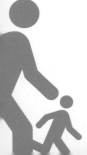

07 노화와 운동치료 프로그램

08 운동치료 프로그램의 실제

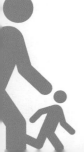

🚶 부록 & 참고문헌

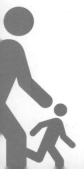

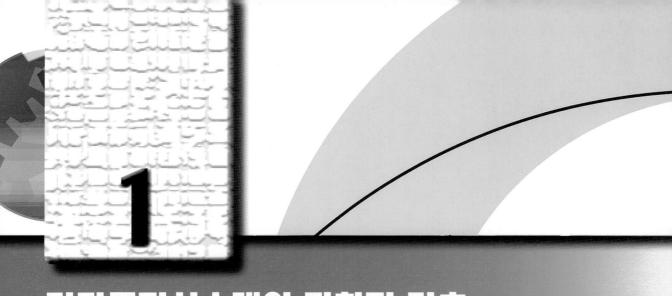

1

건강증진시스템의 과학적 기초

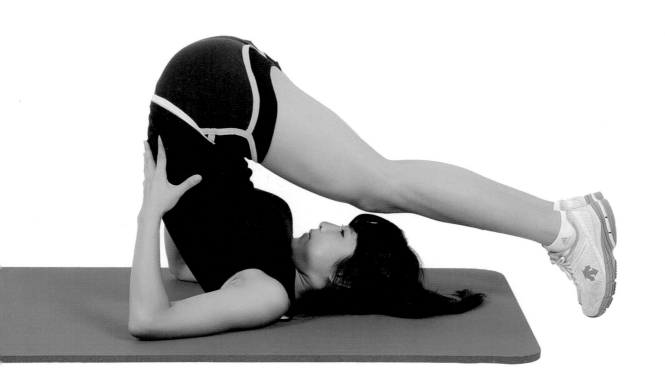

◣ 건강증진시스템과 운동치료

1) 건강증진시스템의 구축

현대인의 건강상태를 악화시키는 주원인은 운동부족, 과식, 흡연 등 건강을 생각하지 않는 도덕적 해이라고 해도 지나치지 않다. 건강을 개인적 과제라고 단정지으면 건강문제는 개인이 살아가는 방법 및 사고방식의 문제가 되어버려 사회 전체에 관련된 건강의 개선은 현실적으로는 어렵게 된다. 왜냐하면 사람은 원래 편한 쪽을 선호하는 특성을 가지고 있기 때문이다. 이대로 건강에 대한 도덕적 위험을 가지고 있는 상황이 지속되면, 앞으로 10년 이내로 우리나라의 건강보험제도나 노동력에 상당한 마이너스 영향을 주게 될 것이다.

이러한 건강에 대한 도덕적 해이가 사회풍조가 되는 것을 타파하는 한 가지 대책은 '건강에 대한 노력을 지원하는 사회시스템'의 구축이다. 특히 일상생활에서 운동은 일반적으로 그 필요성은 이해하더라도 행동에 옮기기는 어렵다. 자신이 변화할 것으로 기대하고 자신에게 필요한 건강교육만 할 것이 아니라 바람직한 건강행동을 일으키기 쉽게 사회제도를 확립시켜야 한다. 따라서 많은 국민이 보다 바람직한 건강행동을 시작하려면 사회(지방자치단체나 기업 등)와 개인 쌍방에 인센티브가 성립하는 사회제도나 민간의 지원시스템이 필요하다.

표 1-1   건강증진시스템 구축을 위한 사고방식
▸ 고령화사회에서는 건강이 고귀한 자원이다.
▸ 건강에 관련된 도덕적 해이(moral hazard) : 고귀한 자원인 건강의 낭비 　건강은 개인의 것인가? 사회적인 책임을 포함하여 고려해야 한다.
▸ 건강을 지키는 데 쓰이는 지출은 억제하도록 하는 것이 건강증진시스템이다. 　건강증진시스템으로 고귀한 자원인 건강을 국민 각자가 매일 생산하게 한다.
▸ 생활습관병(life style disease)에 다른 질병과 건강보험부담률이 똑같이 부과되는 것은 과연 공평한가?
▸ 건강교육·계발활동만으로 사람들이 생활을 바꾸기 쉽지 않다. 노력을 지원하는 사회시스템(인센티브)이 필요하다. 　건강증진시스템은 의료비·간호비의 절약이라는 의미에서 모든 국민이 생산할 수 있는 자원이지만, 그것을 위한 동기부여에는 많은 연구가 필요하다.

2) 운동요법

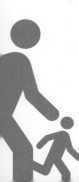

운동치료(therapeutic exercise)란 한마디로 운동으로 치료효과를 거두게 하는 방법으로 비만, 당뇨병, 고혈압 등일 때 응용된다. 운동치료의 기본형태는 다음과 같다.

▶ 근육의 수의적인 수축이 상실되었을 때 관절가동범위를 유지 내지 향상시키기 위한 수동운동

▶ 근육의 수의적인 수축이 불충분할 때 하는 보조 자동운동

▶ 수의적인 동작이 가능한 경우에 하는 자동운동

▶ 저항에 대항해서 움직여 근력증강을 도모하는 저항운동

▶ 단축된 근육이나 연부조직을 늘리는 펴기운동기능

▶ 매트, 평행봉, 지팡이, 보장구 등을 이용한 보행기능훈련

운동치료는 원래 맨손체조나 스포츠와는 다른 것이라는 생각에도 불구하고 그 기초과학적인 기반은 어느 정도 공통성을 가지고 있다. 따라서 광의의 체조나 스포츠가 인간의 수명에 어떤 영향을 미치는지에 대해 겉모습만이라도 살펴보는 것도 무의미한 일은 아니다. 수명은 굉장히 많은 인자에 좌우되지만, 다음과 같은 재미있는 데이터가 보고되고 있다.

1964년 해먼드(Hammond, E. C.)는 뇌졸중, 심장질환, 고혈압, 암 등의 병력이 없는 387,427명의 미국 남자들에게 생활습관과 여러 가지 신체적인 장애에 관한 질문지를 발송했다. 이어진 2년 동안 첫 해에 4,468명이 사망하고, 다음 해에 5,614명이 사망하여 합계 10,082명이 사망했다. 이 조사에서는 노동에 종사하거나 스포츠와 체조를 하던 사람의 사망률이 낮았다. 또한 해먼드는 40세부터 80세에 이르는 442,094명을 대상으로 34개월에 걸쳐 사망률을 조사하여 가족병력, 식사, 직업, 동료, 거주지, 신장, 체조와 스포츠 등으로 소분류하여 85구분으로 나눴다. 가장 사망률이 낮은 그룹은 담배를 피우지 않고 중간강도 혹은 격렬한 스포츠를 한 그룹이었다.

카르보넨(Karvonen, M.)이 1959년에 핀란드에서 조사한 결과도 이와 거의 비슷하였다. 388명의 스키 경기자들과 일반인을 비교한 결과 스키 경기자들이 평균 6년 더 오래 살았다는 사실이 증명되었다. 그러나 이에 대한 반론이 없다고는 할 수 없으며, 결정적인 결론은 나지 않았지만 다음과 같은 것들은 틀림없는 사실로 볼 수 있다.

▶ 신체활동이 둔해지면 만성질환에 걸리기 쉽다.

▶ 심장혈관계통질환의 발생은 중간강도의 체조를 규칙적으로 하면 어느 정도 방지할 수 있다.

▶ 폐쇄동맥질환, 허파기종, 천식 등도 규칙적인 운동은 효과가 있다.

▶ 당뇨병환자의 컨디션 유지에는 치료체조가 효과가 있다.

⌁ 운동의 효과

우리는 일상생활에서 항상 신체의 일부 혹은 전신을 움직인다. 운동을 하지 않으면 신경·근육뿐만 아니라 전신의 모든 장기에 기능저하현상이 나타난다. 즉 인간은 운동에 의해 전신

기능을 유지하고, 건전한 전신기능이 있어야 비로소 운동이 가능해진다.

현대사회는 자동화·기계화로 인하여 전신을 움직일 기회가 감소되어 불사용증후군(disuse syndrome) 문제가 생겼다. 비만, 심장병, 동맥경화, 체력저하, 허리옆굽음증, 뼈발생이상 (dysostosis, 이골증), 관절가동범위제한 등이 그 예다. 노인에게는 심장·허파, 운동, 정신 등 신체의 모든 기능이 현저하게 저하된다. 운동에 의해 전신상태 및 치매가 개선되는 경우가 종종 있다. 이러한 장애의 예방 및 치료를 위하여 최근에는 운동의 중요성이 제기되고 있으나, 반면 과로(overwork)에 의한 폐해도 증가하고 있다.

1) 운동이 근혈류에 미치는 영향

(1) 운동 시 근혈류 조절

근육의 혈관은 2개의 다른 교감신경계통에 의해 지배되고 있다. 하나는 아드레날린작용 (adrenergic)으로 혈관수축 시에 작용하고, 다른 것은 콜린작용(cholinergic)으로 혈관확장 시에 작용한다. 이것을 운동과 관계시켜 보면 혈관확장신경은 이미 운동개시 전부터 긴장이 높아지면 심박수가 증가하고, 동시에 근혈관도 팽창한다. 이것이 운동 초기의 근혈류 증가에 작용하는 것으로 볼 수 있다.

국소적인 근혈류 조절에는 다음의 인자들이 관여한다.

▸ PO_2 감소(조직 안의 산소분압 감소)
▸ PCO_2 상승(조직 안의 탄산가스분압 상승)
▸ K^+ 축적
▸ 다른 혈관팽창물질의 생성
▸ 근육온도 상승

근육운동이 시작되면 근수축 결과 생긴 이러한 인자들이 국소혈관에 직접 작용하여 모세혈관을 확장시켜 혈류를 증가시킨다. 국소적 자극이 최고에 달할 때는 운동개시 후 5~20초인데, 이것은 운동 시의 혈류를 유지하는 최대인자이다.

근육모세혈관이 확장되면 근수축에 필요한 다량의 산소나 영양물질의 공급을 촉진시킴과 동시에 근육섬유와 모세혈관 사이의 거리를 단축하고, 영양물질의 공급 및 근수축에 의해 생성된 대사산물의 확산을 쉽게 제거한다.

(2) 율동수축과 근육펌프 작용

활동 중인 근혈류는 수축 시에는 감소하고, 이완 시에는 증가한다. 근수축이 최대수축의 1/5

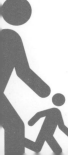

이상이 되면 근혈류는 감소한다. 근육이 수축과 이완을 반복하면 펌프작용의 효과가 생겨 정맥혈의 심장복귀를 촉진한다. 걷기는 율동수축(rhythmical contraction)의 한 예이다. 마비된 사람이나 오랫동안 누워 지낸 환자는 이 근육펌프작용이 없기 때문에 혈액이 울체(stagnation)되어 다리부종(trophedema)이나 혈전정맥염(thrombophlebitis)이 쉽게 발생한다.

2) 운동이 순환계통에 미치는 영향

(1) 심박출량

단위시간에 오른심실 혹은 왼심실로부터 박출되는 혈액량이 심박출량(cardiac output)인데, 건강한 사람의 1분간 박출량(분당박출량, minute volume)은 5~6ℓ이다. 1회 수축에 의해 박출되는 혈류량이 1회박출량(stroke volume)이며, 정상인은 60~80ml. 심박출량은 몸의 크기에 따라 다르며 체표면적에 비례한다. 체표면적 $1m^2$당 심박출량을 심박출계수(cardiac index)라 하며, 건강한 사람은 2~3ℓ/분이다.

❶ 연령과 심박출량

심박출량은 연령에 따라 변화하여 10세에 최고가 되고, 그 후는 연령과 함께 낮아진다.

❷ 심박출량에 관계된 인자

심박출량은 여러 가지 원인에 의해 변화하는데, 이것은 심박수의 변화, 1회박출량의 변화혹은 두 가지 모두의 변화에 의해 야기된다.

심박수는 자율신경계통에 의해 조절되며, 교감신경의 자극에 의해 증가하고, 부교감신경의자극에 의해 감소한다. 1회박출량은 자율신경계통, 말초순환저항 및 심장확장기에 있는 심실충만도에 의해 결정된다. 프랭크-스탈링(Frank-Staring)의 법칙에 따르면 심장의 수축력은수축 전 심장근육의 길이에 비례한다. 확장기에 다량의 혈액이 유입되어 심장근육이 늘어나서장력이 커지면 커질수록 수축력이 커진다. 심장에 유입되는 혈액량, 즉 복귀정맥혈(venous return, 정맥환류)은 말초순환혈액량에 비례하여 증가한다.

복귀정맥혈을 증대시키는 인자는 다음과 같다.

▶ 근수축
▶ 호흡에 따른 가슴우리의 흡인작용
▶ 심실수축 시 심방압력의 저하
▶ 복부내장, 그밖의 혈액저장고로부터의 이동
▶ 세동맥(arteriole)확장에 의해 일어나는 정맥압(venous pressure)의 상승
▶ 아드레날린작용 신경을 거쳐 일어나는 혈관수축

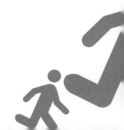

❸ 자세와 심박출량

누운 자세에서 앉은 자세 혹은 선 자세로 바꾸면 심박출량은 감소한다. 이 변화는 앉은 자세 혹은 선 자세에서 혈액이 중력의 작용에 의해 신체의 아래쪽에 울체하여 일어난다. 장기간 선 자세를 지속하면 복귀혈액량이 감소되어 1회박출량이 불충분해져 현기증을 느끼는 경우도 있으며, 또 누운 자세에서 갑자기 일어설 때 현기증을 호소하는 사람도 있다.

오랫동안 누워 있는 환자나 하지마비환자를 틸트테이블(tilt table, 기울임판)을 이용하여 서기훈련을 할 때에도 마찬가지 현상이 일어나 실신할 수도 있다. 이러한 증상은 심박수감소에 의한 허혈뇌병(ischemic encephalopathy)에 기반을 둔 것으로 볼 수 있다. 서기훈련에서 나타나는 허혈뇌병은 발가락부터 넙다리까지 탄성붕대로 감싸면 상당부분을 예방할 수 있다. 배를 코르셋이나 붕대로 압박해도 다리를 압박붕대로 감싸는 만큼의 효과는 없다.

자세변화에 따른 것이 아니라 단순히 누운 자세, 앉은 자세 및 선 자세에서의 심박출량은 누운 자세보다 앉은 자세 혹은 선 자세 쪽이 적다. 이것은 환자를 치료할 때, 특히 심장병환자의 치료에서 주목해야할 일이다. 심장에 대한 부담은 심박출량 외에 말초순환저항, 자율신경계통 등도 관여한다는 것을 잊어서는 안 된다.

❹ 운동과 심박출량

심박출량은 전신의 산소소비에 거의 비례하고, 운동 시에는 증가한다. 심박출량의 증가는 심박수의 증가와 1회박출량의 증가에 따라 정해지지만, 1회박출량에는 이완말기의 심실용적(end-diastolic ventricular volume)의 증가와 수축말기의 심실용적(end-systolic ventricular volume)의 감소가 관여한다. 전자는 심실로 들어오는 혈액량인데, 이미 언급한 것처럼 프랭크-스탈링(Frank-Staring)의 법칙에 기반하여 일어난다. 교감신경계통을 자극하면 심박수의 증가 말고도 심장근육의 수축력은 근육섬유의 길이에 관계없이 강해진다. 이때 정상 이상의 혈액을 박출하고, 수축기말기의 심실용적은 감소한다.

1회박출량의 증가에는 한계가 있어서 최대산소섭취량의 40%의 산소를 섭취하여도 최고에 달한다. 이때 심박수는 1분간 110인데, 이 이상의 심박출량의 증가는 심박수의 증가에 따라 이루어진다. 운동선수의 심박출량이 매분 35ℓ까지 저하되는 경우도 있다.

운동 시 심박출량은 다음과 같은 인자에 의해 증가한다.

▶ 교감신경계통에 의한 수축력의 증대와 혈압의 상승
▶ 근수축에 의한 혈관압박으로 인한 혈압의 상승
▶ 근혈관의 확장에 의한 저항의 감소와 복귀정맥혈의 증가

근육의 등척수축 시에는 이미 그 시작 때부터 정신적인 자극에 의해 심박수가 증가하지만, 근육의 혈류는 감소하고 1회박출량의 변화는 비교적 적다. 등장수축 시에도 심박수는 곧 증가

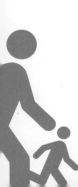

하지만, 1회박출량은 등척수축과 달리 현저히 증가한다. 심박출량은 산소소비에 비례하여 증가하며, 35 ℓ/분을 넘어서는 경우도 있다.

❺ 심박출량과 운동의 효과

안정 시에 운동선수는 일반인보다도 1회박출량이 크고 심박수는 적어도 수축말기의 심실용적은 크다. 운동 시에는 1회박출량과 심박수 모두 증가하지만 운동선수의 심박수 증가는 비운동선수보다 적다. 훈련된 사람은 이처럼 최대심박출량이 큰 것은 물론, 운동 중의 동·정맥산소분압차가 커서 조직이 피를 흘릴 때 산소를 섭취하는 능력이 우수하다.

(2) 심박수

정상인의 심박수(heart rate)는 개인차가 크며, 나이에 따라서도 다르다. 성인의 안정시심박수는 60~70회/분이지만, 50회/분부터 100회/분 사이는 정상으로 본다. 심박수가 50/분 이하를 서맥(bradycardia), 100회/분 이상을 빈맥(tachycardia)이라고 한다. 안정시심박수는 신생아는 평균 130회/분, 5세는 평균 105회/분, 10세는 평균 90회/분이다.

심박수가 빨라지면 심장은 수축기나 확장기 모두 단축하는데, 후자의 단축 쪽이 전자에 비해 굉장히 크다. 심실로 유입되는 혈액은 주로 확장기에 일어나며, 심박수가 약 180/분 이하라면 심실은 혈액에 의해 넘칠 듯하게 된다. 심박수가 좀 더 증가하면 혈액이 심실을 가득 채우기 전에 수축이 시작되어 심박출량이 감소한다. 앞에서 언급했듯이 운동시심박출량이 증가하려면 심박수의 증가가 필수적이다. 최대심박수는 안정시심박수와 마찬가지로 나이차 및 개인차가 있다. 오스트랜드(Åstrand, P-O.)에 의하면 평균최대심박수는 15세는 210, 25세는 200, 40세는 180, 55세는 150회/분이다. 실제로 50세 이상의 건강한 사람이 운동시심박수가 150~160회/분을 넘는 경우는 매우 드물다. 심장병환자는 심장근육의 수축력이 저하되어 있어 문제는 좀 더 복잡하다.

심박수는 자세에 따라서도 변화하여 통상 누운 자세보다는 앉은 자세, 또 앉은 자세보다도 선 자세일 때 많이 변한다. 자세에 따른 변화가 적을수록 운동에 적합하다.

운동 시에는 심박수가 증가하지만, 이미 운동시작 전의 심리적인 준비단계에서 교감신경계통의 흥분이 일어나 맥박은 증가한다. 운동이 격렬할수록 심박수는 많아진다. 운동종료 후에는 맥박수가 점점 감소하고, 과도한 운동이 아닌 한 2~3분 이내에 정상치로 되돌아오는 것이 보통이다. 심박수가 반드시 산소소비량에 비례한다고는 단정할 수 없으나, 치료 중에 간단히 판정할 수 있으므로 임상에서 종종 운동량을 평가하기 위해 이용된다. 일정운동량에 대한 맥박수는 나이와 함께 증가한다. 오래 동안 운동을 하려면 최대산소소비량의 1/3~1/2의 부하에 머물러야 한다.

이것을 바탕으로 앤더슨(Anderson, A. D.)은 고령자나 심장병환자의 보행훈련에 대한 기준을 다음과 같이 제시하였다.

▶ 안정시맥박이 100/분 이하일 것
▶ 운동 중 심박수가 135~140회/분을 넘지 않을 것
▶ 운동종료 후 2분이 지나면 안정시맥박수가 플러스 10 이하일 것

(3) 혈압

심장의 수축-이완사이클에 따라 동맥내압은 변동한다. 큰동맥에서 내압의 최고치를 최고혈압 혹은 수축기혈압(systolic pressure)이라 하고, 최저치를 최저혈압 혹은 이완기혈압(diastolic pressure)이라고 한다. 최고혈압과 최저혈압의 차가 맥압(pulse pressure)이고, 심장주기에서 평균치를 평균혈압이라고 한다. 청년기에는 정상최고혈압은 120mmHg, 최저혈압은 80mmHg, 맥압은 40mmHg로 그 비율은 3:2:1이다. 평균혈압의 임상적인 측정은 어렵지만, 최저혈압에 맥압의 1/3을 더하면 대략적인 값을 얻을 수 있다.

❶ 혈압의 변화

혈압은 다양한 원인에 의해 변화하는데, 일반적으로 심박출량이 증가하면 최고혈압은 상승되고, 말초저항이 증가하면 최저혈압이 상승된다. 대동맥벽은 나이를 먹어감에 따라 탄성섬유를 잃어 동맥경화를 일으키면 유연성이 저하되고, 안정 시에는 내압이 증가한다. 정상혈압의 한계를 어디에 두어야 하는지는 논의가 한창인데, 노년기에는 최고혈압도 최저혈압도 상승하는 것은 명확하다.

국제고혈압학회나 유럽고혈압학회에서는 적정, 정상, 높은 정상, 제1단계 고혈압, 제2단계 고혈압, 제3단계 고혈압, 그리고 수축기고혈압으로 분류하고 있다. 여기에서의 적정혈압은 대한고혈압학회가 정의한 정상과 같고, 정상과 높은 정상은 대한고혈압학회가 정한 고혈압전단

표 1-2 **성인의 혈압분류**

혈압분류	수축기혈압(mmHg)		확장기혈압(mmHg)
정상(narmal)	<120	그리고	<80
고혈압 전단계 (prehypertension)	120~139	또는	80~89
제1기 고혈압 (stage 1 hypertension)	140~159	또는	90~99
제2기 고혈압 (stage 2 hypertension)	≥160	또는	≥100

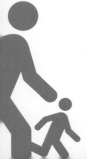

계와 같다. 고혈압의 3단계는 수축기혈압이 160mmHg 이상이거나 확장기혈압이 110mmHg 이상인 경우로 정의하고 있다.

❷ 자세와 혈압

중력의 작용에 의해 신체 각 부위의 혈압은 다르다. 선 자세에서는 심장에서부터의 거리 때문에 0.77mmHg/cm의 차이를 만들어내며, 머리에서는 혈압이 낮고, 다리에서는 높다. 위팔에서 측정한 통상 혈압은 건강한 사람은 자세에 따라 일정한 유형으로 변화하지 않으며, 상승·하강 혹은 불변인 경우가 있다.

❸ 운동과 혈압

운동 시의 혈압은 근육의 등척수축과 등장수축에 따라 다르다. 등척수축에서는 운동시작 후 수초 이내에 최고혈압과 최저혈압 모두 급격히 상승한다. 이에 따라 등장수축에서는 최고혈압은 중간정도 상승하지만, 최저혈압은 변화하지 않거나 저하한다. 그 이유의 하나는 등척수축에서는 근육이 지속적으로 수축함에 따라 말초순환저항이 증대하고, 등장수축에서는 1회박출량이 현저히 증가함에도 불구하고 운동하고 있는 근육의 혈관확장 때문에 전체로서의 말초순환저항은 약해지기 때문이다. 한편 교감신경계통의 작용에 대해서는 잘 알려져 있지 않다.

운동 후에는 근수축에 의해 말초저항은 소실하지만 혈관확장은 잔존하여 말초순환저항은 저하되고, 혈압은 서서히 하강하여 안정 시보다 낮아진다. 이것의 지속시간은 짧아서 심박수보다도 빨리 정상으로 돌아온다.

고혈압에 대해 운동이 어느 정도 유효한지는 아직 충분히 해명되어 있지 않다. 그러나 유산소운동 프로그램에 의해 최고혈압과 최저혈압 모두 어느 정도 저하된다는 사실이 밝혀졌다. 운동에 의해 혈압이 저하하는 이유는 잘 알려져 있지 않으나 카테콜아민의 감소, 콩팥의 Na 배설 촉진 등이 관계되어 있을 가능성이 있다.

(4) 혈류

❶ 뇌의 혈류

뇌의 혈류는 정상인은 평균 54ml/100g/분으로 뇌 전체로서는 약 750ml/분인데, 이것은 안정시심박출량의 약 15%에 해당한다.

뇌혈류량은 뇌 속의 동맥압과 정맥압의 영향을 받는다. 국소적으로는 동맥혈의 CO_2 및 O_2 분압에 좌우되며, PCO_2의 상승과 PO_2의 하강이 혈류량의 증가에 작용하는 것은 신체의 다른 조직에서와 마찬가지이다. 뇌의 산소소비량은 여러 가지 조건하에서 거의 변동이 없고, 운동 시에도 혈류량은 거의 일정하다.

❷ 복부내장의 혈류

창자, 이자 및 지라로부터의 혈류는 문맥계통(portal system)을 통해 간에 들어가며, 그 양은 1분간 약 1,000ml이다. 간에는 그밖에 간동맥을 통해 1분간 약 500ml의 혈액이 보내진다. 따라서 간의 혈류량은 거의 1,500ml/분에 달하여 심박출량의 28%를 차지한다. 이러한 장기의 혈관은 아드레날린작용 교감신경의 지배를 받아 허파 및 피부의 혈관과 함께 운동 시에는 수축되어 많은 혈액을 방출하여 근혈류 증가에 기여한다.

❸ 피부의 혈류

피부혈류의 중요한 역할은 체온조절인데, 이는 외부온도에 따라 크게 변동한다. 운동 시에도 고온에서는 혈류가 증가하고, 저온에서는 감소하거나 거의 변화하지 않는다.

❹ 심장근육의 혈류

심장근육의 혈류는 골격근의 경우와 마찬가지로 수축 시에 감소하고, 이완 시에 증가한다. 운동 시에는 심박수의 증가에 따라 확장기의 단축이 두드러지므로 심장근육의 혈류에는 불리하다. 심장근육 혈류량은 대동맥압, 산소결핍 및 교감신경계통에 따라 조절되어 운동 시에 증대한다. 심장동맥·정맥의 산소분압차는 안정 시에도 크고, 골격근과 달리 운동 시에 혈액 중으로부터산소이용도를 증대시키기 어려워 산소수요를 채우기 위해 혈류량이 증가된다.

한편 운동 중에는 아드레날린작용 교감신경의 긴장에 의해 내장혈관과는 반대로 심장근육의 혈관은 확장되고, 혈류량은 많아진다.

❺ 콩팥의 혈류

안정 시 성인의 콩팥혈류량은 1.1ℓ/분으로 심박출량의 22%에 해당하는데, 이는 간혈류 다음으로 많다. 운동 시에는 콩팥혈류도 간혈류와 마찬가지로 감소하지만, 대사산물의 배설을 방해할 정도는 아니다. 격렬한 운동을 하면 혈류와 함께 소변량이 감소한다.

이것은 다음과 같은 이유 때문에 일어난다.

▶ 세포바깥액(extracellular fluid, 세포외액량)의 증가
▶ 콩팥혈류의 감소로 인한 근혈류량의 증가

동시에 소변에 단백질 및 적혈구가 나타나는 경우도 있다. 이때 소변의 pH는 저하한다. 이러한 사실은 운동 중에 콩팥장애가 일어났음을 의미하는 것은 아니지만, 적어도 콩팥장애를 가진 환자에게는 운동을 제한해야만 한다는 사실을 시사한다.

(5) 체온

운동 시에는 열생산이 증대하고, 깊은부위의 온도는 상승한다. 이 경우 열의 방산 역시 증가하고, 체온은 그다지 상승하지 않는다. 안정 시의 열방산은 복사에 의한 것이 66%를 차지하

지만, 운동 시에는 땀배출에 의해 기화열로 전체의 75%가 사라짐으로써 체온의 이상상승을 막아준다. 체온상승은 근기능에 대해 유리하게 작용한다.

3) 운동이 호흡계통에 미치는 영향

호흡(respiration)은 외호흡과 내호흡의 2가지 과정을 포함한다. 전자는 체내에 O_2를 넣고 CO_2를 배출하는 과정이며, 후자는 조직과 혈액 사이의 가스 교환을 의미한다. 운동 시에는 조직의 대사항진에 따라 O_2소비량과 CO_2생산량이 함께 증가하고, 호흡기능이 이에 따라 촉진되어 산소수요를 채워 CO_2배출을 촉진한다. 나아가 젖산 등에 의한 혈액의 산성화를 막아주며, 또한 과잉생산된 열을 방산하는 역할도 담당한다.

(1) 허파용량
허파에서의 가스교환을 알려면 허파용량은 빠뜨릴 수 없다. 모든 종류의 허파용량 값은 개인차, 연령, 성에 따라 다르다.

▸ 1회환기량(TV : tidal volume) : 안정 시 1회 호흡에서 기도로 들어가는 공기량 혹은 기도에서 나오는 공기량으로, 평균 500ml이다.

▸ 들숨예비량(IRV : inspiratory reserve volume) : 1회환기량 외에 추가로 들이마실 수 있는 최대공기량으로, 평균 3,000ml이다.

▸ 날숨예비량(ERV : expiratory reserve volume) : 안정 시 숨을 내쉰 다음에 추가로 내쉴 수 있는 최대공기량으로, 평균 1,100ml(남자)이다.

▸ 잔기량(RV : residual volume) : 최대로 숨을 들이마신 후에 허파에 남는 공기량으로, 평균 1,200ml(남자)이다.

▸ 기능적 잔기량(FRC : functional residual capacity) : 날숨예비량과 잔기량을 합친 값으로, 안정 시 숨을 내쉰 후에 허파에 남은 공기량이다.

▸ 허파활량(VC : vital capacity) : 숨을 최대로 들이쉰 후에 뱉어낼 수 있는 최대공기량이다. 허파활량은 호흡근육의 강도나 허파 및 가슴우리의 탄성력이 큰 영향을 미친다. 따라서 호흡근육마비 때나 여러 가지 허파질환(결핵, 허파기종, 기관지천식 등)이 있으면 현저히 감소한다.

허파활량=날숨예비량+1회환기량+들숨예비량

▸ 전허파용량(TLC : total lung capacity) : 허파활량에 잔기량을 더한 값으로, 최대 숨을

들이쉰 후의 허파 공기량이다.

▸ 분당호흡량(RMV : respiratory minute volume) : 1회호흡량에 호흡수를 곱한 값으로, 평균 6ℓ/분이다.

▸ 최대분당호흡량(MBC : maximum breathing capacity) : 1분간에 최대한 빠르고 깊게 호흡했을 때의 호흡량으로, 실제로는 12초간 측정해서 5배한 값이다. 분당호흡량의 20~25배에 달하기도 하지만, 여러 가지 허파질환에 의해 감소한다.

(2) 무용공간

호흡 시에 코안, 입안, 기관, 기관지 등 가스교환에 관계하지 않는 장소를 무용공간(dead space, 사강)이라 하며, 이 부분을 채우는 공기를 무용공간공기(dead space air)라고 한다. 1회의 호흡에서 허파꽈리에 들어가는 공기량은 1회환기량에서 무용공간공기량을 뺀 값이다.

(3) 운동 시의 호흡

안정 시 성인의 호흡수는 15~20회/분이지만, 운동을 시작하면 금세 호흡수가 증가하여 1분간 60회/분에 달하는 경우도 있다. 호흡수는 호흡량에 거의 비례하여 증가한다. 호흡의 수와 동시에 호흡의 깊이도 증대하여, 1회호흡량이 2,000ml이 되기도 한다. 이 경우에는 분당호흡량도 증가한다. 호흡량은 누워서 천장을 바라보는 자세에서 많다.

(4) 호흡조절

숨뇌 아래쪽의 그물체(reticular formation, 망상체)에 있는 호흡중추는 화학성과 신경성 모두에 의해 조절된다. 그중에서 운동에 관계되는 것은 다음의 4가지이다.

❶ 대뇌겉질

안정시호흡은 의식적인 조절을 받지 않지만, 좀 더 고위의 중추가 대뇌겉질(cerebral cortex)에 있어 촉진 및 억제 시에 작용한다. 운동의 준비단계 혹은 운동초기의 호흡촉진에는 이 중추가 관계하고 있다.

❷ 화학적 조절

호흡중추는 혈중 PCO_2, PO_2 및 pH의 영향을 받는다.

▸ 뇌줄기의 화학수용기……숨뇌(bulbar, medulla, 연수)의 호흡중추 근처 및 제 8·9·10 뇌신경이 뇌줄기(brain stem)에 들어가는 부위에 있는 수용기인데, 여기에서 뇌척수액(CSF : cerebrospinal fluid)의 H^+농도의 변동을 감독한다. 수소이온농도가 커져 pH가 하강하면 호흡이 촉진되고, pH가 상승하면 호흡은 억제된다. 그러나 혈중 H^+는 쉽게

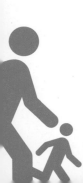

뇌척수액 중으로 확산되기 어려우나, CO_2는 급속히 확산되어가므로 이 조절에는 혈중 PCO_2가 중요한 작용을 한다. 즉 혈액으로부터 수액 중으로 들어간 CO_2가 물과 반응하여 H_2CO_2가 되는데, 이것이 해리되어 H^+농도를 상승시켜 호흡을 촉진시킨다.

▸ 대동맥토리(aortic body, 대동맥소체)와 목동맥토리(carotid body, 경동맥소체)……화학수용기는 중추신경계통이 아닌 목동맥갈림(carotid bifurcation) 및 대동맥활 근처에도 있다. 이들은 각각 목동맥토리 및 대동맥토리라고 하며, 혈중 PO_2의 하강과 PCO_2의 상승에 반응한다. 목동맥토리는 혀인두신경을 거치고, 대동맥토리는 미주신경을 거쳐 호흡중추를 자극하여 호흡을 촉진하는데, PCO_2보다도 PO_2에 대한 감수성이 높다.

❸ 반사

팔다리에 지혈대를 감아 혈류를 차단한 뒤 말초부위의 관절을 자동적 혹은 수동적으로 움직이면 호흡은 촉진된다. 이때에는 근육운동의 대사산물인 CO_2, 젖산 등에 의해 호흡중추가 자극받았다고는 보기 어렵고, 대략 근육·힘줄 및 관절의 고유수용기로부터 숨뇌에 이르는 구심로를 통해 자극이 전달된 것으로 추정한다.

❹ 헤링-브로이엘반사

허파에는 조직이 늘어나는 데 반응하는 수용기가 있어서 허파가 팽창하면 미주신경을 거쳐 숨뇌에 자극을 보내고, 들숨을 억제한다. 반대로 허파가 수축할 때에는 자극이 정지되어 들숨이 일어날 수 있다. 이것을 헤링-브로이엘(Hering-Breuer)반사(reflex)라고 하는데, 사람은 이 반사가 약하여 별로 중요시되지 않는다.

(5) 운동 시의 호흡촉진

운동 시에 일어나는 호흡촉진기전은 충분히 해명되어 있지 않으나, 대략 다음과 같이 볼 수 있다.

혈중 PCO_2, PO_2 및 pH는 경도 혹은 중간강도의 운동에서는 거의 일정하게 유지되며, 운동이 격렬해지면 PCO_2는 저하하므로 화학적 인자가 호흡촉진의 원인이라고는 볼 수 없다. 대뇌겉질에서의 자극은 운동초기의 호흡촉진을 일으킨다. 운동을 시작하면 근육 및 관절의 운동이 고유수용기를 거쳐 반사적으로 호흡을 촉진한다. 이밖에도 혈중 K^+농도, 호흡중추의 CO_2에 대한 감수성 등이 고려되고 있으나, 이는 아직까지 확실하게 밝혀지지 않았다.

(6) 운동 시의 내호흡

운동 시에 근육의 산소소비는 증가하고, 조직의 PO_2는 감소한다. 나아가 국소의 PCO_2는 커지고, pH는 저하하며, 온도는 상승한다. 헤모글로빈의 산소해리곡선을 보면 pH의 저하 및 온도의 상승에 의해 조직의 산소섭취가 쉬워진다는 것을 알 수 있다. PCO_2의 증가도 마찬가지 효과를 초래하지만, 이것은 pH의 저하를 거쳐 간접적으로 작용하는 것으로 알려져 있다.

(7) 호흡을 통한 훈련효과

비훈련자와 훈련자를 비교하면 훈련자의 호흡은 느리고 깊으며, 가로막의 작용이 크다. 허파꽈리 CO_2농도는 비훈련자가 낮다. 나아가 훈련자에게는 호흡효율이 좋아지고, 호흡량이 감소했으며, 산소섭취율은 높고, 호흡근육의 내구력도 증가한다.

4) 운동이 산소수요에 미치는 영향

인체는 안정 시에도 항상 산소를 필요로 하는데, 운동 시에는 대사가 항진하여 산소수요는 좀 더 많아진다. 운동이 격렬할수록 글리코겐의 무산소분해에 의한 에너지이용률이 높아져 운동 후에 그 부족분을 보충하기 위해 산소를 과잉으로 섭취하게 된다. 이 운동 후의 과잉산소소비를 산소부채(oxygen debt)라고 한다.

산소부채는 다음을 위해 소비된다.

- ▶ 아데노신3인산(ATP : adenosine triphosphate) 및 크레아틴인산(creatine phoshate)의 재합성
- ▶ 헤모글로빈, 미오글로빈, 조직 등이 상실한 산소보급
- ▶ 체온상승에 따른 대사항진
- ▶ 호흡근육 · 심장근육의 지속적인 산소소비 증가와 호르몬, 칼슘, 칼륨, 나트륨이온 등의 재분배
- ▶ 운동 중에 축적된 젖산을 간에서 글리코겐으로 재합성

산소부채에는 한도가 있어서 격렬한 운동을 장시간 계속하는 것은 불가능하다. 중간강도의 운동에서는 산소섭취량은 서서히 증가하고, 산소소비량이 최대섭취량 이하면 이 양자는 평형상태를 유지하여 운동을 지속할 수 있다. 일정시간 내의 근활동의 한계는 이처럼 최대산소부채량과 최대산소섭취량에 관계하는데, 이는 훈련에 의해 증가시킬 수 있다.

단시간의 격렬한 운동은 최대산소부채량이 많을수록 유리하며, 마라톤경기처럼 장시간 하는 운동에서는 최대산소섭취량이 클수록 유리하다. 이것은 순환계통이나 호흡계통과 밀접한 관계를 갖고 있다.

5) 운동이 칼슘대사에 미치는 영향

장기간 침상요양을 하면 운동기능이 저하되는 한편, 여러 가지 대사에 영향을 준다. 건강한 사람이라도 몇 주 동안 요양하면 순환계통·호흡계통의 기능이 저하되며, 동시에 대사에 변화를 나타낸다. 그중에서도 뼈대사이상은 골절 시의 고정이나 마비에 의해 운동기능을 잃어버린 상태에서 현저하게 나타난다.

골절로 인한 깁스고정 시나 마비된 다리에서 나타나는 뼈위축(osteanabrosis)은 운동제한에 의해 일어나는 칼슘대사이상인데, 이는 임상적으로도 요로결석증(urolithiasis, 요로돌증), 연조직(soft tissue)의 뼈형성(ossification, 골화), 골절 등의 합병증을 동반하므로 중대한 문제가 된다.

장기간 침상요양을 하거나 무중력공간에서 장기체재하면 건강한 사람도 뼈에서 칼슘성분이 소실된다. 척수손상으로 마비부위의 뼈위축이 조기에 일어나 혈중칼슘의 상승, 소변 속 칼슘 및 하이드록시프롤린(hydroxyproline)의 배출증가를 동반한다. 건강한 사람은 요양·무중력 등의 원인이 없어지면 쉽게 회복되지만, 마비된 다리는 운동 및 체중부하만으로 뼈위축이 개선되지 않는다. 그 이유에 대해서는 명확하지 않은 점이 많지만, 뼈바탕질(bone matrix, 골기질)의 콜라겐대사의 변화가 관여하고 있을 가능성도 있다.

6) 운동이 피로에 미치는 영향

피로는 일 혹은 운동능력이 저하된 상태로, 그 원인에 관해서는 명확하지 않은 점이 많다. 신체적으로 피로를 호소하는 경우에 대략 심리적 영향이 더해지고, 정신면의 피로가 신체적 피로를 촉진하는 경우도 있으며, 많은 인자가 관계되어 있다고 볼 수 있다.

심리적 요인으로는 의욕결여, 흥미상실, 불안감 등이 있으면 피로를 발현하기 쉽고, 또한 주의집중이 요구될 때에는 정신적 피로가 먼저 나타나 신체적 피로를 촉진한다.

운동 시 피로감은 실제운동량이 아니라 산소소비의 속도와 관계가 깊다. 또한 산증(acidosis)이 뇌에 작용하면 피로감을 초래한다고 한다. 산소공급이 불충분하면 근육의 피로는 쉽게 일어난다. 근육의 고유수용기로부터의 자극이 장시간 지속되면 피로를 느낀다고도 한다. 신경·근육계통에서 피로가 일어나는 부위는 중추신경계통에 있는 시냅스, 신경근육이음부, 근육의 지각종말 등이다.

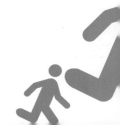

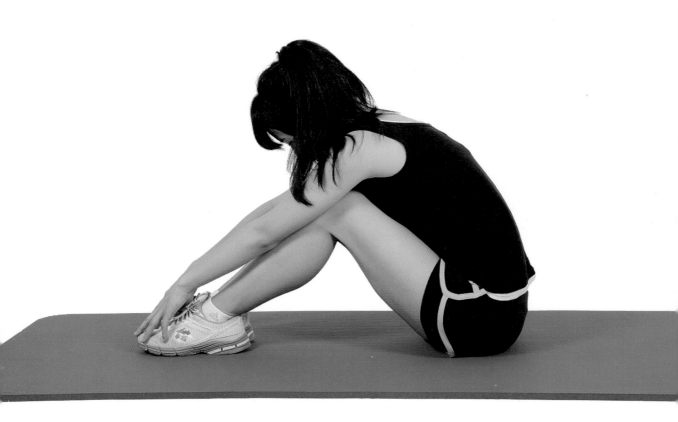

2

운동처방

☝ 운동처방이란

1) 운동처방의 개념

의료현장에서는 환자의 질병·상해를 치료하기 위하여 의사가 '처방'하면 약사가 그에 따라 조제하여 환자에게 전달한다. 각종 신체장애 시에는 그 정도·잔존기능·생활상황 등에 맞게 보장구를 처방하여 환자에게 전달한다. 이러한 일련의 전문적 의료행위가 성립되려면 의사가 '처방전'을 작성하여 관련 전문가에게 전달하면 그들은 처방내용에 따라 약을 조제하게 된다.

운동처방의 기본개념도 이와 동일하다. 즉 운동처방사는 운동을 실시하는 각 개인의 특성 (성, 연령, 체격, 체력수준, 건강도, 병·장애의 유무와 정도, 운동경험도 등)을 고려하여 운동의 질(종류), 양(정도, 시간, 빈도), 운동법 등을 처방하면서 주의사항을 지시한다. 약의 질이나 양이 환자에게 적합하지 않으면 위장장애·피부발진·간기능장애 등의 부작용이 생기고, 의수·보장구가 적합하지 않으면 불쾌감·통증·외상·장애 등의 폐해가 생긴다. 이와 마찬가지로 운동도 개인의 특성에 적합하면 효과를 얻을 수 있으나, 질과 양이 적합하지 않으면 오히려 부작용이나 폐해를 줄 위험(risk)도 있다.

운동은 '양날의 칼'이다. 처방이 잘못되거나 운동의 실천이 부적절하면 피해를 입을 수 있다. 이 때문에 의학지식, 운동의 특성에 관한 지식, 기술, 경험 등을 갖춘 전문가의 운동처방이 필요하다.

2) 운동처방의 목적

운동처방의 목적은 체력을 향상시키고, 만성질환위험인자를 줄여 건강을 유지함과 동시에 운동실시 중에 발생할 수 있는 사고를 예방하는 데 있다. 그런데 운동처방은 개인적인 흥미, 건강상의 필요성, 질병 등에 기초하기 때문에 모든 운동프로그램이 모든 사람에게 똑같은 효과를 주는 것은 아니다. 기본적으로는 특정 개인에게 특정 효과를 줄 수 있도록 만드는 것이 운동처방의 목적이라 할 수 있다.

3) 운동처방의 기본원칙

어린이, 여성, 중·노년인, 장애인, 스포츠선수 등이 실천하는 운동의 종류와 수준은 가지각

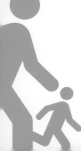

색이지만, 운동처방의 기본원칙은 다음과 같다.

▶ 안전해야 한다.

▶ 효과적이어야 한다.

▶ 즐거워야 한다.

위의 기본원칙 중에서 안전성이 가장 중요하다. 운동에 동반되는 사고와 부상·장애를 예방하기 위해서는 운동을 실천하는 사람이 신체인식(자신의 몸에 대한 이해)을 높여야 하고, 운동 전후에 스트레칭을 하고, 올바른 자세로 운동을 해야 한다. 나아가 그 운동으로 일어날 수 있는 상해에 대한 올바른 인식과 지식이 있어야 한다.

운동을 지속하지 않으면 효과는 없으므로 일정 기간 무리하지 않고 지속할 수 있는 내용을 처방해야 한다. 어떤 운동이든지 과도하고 경기지향적이면 효과가 없고 오히려 위험하므로 '운동을 즐긴다'는 자세를 심어주는 것도 운동처방에서는 중요하다.

4) 운동처방의 원리

(1) 개별성의 원리

개별성의 원리는 각 개인의 개인적 특수성(성, 연령, 발육단계, 체형, 체력수준, 건강상태, 운동경력, 심리적 특성 등)을 고려하여 각자의 체력과 가능성에 알맞은 부하로 운동해야 보다 효과적인 운동효과를 얻을 수 있다는 것이다.

(2) 과부하의 원리

트레이닝이란 반복되는 운동에 대한 하나의 자극인데, 자극에 대한 적응이 일어나려면 신체 각 부위의 기관이 보통 상태보다 큰 자극을 받아야 한다. 생리적 자극의 수준을 약간 초과하는 부하를 과부하(overload)라고 하는데, 인체는 주어진 과부하에 적응하면 다시 새로운 과부하로 자극을 주어야 운동효과를 얻을 수 있다.

(3) 점증부하의 원리

점증부하(progressive load)는 운동기간 중 운동의 질(운동형태, 운동강도)과 양(운동시간, 운동빈도, 운동기간)을 점진적으로 증가시켜가는 것을 의미한다. 운동부하의 점진적 증가는 주기를 가지고 단계적으로 이루어져야 한다.

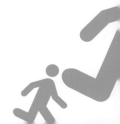

(4) 특이성의 원리

운동의 효과는 과부하의 원칙에 의해 운동부하를 적용한 신체의 계통 또는 일부기관이나 조직에 한정적으로 나타난다. 예를 들어 조깅과 같은 유산소운동은 호흡순환계통의 기능개선을 가져오고, 웨이트 트레이닝과 같은 중량운동은 근육계통 혹은 일부근육과 근육신경계통에 주요효과를 나타낸다. 이러한 것을 특이성(specificity)의 원리라고 한다.

◆ 운동처방의 기본조건

운동처방을 할 때에는 어떤 운동을, 어느 정도로, 얼마만큼의 시간 동안, 얼마나 자주하여야 하는가를 제시하여야 한다. 여기에서 고려되어야할 중요한 요인은 운동처방의 기본조건이다. 운동처방의 기본조건에는 질적 요소와 양적 요소가 있다.

표 2-1 운동처방의 기본조건

질적 요소	양적 요소
운동형태 운동강도	운동지속시간 운동빈도 운동기간

1) 운동처방의 질적 요소

(1) 운동형태

운동형태는 운동의 목적에 맞도록 선정되어야 한다. 운동의 효과는 실시한 운동형태에 따

표 2-2 운동형태

운동목적	운동형태	운동효과
심장허파지구력 향상	걷기, 달리기, 자전거타기, 수영 등의 유산소운동	최대산소섭취량 증가, 심박수 감소, 심장혈관계통 발달
근기능 발달	웨이트 트레이닝, 서키트 트레이닝, 등척성운동 등	근력·근지구력 증대, 근비대, 근글리코겐농도 증가
유연성 향상	정적 스트레칭, 동적 스트레칭	무릎·넙다리·어깨관절 등의 가동범위 확대
체성분 변화	걷기·달리기 등의 유산소운동, 저항운동	체지방 감소 및 체지방량 증가, 지질단백질대사의 개선(LDL콜레스테롤 감소, HDL콜레스테롤 증가), 혈압 저하

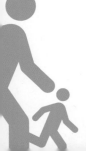

라 다르게 나타나므로 각 개인이 실시할 운동형태의 결정은 운동처방에서 고려되어야할 중요한 요소 중의 하나이다.

(2) 운동강도

운동강도는 일정시간 내에 수행된 운동량을 의미하는데, 이것은 운동형태와 개인의 체력수준을 고려하여 설정되어야 한다. 운동강도는 $\dot{V}O_2max$에 대한 백분율($\%\dot{V}O_2max$), HRmax에 대한 백분율($\%HRmax$)로 표현한다. 또한 대사당량(MET : metabolic equvialent), 목표심박수(THR : target heart rate), 자각적 운동강도(RPE : rating of perceived exertion) 등을 이용하여 표현하기도 한다.

운동처방프로그램 작성에서 중요시되는 운동강도는 심장허파적성을 위해서 순환계통이 감당할 수 있는 한도 내에서 충분한 부하를 주는 것이다. 운동강도는 최대운동능력의 50~85%, 즉 $\dot{V}O_2max$의 50~85% 범위 내로 하는 것이 가장 이상적이다. 최대운동강도 50% 이하의 운동은 심장허파기능에 별효과가 없고, 또 최대운동강도 85% 이상의 운동은 너무 무리하기 때문에 권장되지 않는다.

2) 운동처방의 양적 요소

(1) 운동지속시간

운동지속시간(duration of exercise)은 운동강도를 고려하여 결정하는데, 이 둘은 서로 반비례 관계가 있다. 즉 운동강도가 높으면 운동시간이 짧아지고, 운동강도가 낮으면 운동시간이 길어진다. 적당한 운동강도와 운동시간의 설정기준은 운동이 끝난 후 1시간 이내에 안정상태로 회복되고, 피로를 느끼지 않을 정도가 가장 이상적이다.

운동지속시간은 일련의 운동을 실시하는 데 소요되는 시간으로 표시하는 것이 원칙이지만, 운동형태에 따라서 set 또는 session으로 나타낼 수 있다. 운동지속시간은 다음과 같다.

▶ 일반적으로 15~60분
▶ 운동을 처음 시작하는 초보자는 10~20분
▶ 운동을 어느 정도 한 중급자는 15~45분
▶ 체력이 단련된 상급자는 30~60분

(2) 운동빈도

운동빈도(frequency of exercise)란 처방된 운동형태 · 운동강도 · 운동지속시간으로 구성

표 2-3 운동강도 표현방법

표현방법	정의	비고
%$\dot{V}O_2$max	최대산소섭취량의 비율로서 운동강도를 표시	%$\dot{V}O_2$max와 HRmax의 백분율 비교
%HRmax	최대심박수(220-나이)의 비율로서 운동강도 표시	
MET (metabolic equivalent)	1MET는 안정시산소섭취량인 분당 3.5ml/kg/min 정도에 해당되는 운동이다.	

비고 상세 (표):

%$\dot{V}O_2$max	HRmax
28	50
42	60
56	70
70	80
83	90
100	100

표현방법	정의	비고
RPE (rating of perceived exertion)	자각적 판단에 기준을 둔 운동강도 표시(Borg's scale : 6~20) 자각적인 피로도를 6~20의 숫자로 나타낸다. 그값에 10배를 하면 거의 심박수와 일치한다.	자각적 운동강도 (보르그지수)

자각적 운동강도 (보르그지수):

정도	자각적 느낌
6	
7	매우편하다 (very very light)
8	
9	약간 편하다 (very light)
10	
11	편하다(light)
12	
13	약간 힘들다 (fairly hard)
14	
15	힘들다(hard)
16	
17	매우 힘들다 (very hard)
18	
19	최대로 힘들다 (very very hard)
20	

표현방법	정의	비고
RMR (relative metabolic rate)	운동소비에너지와 기초대사를 비교한 운동강도 표시인 RMR(에너지대사율)은 운동대사가 기초대사의 몇 배에 해당되는가를 나타낸 지수이다.	$RMR = \dfrac{운동시소비에너지-안정시소비에너지}{기초대사} = \dfrac{운동대사}{기초대사}$
THR (target heart rate)	목표심박수는 심박수범위 즉 최대심박수-안정시심박수(HRmax-HRrest)에 운동강도의 백분율을 HRrest에 합하여 산출한다.	Karvonen공식(1957) $THR = [(HRmax - HRrest) \times 계수] + HRrest$ ※ 계수는 0.5~0.7

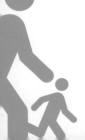

된 운동프로그램을 1주일 중 실시할 날짜를 의미한다. 일반적으로 주당 3~5회로 하되 운동프로그램의 진전단계와 유산소운동의 수행수준에 따라 조정한다. 일주일에 3회 운동할 경우에는 격일식(월, 수, 금)과 3일 연속식(월, 화, 수)으로 할 수 있다. 어떤 방법이든 훈련효과는 별차이가 없으나 운동초기에는 관절 등의 상해를 예방하기 위해서 격일식이 바람직하다.

운동량은 같은데 운동빈도를 줄이면 일회운동량이 너무 커지기 때문에 상해를 입는 등 신체에 무리가 따른다. 폴락(Pollock, M. L.) 등(1969)은 주당 3회 이하 운동에서는 심장허파기능은 다소 향상되었으나 체지방은 감소하지 않는다고 보고하였다. 따라서 운동은 주당 5회를 원칙으로 하되, 운동초기에는 주당 3~4회가 바람직하다.

(3) 운동기간

운동기간이란 운동효과가 나타날 수 있도록 계획된 운동프로그램의 실시기간을 말한다. 한편 운동효과를 향상시키기 위해서 운동프로그램은 언제 조정할 것인가를 검토하여 계획된 운동프로그램을 수행하는 기간, 즉 운동프로그램을 변경시키기 전까지의 기간, 또는 특정 운동프로그램으로는 더 이상 체력향상이 되지 않는 정체기를 운동기간이라고도 한다.

운동기간은 통상 초기훈련기(intial condition stage), 향상훈련기(improvement conditioning stage), 유지훈련기(maintenance con-ditioning stage)로 나누어진다.

통상 근기능강화는 10~12주, 심장허파기능강화는 12~14주, 유연성향상은 8~10주 정도면 나타나는 것으로 보고되고 있다. 이러한 향상도는 연령에 따라 다른데, 30세 이후에는 나이가 10세씩 증가할 때마다 신체적응이 1주일씩 더 걸리는 것으로 알려져 있다.

3) 운동을 지속시키기 위한 조건

큰 결심을 하고 운동을 시작했더라도 중간에 포기하는 사람이 많다. 통계에 의하면 40%는 1개월 이내에 운동을 중단해하고, 1년 동안 지속하는 사람은 10~20%밖에 되지 않는다고 한다.
운동을 중단하는 이유는 다음과 같다.

▸ 시간이 없어서
▸ 운동을 할 장소가 마땅치 않아서
▸ 운동동료가 그만두어서
▸ 지도자가 없어서
▸ 건강상의 이유
▸ 직업상의 이유

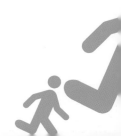

이러한 어려움을 극복하고 운동을 지속하기 위해서는 다음과 같은 조건이 필요하다.

(1) 즐거움

스포츠의 최대매력은 하고 있을 때의 즐거움과 끝났을 때의 상쾌함이다. 건강을 위한 운동도 그것을 지속하기 위해서는 즐겁고 상쾌해야 한다. 아무리 건강에 좋다고 하더라도 무미건조한 운동은 즐겁기 않고 때로는 고통마저 느끼기 때문에 결국에는 여러 가지 이유를 들어 운동을 중단하게 된다.

스포츠는 인간이 즐기기 위해 오랜 시간 연구해 온 문화유산이고, 하면 할수록 즐거움의 맛이 깊어지는 것이다. 이에 비해 건강을 위해 고안된 운동은 대개 무미건조하다. 건강을 위해 하는 운동도 좋지만, 즐기기 위해 하는 운동이 더욱 좋다. 즐기면서 결과적으로 건강을 얻을 수 있다면 그것보다 좋은 것은 없다.

(2) 동료

운동동료가 있으면 운동을 지속하는 데 큰 힘이 된다. 인간은 게으른 면이 있기 때문에 상당히 강한 동기와 의지가 없는 한 혼자서 묵묵히 운동하기는 어렵다. 하지만 동료와 체험을 함께 하거나 서로의 발전을 이야기하는 것은 운동을 지속하는 데 무엇보다 힘이 된다. 때로는 그 인연을 번거롭다고 생각할 수도 있지만, 동료는 그 이상의 것을 제공하여준다.

건강을 위한 운동은 안전면에서 보면 자기 페이스를 유지할 것이 요구된다. 왜냐하면 경쟁하거나 상대의 페이스에 말려들면 자기도 모르게 무리하게 되어 피로가 쌓여 불의의 사고를 일으키게 되기 때문이다. 동료와 함께 운동하면 자기 페이스를 지키기 어렵다는 점은 확실히 있다. 동료가 있어도 그러한 일이 일어나지 않도록 자제하고, 상대를 배려하는 태도가 필요하다.

조깅처럼 혼자서 행할 수 있는 운동도 마찬가지이다. 혼자서 조깅을 지속할 수 있는 사람은 매우 드물다. 동료와 함께 즐길 수 있는 운동이 더 오래 지속된다.

(3) 장소·시설

운동에는 그에 맞는 장소와 시설이 필요하다. 우리나라의 스포츠시설이나 공원은 유럽이나 미국과 비교하면 매우 빈약하고, 언제 누구나 이용할 수 있는 시설은 손가락을 꼽을 정도이다. 장소나 시설이 필요없는 운동도 있기 때문에 자기가 연구하기 나름이겠지만, 자유로운 광장이나 안전하게 달릴 수 있는 장소조차 얻을 수 없는 우리의 현실은 역시 많은 사람이 운동을 즐기기 위하여 개선되어야할 점이다.

(4) 지 도 자

초보자가 그룹을 만들어 배구나 테니스를 시작하여도, 도중에 자연적으로 그룹이 해체되어 버리는 경우가 적지 않다. 그 원인은 지도자가 없기 때문에 기술향상이 이루어지지 않아 하고자 하는 의지가 사라져버리기 때문이다. 유능한 지도자가 주는 필요한 조언과 자극은 그룹활동을 활발하게 하고 운동을 오래 지속할 수 있는 중요한 포인트가 된다.

(5) 목표와 성과

스포츠나 운동을 지속하려면 나름대로의 목표를 갖는 것이 중요하다. '능숙하게 하고 싶다', '체중을 줄이고 싶다', '건강해지고 싶다', '체력이 강해지고 싶다' 등과 같이 일정한 목표가 있어야 한다. 그리고 서서히 그 목표에 자신이 가까워진다는 성과를 느낄 수 있어야 내일의 운동을 향한 의욕의 원동력이 된다. 그 때문에 정기적으로 건강검진과 체력검사를 실시하여 건강면이나 체력면의 향상을 확인하는 것은 큰 의미가 있다.

⋀ 운동처방의 절차

운동처방을 할 때 운동처방전을 작성하고 운동을 실시하는 절차는 다음과 같다(그림 2-1).

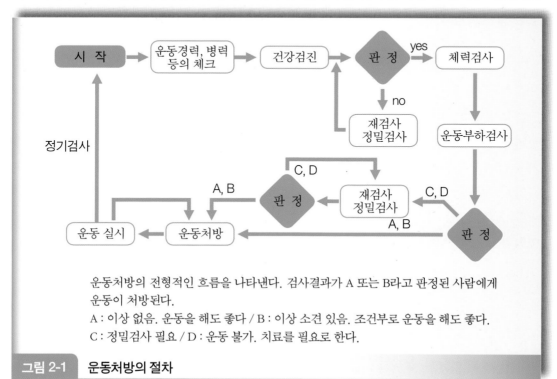

운동처방의 전형적인 흐름을 나타낸다. 검사결과가 A 또는 B라고 판정된 사람에게 운동이 처방된다.
A : 이상 없음. 운동을 해도 좋다 / B : 이상 소견 있음. 조건부로 운동을 해도 좋다.
C : 정밀검사 필요 / D : 운동 불가. 치료를 필요로 한다.

그림 2-1　　**운동처방의 절차**

1) 건강검진

건강검진 시에는 먼저 신체의 이상이나 질환의 유무를 검사하여 운동이 그 사람의 건강에 마이너스가 되는 상태가 아닌지를 평가한다. 검사는 문진과 임상검사로 이루어지는데, 그 결과는 운동부하검사나 체력검사의 실시여부, 운동금지, 운동종목 결정이나 강도제한 등에 도움이 된다.

2) 운동부하검사

실제로 운동을 부하하여 순환계통 등에 특별한 이상이 발생하지 않는가를 검사한다. 동시에 그 사람의 체력 또는 운동능력의 한계(운동내성능력)를 평가한다. 이 검사의 결과는 처방해야 할 운동강도의 한계(안전한계)를 결정할 때 중요한 자료가 된다. 따라서 운동부하검사는 역동적인 건강검진인 동시에 체력검사 역할도 한다.

원칙적으로 운동부하검사는 의사 또는 그 감독하에 있는 전문가가 심전도 등을 모니터링하면서 실시하기 때문에, 그 원칙에 따른 방법을 중심으로 한다. 그런데 그 방법은 많은 경비와 시간을 요하기 때문에 커다란 집단을 대상으로 할 때에는 가끔 어려움이 동반된다. 따라서 건강한 젊은 사람 집단을 대상으로 할 때에는 간편한 운동부하검사방법도 생각해두어야 한다.

3) 체력검사

운동부하검사는 트레드밀이나 자전거에르고미터 등을 이용하여 실시하므로, 운동양식은 일상적인 운동과 반드시 일치하지 않는다. 운동부하검사에서 측정할 수 있는 체력요소에는 한계가 있다. 이 때문에 다른 체력요소검사를 별도로 실시하여, 그 사람의 전반적인 체력의 특징을 파악해야 한다. 그 결과에 의해 그 사람의 체력적인 특징을 클로즈업하고, 체력적으로 문제점이 있으면 그것을 강화시킬 수 있도록 운동처방에 반영한다. 또, 운동처방이 그 사람의 체력에 어떠한 효과를 미쳤는지를 평가할 때에도 도움이 된다.

4) 운동처방전의 작성

건강검진 및 각종 검사결과에 의해 그 사람의 건강상태 · 체력상태 · 운동능력의 한계 등을 파악한 다음 운동의 실시여부 · 운동강도에 관한 안전한계 및 유효한계 등을 결정한다. 또한

1회의 필요운동량(운동시간)이나 1시간의 운동빈도 등에 관한 개략적인 추측도 할 수 있다.

5) 운동처방전의 교부

운동처방전은 원칙적으로 본인과 직접 대면하여 작성·교부해야 한다. 이때 검사결과를 설명해주고, 특히 주의사항이 있으면 그에 대해 부가설명한다. 이어서 일상적인 신체활동상황을 묻고, 그 정도를 파악한다.

이렇게 파악된 자료를 기초로 하여 지금까지 본인의 운동경력과 기호에 맞춰 실행해야할 운동종목을 선택시킨다. 그 종목에 관해서 필요한 운동강도를 구체적으로 설명하고, 1일 운동시간과 1주일의 운동빈도에 관해서도 설명한다.

6) 사후관리와 재검사

일정기간마다 피검자에게 운동실시상황을 질문하여 부작용이나 피로의 유무 등을 판단하고, 필요하면 처방내용을 재조정한다. 많은 사람들이 도중에 운동을 중지하는 경향이 있는데, 이러한 경향을 방지하기 위해서는 피검자와의 정기적인 교류가 필요하다.

적어도 연 1회 이상 검사를 실시하고, 과거 1년 동안 운동실시상황을 파악하여 그사이의 운동효과를 평가한다. 필요하면 그 시점의 상황에 기초하여 운동처방내용을 수정할 수도 있다.

⚡ 운동처방의 실제

1) 일반적인 운동처방

(1) 건강에 좋은 운동

❶ 유산소운동

유산소운동이 건강을 위한 운동으로 많이 권장되는데, 그 이유는 다음과 같다.

▶ 정상운동이다……호흡·순환계통의 기능이 일정수준을 유지하고, 산소의 수요와 공급이 균형을 이루고, 체내의 여러 조건이 평형상태를 유지한 채 지속되는 운동을 정상운동 (steady state exercise)이라 한다. 반대로 체내의 여러 조건이 평형상태를 유지하지 않고 변화가 계속되는 운동을 비정상운동(non-steady state exercise)이라고 한다.

정상운동에 의해 소비되는 에너지는 주로 유산소에너지이므로 정상운동은 유산소운동

(aerobic exercise)으로 볼 수 있다. 정상운동에서는 체내의 여러 조건(예를 들면 체온과 pH 등)이 안정된 상태에 있기 때문에 그 운동을 계속하여도 사고를 일으킬 가능성은 적고, 안전성이 높다고 볼 수 있다. 특별한 장애나 피로를 느끼지 않은 채 매일 3~5km 조깅을 하는 사람은 자신의 한계체력을 잘 알고 있고, 스피드를 잘 조절하면서 정상운동을 할 수 있는 비결을 터득한 사람이다.

이에 비해 정상상태가 되기 전에 한계에 이르는 강한 운동(비정상운동)에서는 유산소에너지만으로는 수요를 충당할 수 없기 때문에 무산소에너지도 다량 소비된다. 그 결과 체내에는 젖산이 축적되어 혈액 pH도 시시각각 변화하므로 언제 어떤 사태가 발생할지 예측할 수 없을 뿐만 아니라 안전성도 부족하다. 쉽게 말하면 정상운동이란 5분간 지속하여도 여전히 여유가 있는 운동이고, 비정상운동이란 5분 이내에 탈진되어버리는 운동이라고도 할 수 있다.

▶ 유산소능력을 높인다……유산소운동을 몇 주에서 몇 개월 실시하면 최대산소섭취량이나 무산소작업역치가 높아지고, 유산소능력이 개선된다. 유산소능력이 개선되면 행동체력 특히 전신지구력이 향상되고, 유산소능력을 유지하는 호흡·순환·근육계통의 기능을 향상시킨다. 후자는 건강증진이라는 관점에서 특히 중요하다.

▶ 심장혈관계통에 무리없는 자극을 준다……심장의 부담도는 이중산물(double product)을 계산하여 나타내기도 한다. 그것은 심박수에 수축기혈압을 곱한 값으로, 심장의 산소소비량과 상관관계가 높다.

$$이중산물 = 심박수 \times 수축기혈압$$

운동을 하면 심박수와 수축기혈압이 함께 높아지므로 이중산물(double product)은 증가한다. 그러나 유산소운동에서는 심박수 증가비율보다 수축기혈압의 상승이 적다. 이때에는 이중산물이 극단적으로 커지지 않아 심장에 대해서만큼은 좋은 부하가 된다. 이에 비해 무산소운동에서는 대부분 심박수도 높아지고 혈압상승도 현저하여 이중산물이 현저히 증가하여 심장에 과부하를 주게 된다. 예를 들어 역도를 할 때에는 혈압이 최고 480/350mmHg까지 상승했다는 보고도 있다.

한편 유산소운동은 대부분 팔다리근육을 반복하여 수축·이완시키므로 효율적인 근펌프작용이 되어 심장으로 향하는 정맥의 환류가 왕성해진다. 환류정맥량이 많으면 심실의 확장기충만상태가 좋아지기 때문에 심장의 수축력이 높아지는데, 이것을 스탈링(Starling, E. H.)의 심장법칙이라고 한다.

이상의 2가지 현상 때문에 유산소운동에서는 심장에 과도한 부담을 강요하는 경우가 적

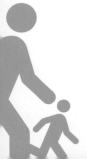

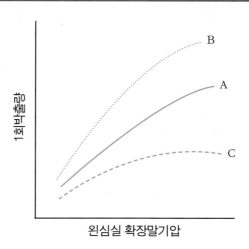

A : 정상, B : 교감신경을 자극한 경우, C : 교감신경을 차단한 경우

환류정맥량이 많아지면 왼심실의 확장기충만상태가 좋아진다. 따라서 왼심실 확장말기압
이 높아진다. 이렇게되 되면 심장근육 수축성이 향상되어 1회박출량이 늘어난다. 교감신경
을 자극하면, 이 효과는 더욱 현저해진다.

그림 2-2   **스탈링의 심장법칙**

고, 결과적으로 심장의 펌프기능은 개선되어 심장의 예비력이 높아진다.

▶ 허혈심장병에 효과적이다……격렬한 운동을 계속하면 심장근육은 비대해진다. 역도와 같
이 강한 근력을 발휘하는 무산소운동에서는 심장근육은 비대해지지만, 모세혈관은 그다
지 확장되지 않는다. 그러므로 심장근육에 대한 산소공급능력은 상대적으로 저하된다.

　이에 비해 유산소운동을 하면 심장근육이 비대해지고, 모세혈관의 확장도 활발해진다.
이 때문에 심장근육의 산소공급능력이 높아져 운동을 하여도 심장근육허혈이 일어나기 어
렵게 된다. 또한 유산소운동을 하면 HDL-콜레스테롤의 증가작용, 항비만작용, 스트레스
해소작용 등도 일어난다. 그러므로 유산소운동은 허혈심장병(ischemic heart disease)의
예방과 재발방지에 효과가 있다.

▶ 지방이 많이 소비된다……유산소운동을 하면 지방이 많이 소비되기 때문에 비만대책으
로서 특히 효과적이다.

▶ 안전성이 높다……유산소운동은 무산소운동보다 안전성이 높다. 그러나 장시간의 조깅
등은 심장에 부하가 지속되기 때문에 심장이상자, 고령자 등은 기온이 높아지면 치명적
사고가 발생할 가능성도 있다. 또한 조깅인구의 증가와 함께 다리에 통증을 호소하는 사
람도 많아졌다. 결국 완전히 안전한 운동이란 있을 수 없다.

표 2-4	유산소운동의 특징	
	장점	**단점**
조깅	▶누구나, 언제, 어디서나 할 수 있다. ▶자기의 페이스를 유지할 수 있다. ▶특별한 시설이나 기구가 필요하지 않다. ▶호흡·순환계통 및 다리가 강화된다. ▶심장 등에 미치는 부담을 조절하기 쉽다.	▶다리의 부담이 많고, 무릎이나 발목을 다칠 수 있다. ▶드물게 급성심장마비나 열사병을 일으킨다. ▶상반신은 단련되지 않는다. ▶재미, 즐거움 면에서 조금 모자란다.
수영	▶신체 일부에 강한 힘이 가해지는 경우가 적다. ▶상반신이 단련된다. ▶심장에 무리없는 자극을 준다. ▶비만·요통·천식 등의 환자나 임산부에게도 좋다. ▶피부와 유연성이 좋아진다.	▶하반신(특히 항중력근) 단련이 안 된다. ▶시설과 계절에 따라 운동기회가 제한된다. ▶고막 천공의 위험이 있고, 수영을 못하는 사람에게는 적당하지 않다. ▶간편하게 할 수 없다.
구기	▶게임성이 있고 즐겁다. ▶기술적 진보를 즐길 수 있다. ▶종목이 많아 기호에 따라 선택할 기회가 많다. ▶전신지구력, 유연성, 평형성 등 전반적인 체력이 단련된다.	▶자기의 페이스가 붕괴될 수 있다. ▶신체의 한 부위에 무리한 힘이 가해져 부상을 입기 쉽다. ▶상대, 팀동료, 기구 등을 필요로 한다.

❷ 무산소운동

앞에서 건강을 위한 운동으로는 유산소운동이 좋다고 설명하였다. 그러면 무산소운동은 유해하고 건강에는 전혀 도움이 되지 않는 것일까? 결코 그렇다고 할 수 없다.

▶ 무산소운동의 장점……무산소운동의 장점 중 하나는 무산소능력을 높인다는 것이다. 무산소능력이란 무산소에너지를 산출하는 능력을 말하는데, 이 능력이 높으면 온몸운동을 할 때 파워가 커진다. 즉 단시간 내에 폭발적으로 다량의 에너지를 낼 수 있다. 따라서 단거리경주나 경영 등을 할 때 크게 위력을 발휘하고, 구기나 격투기를 할 때에도 중요한 역할을 수행한다.

한편 무산소능력이 높은 사람은 젖산내성이 높다. 즉 혈중젖산이 비정상적으로 많아져도 견딜 수 있다. 이 때문에 무산소능력이 높은 사람은 전력질주와 같이 젖산이 높은 조건을 잘 견딜 수 있다.

근력강화를 목적으로 하는 경우에는 강한 근력을 발휘할 수 있는 운동(예 : 근력트레이닝)이 좋은데, 그러한 운동은 대부분 무산소운동이다. 현대생활에서는 강한 근력은 필요하지 않겠지만 어느 정도는 있어야 한다.

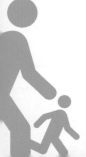

▶ 무산소운동의 단점……무산소운동의 단점 중 하나는 안전성이 부족하다는 것이다. 무산소운동은 대부분 운동강도가 비교적 강하고 비정상운동이다. 젖산은 증가하고, pH는 저하하며, 산성혈증을 일으킨다. 심장에 대해서는 과도한 부담이 된다. 강한 근수축 때문에 국소적으로 무리한 힘이 가해진다. 이러한 모든 것은 안전상의 문제이며, 따라서 무산소운동에서는 언제 사고가 일어날지 예측할 수 없다는 불안이 있다. 특히 고령자나 운동에 익숙지 않은 사람에게서는 이 점은 큰 문제이다.

또한 호흡순환계통의 예비력강화, 허혈심장병·비만·당뇨병의 예방 내지 치료에서도 유산소운동만큼의 효과는 기대할 수 없다.

❸ 혼합운동

혼합운동에는 유산소운동과 무산소운동이 뒤섞여 있다. 중·고령자에게는 권장할 수 없지만, 적어도 젊은 남성이 이러한 운동으로 몸을 단련하는 것은 유산소운동과 무산소운동 양쪽의 장점을 살린다는 점에서 바람직하다.

(2) 적정운동강도

운동강도는 안전면에서 보아 '이 강도 이하의 운동을 하면 안전하다'는 것과 '이 강도 이상의 운동을 하여야 충분한 효과를 기대할 수 있다'라는 것의 한계를 뜻한다. 이 양쪽 한계 사이에 끼어 있는 부분이 유효하고 안전한 운동강도, 즉 적정운동강도이다.

❶ 건강한 사람의 적정운동강도

건강한 사람에게 실험적으로 운동의 안전한계를 정할 수는 없다. 먼저 이론적인 근거에 기초하여 일반공식을 도출하고, 그것을 실제에 적용하여 맞지 않는 점이 있다면 수정하는 방법을 취한다. 대표적인 방법이 무산소역치(AT : anaerobic threshold)를 기준으로 하는 방법이다. 점증부하운동에서 젖산이 갑자기 늘어나기 시작하는 점이 무산소역치인데, 이 경우의

표 2-5   운동처방의 가이드라인

A. 운동강도		B. 운동시간	
		운동강도($\dot{V}O_2$max)	필요시간(분)
젊은 사람	60~80%$\dot{V}O_2$max	40	45~60
중년인 사람	50~70%$\dot{V}O_2$max	50	30~45
고령인 사람	40~60%$\dot{V}O_2$max	60	20~30
C. 운동빈도		70	15~20
3~6회/주		80	10~15

이것은 건강을 위해 바람직하다고 생각되는 운동강도, 운동시간, 운동빈도 등이다. 일반적인 가이드라인이므로 개인의 조건에 따라 탄력적으로 이용해야 한다.

젖산치는 2mmol/ℓ 전후이다.

한편 일정강도의 운동을 지속하면 젖산이 정상상태를 유지하는 운동 중에서 가장 강한 운동이 젖산축적역치(OBLA : onset of blood lactate accumulation)인데, 이때의 젖산치는 거의 4mmol/ℓ이 된다.

무산소역치를 $\%\dot{V}O_2max$로 나타내면 개인차가 매우 크지만, 일반인은 50~60%인 경우가 많다. 운동선수는 일반적으로 무산소역치가 높아서 60~70%인 사람이 많으며, 장거리달리기선수는 70~80%에 달한다. 일반인의 젖산축적역치에 관해서는 자료가 충분하지 않지만 75~85%인 사람이 많다.

이상을 종합한 운동의 안전한계는 젊은 사람은 80%$\dot{V}O_2max$, 중년인 사람은 70% $\dot{V}O_2max$, 고령인 사람은 60%$\dot{V}O_2max$가 평균적인 값으로 적당하다. 이것은 어디까지나 일반적인 기준이며, 실제로는 개인의 건강상태나 운동경험에 따라 수정해야 한다. 예를 들어 평소의 운동경험이 매우 풍부하고, 중요한 위험인자가 전혀 없는 사람의 안전한계는 위의 값을 상회할 것이며, 운동경험도 없고 중요한 위험인자가 있는 사람은 그 정도에 따라 기준치를 더 낮출 필요가 있다.

운동의 안전한계란 매일의 '운동을 거기까지 해야 한다'라고 하는 기준이 아니라, 운동을 강하게 하고 싶은 경우에도 그것을 한계로 삼아 그 이상이 되면 안 된다는 기준이다. 충분한 효과를 얻으려면 구태여 매일의 운동을 이 기준치까지 높일 필요는 없다.

❷ 건강하지 않은 사람의 적정운동강도

건강검진 결과 어떠한 소견이 발견된 사람의 안전한계는 반드시 개인의 건강상태와 운동부하검사의 결과에 기초하여 결정해야 한다. 이때 앞에서 설명한 일반적 기준을 기계적으로 대입해서는 안 된다.

❸ 유산소능력향상을 위한 적정운동강도

유산소능력의 향상이나 호흡순환계통기능의 개선을 목적으로 하는 운동은 그 사람의 조건, 운동종목, 운동기간, 운동빈도 등에 따라 효과는 다양하므로 연구결과가 반드시 일치하지는 않는다. 그러나 보통사람이 일반적인 운동을 하는 경우를 대략적으로 50%$\dot{V}O_2max$의 운동이라고 한다면, 몇 주에서 몇 개월 사이에 명확한 효과를 얻을 수 있다. 그 이하의 강도에서는 효과가 없다고 할 수는 없지만, 충분한 효과는 기대할 수 없다.

병 등으로 장기간 안정을 취하고 있던 사람이나 기타 이유로 운동을 거의 하지 않던 사람은 50%$\dot{V}O_2max$ 이하의 운동에서도 효과는 확실히 얻을 수 있다. 반대로 지금까지 조깅 등으로 장기간 트레이닝을 하고 있던 사람은 50~60%$\dot{V}O_2max$ 강도로는 유산소능력의 향상효과를 바랄 수 없다. 또한 어떤 조건의 운동을 하고 있다면 처음에는 효과가 있지만, 수개월이 지나면 효과가 절정에 달해 더 이상 올라가지 않는 경우가 많다.

운동을 하여도 유산소능력이 개선되지 않는다고 운동효과가 없다고 생각해서는 안 된다. 왜냐하면 그 사람이 그 운동을 중지하면, 유산소능력은 반드시 저하되기 때문이다. 따라서 운동을 계속하는 것이 현재의 능력유지에 도움이 되므로, 이것도 훌륭한 효과라고 할 수 있다.

❹ 비만관리를 위한 적정운동강도

젖산이 발생하는 운동은 지질대사를 억제하므로 비만대책으로서 적당하지 않다. 비만대책에서는 운동강도보다 운동의 양이 중요하다. 따라서 운동량을 늘려 더 많은 칼로리를 소비하는 처방이 필요하다. 이러한 경우에 강도는 오히려 줄이고 시간을 늘리는 방법이 피로나 운동상해를 줄이는 실제적인 방법이 된다.

❺ 근력향상을 위한 적정운동강도

이 목적으로는 최대근력의 80~90% 이상의 강한 힘을 피로해질 때까지 반복하여 발휘하는 것이 효과적이다. 50% 전후 또는 그 이하의 근력발휘로는 근지구력은 향상될 수 있지만, 근력강화효과는 크게 기대할 수 없다.

(3) 적정운동시간

1회에 필요한 운동시간도 운동강도, 운동빈도, 운동목적, 연령, 신체조건 등에 따라 다르므로 일괄적으로 정할 수 없다. 지금까지 실험적·경험적으로 필요한 운동시간에 관해 연구한 보고는 많다. 그러나 결과는 제각각이어서 의견일치를 이루지 못했다. 여기에서는 조건을 한정하고, 호흡·순환계통에 충분한 자극을 주는 운동을 예로 들어 설명한다.

운동을 개시하면 호흡·순환계통기능이 좋아지고, 산소소비량이 증대한다. 이로써 결국엔 평형상태에 달하여, 소위 정상운동(정상상태)이 된다. 어느 정도 이상의 강한 정상운동은 호흡·순환계통의 기능을 충분히 발휘하게 하고 허파와 심장에 어느 정도 강한 자극을 주므로 호흡·순환계통기능을 개선하는 데 도움이 된다.

운동을 시작한 후 이러한 정상운동에 도달할 때까지의 시간은 가벼운 운동은 3분 전후, 강한 운동은 5분 전후이다. 따라서 5분 이내의 운동으로는 호흡·순환계통에 충분한 자극을 주기는 어렵다. 호흡·순환계통에 효과적인 자극을 주기 위해서는 정상상태에 도달한 후 어느 정도 운동을 지속할 필요가 있다. 그 시간을 5분 이상(강한 운동의 경우)이라고 판정하면, 합계운동시간은 10분 이상이 된다. 또한 준비운동이나 정리운동에 적어도 몇 분이 필요하므로, 실제 필요한 운동시간은 15분 이상이 된다.

한편 운동을 위해 매일 1시간 이상을 소비하는 것은 대부분의 사람에게는 물리적으로 무리할 수 있다. 그러므로 1일의 운동을 15~60분으로 하는 것이 현실적인 기준이라고 생각하면 좋다. 이러한 기준 안에서 필요한 운동시간을 강도별·신체조건별로 결정하는 것이 운동처방의 포인트이다.

(4) 적정운동빈도

운동의 효과와 피로는 운동빈도와 관련이 있다. 운동빈도에 따른 운동의 효과와 피로의 관계를 살펴본다.

▶ 1주일에 1회 운동하는 경우……이 경우의 운동효과는 다음 운동을 하기 전에 사라져버리기 때문에 일시적인 것이며, 축적되지 않는다. 이에 비해 신체 각 부위의 근육통이나 피로는 매번 발생하여 운동 후 1~3일간은 오히려 신체의 컨디션이 나빠진다. 또한 주 1회의 운동으로는 신체가 운동에 익숙해지지 않기 때문에 오히려 상해가 많이 발생할 수 있다. 따라서 주 1회의 운동으로는 충분하지 않다.

▶ 2~3일 간격을 두고 주 2회 운동하는 경우……이때 피로는 회를 거듭할수록 가벼워지고, 근육통도 점차 느껴지지 않게 된다. 효과도 조금씩 축적되고, 체력도 향상되며, 자각적으로도 효과를 느끼게 된다. 그러나 아직 충분한 결과라고는 말할 수 없다.

▶ 주 3회 운동하는 경우……처음에 느꼈던 근육의 통증이나 피로는 점차 가벼워지고, 결국엔 완전히 느껴지지 않게 된다. 효과의 축적도 주 2회의 경우보다 더 기대할 수 있다. 그러므로 적어도 주 3회의 운동은 필요하다고 할 수 있다.

▶ 주 4회나 5회 운동하는 경우……주 4회, 주 5회로 운동빈도를 높이면 그에 따라 효과도 높아질 것이다.

이렇게 보면 매일 운동을 하면 가장 좋을 것으로 생각할 수 있지만, 반드시 그런 것은 아니다. 다음날 전혀 피로가 남지 않는 운동이라면 매일 하는 것이 이상적이다. 매일 운동하면 운동 자체의 효과가 높아질 뿐만 아니라, 운동이 생활 속에 녹아들어 습관화·생활화된다는 이점이 있다. 그러나 강도가 약간 강한 운동인 경우에는 다소라도 피로가 남기 때문에 정기적으로 휴식일을 갖는 것이 좋다. 강한 운동을 매일 실시하면 매주 휴식일을 설정하는 경우보다 피로가 더 축적되는데, 이것이 원인이 되어 사고가 많아진다는 보고도 있다.

휴식일을 1주일에 몇 회 둘 것인지는 1회의 운동내용에 따라 다르다. 예를 들어 70%$\dot{V}O_2$max 정도의 비교적 강한 운동을 1회에 30분씩 하는 경우에는 다음날을 휴식일로 하는 격일운동이 좋다. 중간강도의 운동을 1회에 30~60분 실시하는 경우에는 주 1회 쉬면 충분할 것이다. 1주일에 며칠 휴식을 할 것인지는 그 사람의 체력이나 연령도 고려해야 하며, 그 사람의 생활패턴의 조정도 필요하다.

따라서 가벼운 운동은 매일 하고, 그 외의 운동은 주 3~6회 한다. 휴식일을 며칠 삽입할지는 1회의 운동내용이나 그 사람의 개인적 조건을 고려하여 조정한다. 이러한 조정은 운동하는 본인이 다소 경험을 쌓으면, 자신의 몸상태를 고려하여 잘 할 수 있게 될 것이다.

(5) 컨디셔닝

지금까지 설명한 방법에 의한 운동의 강도·시간·빈도는 그 사람의 목표일 뿐이지, 그날부터 그대로 운동을 시작해도 좋다는 것은 아니다. 왜냐하면 운동을 갑자기 시작하면, 여러 가지 트러블을 일으킬 수 있기 때문이다. 특히 지금까지 별로 운동을 하지 않던 사람은 이 점에 주의해야 한다.

우선 신체가 운동에 익숙해지게 하기 위해서 목표 이하의 가벼운 운동부터 시작한다. 그리고 잠시 동안은 1회의 운동시간을 짧게 하고, 빈도도 처음에는 격일로 하다가 상태를 보아가면서 점점 강도·시간·빈도를 목표까지 끌어올려가는 것이 필요하다. 이러한 이행적 처치가 컨디셔닝이다.

컨디셔닝의 필요기간과 내용은 주로 그 사람의 연령과 단련도(즉 지금까지 실시해 온 운동의 정도)에 따라 결정된다. 일반적으로 젊은 사람이고 단련도가 높은 사람일수록 컨디셔닝기간은 단축되고, 스타트시점의 운동이 강해도 된다. 반대로 고령자이고 단련이 부족한 사람일수록 가벼운 운동에서 스타트하고, 장기간에 걸쳐 목표운동에 가까워지도록 해야한다.

표 2-6은 컨디셔닝계획의 기준을 예시한 것이다. 연령계층은 3단계로 나누어져 있다. 그리고 단련도는 과거 1년간의 운동실적에 의해 다음의 3가지 클래스로 나눈다.

- ▶ 클래스 A : 1주일에 1~2회 또는 그 이상 운동을 해 온 사람
- ▶ 클래스 B : 가끔 운동을 해 온 사람(주 1회 미만)
- ▶ 클래스 C : 거의 운동을 하지 않은 사람

연령별·단련도별로 이루어지는 컨디셔닝의 계층은 'o'표시를 하였다. 이것을 위에서부터 순서대로 실시한다. 1단계 기간은 최저 1주일로 하고, 필요에 따라서 1주일 단위로 더 연장할 수도 있다.

표에서 말하는 걷기란 보통걸음보다 약간 빠른 걸음이라고 생각하면 된다. 1~4단계는 걷기이고, 단계가 높아지면 시간이 길어진다. 5단계 이후의 달리기/걷기는 우선 천천히 달리다가 약간 힘들어지면 걷기로 바꾸고, 편해지면 다시 달리는 사이클을 반복하는 운동이다. 빠르기는 전혀 의식할 필요없고, 걷기보다 약간 빠른 정도로 천천히 달리면 된다. 1회에 지속하여 달리는 시간은 특별히 지정되어 있지 않고, '약간 힘들어질 때까지' 지속한다. 따라서 익숙해짐에 따라 오래 달릴 수 있게 된다. 그리고 소정의 시간(표에 나타난 시간) 동안 계속하여 달

려도 고통스럽지 않게 된다면 그 단계를 종료하였다고 판단하고, 다음 단계로 나아가도록 한다. 최종단계는 연령에 따라 달라서 20~39세에는 7단계까지, 40~59세에는 6단계까지, 60세 이상의 사람은 5단계까지 한 다음 컨디셔닝을 종료한다.

표 2-6   컨디셔닝계획의 기준

단계	운동의 내용	단련도	20~39 A	B	C	40~59 A	B	C	60~ A	B	C
1	걷기 10분간										○
2	걷기 20분간							○			○
3	걷기 40분간				○		○	○	○	○	○
4	걷기 60분간			○	○	○	○	○	○	○	○
5	달리기/걷기 10분간		○	○	○	○	○	○	○	○	○
6	달리기/걷기 20분간		○	○	○	○	○	○			○
7	달리기/걷기 30분간		○	○	○						

목표운동을 실시하기 전단계로서, 일정기간 가벼운 운동부터 시작하여 점차 목표운동에 가까워져가는 조작을 컨디셔닝이라고 한다. 연령별·단련도별로 컨디셔닝의 조건은 '○' 표로 나타냈다.

2) 고령자의 운동처방

(1) 고령자의 신체적 특징

고령자의 신체와 생활모습은 젊은 사람과 다른 특징이 몇 가지 있다. 따라서 고령자에게 운동을 처방할 때에는 그 특징을 염두에 두고, 그에 적합한 운동을 처방해야 한다.

연령이 많아짐에 따라 일어나는 주요 생리적 특징은 다음과 같다.

▸ 신체활동의 저하……운동에 대한 자발적 욕구는 연령의 증가와 함께 저하되고, 신체활동이 강요되던 근로에서도 벗어나게 됨으로써 신체를 움직이려는 동기, 기회 및 장(場)마저도 매우 제한된다. 따라서 운동부족은 고령자에게 특히 심각하다.

▸ 체력과 예비력의 저하……호흡·순환계통을 비롯한 여러 가지 생리기능의 예비력이 저하되는 것이 고령자의 특징이다. 다시 말하면 약간만 무리해도 기능적·기질적으로 파탄을 불러올 가능성이 높다.

▸ 병이 많다……중년이 지나 노년기가 되면 병이 많아진다. 의사에 의해 진단된 병뿐만 아니라 잠재적인 병도 마찬가지다.

▸ 조직이 취약하다……인체의 모든 조직은 연령의 증가에 따라 탄력성을 잃는다. 탄력성의 상실은 연령증가의 특징인데, 탄력성을 잃어버리면 조직은 약해져서 부러지거나 파괴되

기 쉽다. 예를 들어 넘어지는 것만으로도 넙다리목부위의 골절이 일어나게 되고, 혈관도 약해서 쉽게 파괴된다.

▶ 기능적 유연성이 낮다……조직이라는 하드웨어의 탄력성뿐만 아니라 기능이라는 소프트 웨어의 탄력성이 낮아지는 것도 연령증가에 따라 일어나는 생리적 특징의 하나이다. 이것 은 예비력의 저하, 생체조절기능이나 대사능력의 저하 등 때문인데, 그 결과 피로회복이 늦어지고, 골절·외상의 치유에 장기간을 요하며, 환경변화에 대한 적응성이 낮아진다. 체 온조절기능이 저하되고, 추위와 더위에 약한 것도 기능적 유연성이 낮다는 것을 의미한다.

▶ 개인차가 크다……인체의 기능은 일반적으로 유전적 요인(선천적 인자)과 환경적 요인(후 천적 인자)의 영향을 받는다. 젊은 사람은 과거가 짧기 때문에 태어난 후의 후천적 인자의 영향보다 선천적 인자의 영향이 상대적으로 크다. 이에 비해 고령자일수록 과거의 인생경 험인 환경의 영향이 그 사람의 현재에 크게 영향을 미치게 된다. 그리고 개개인의 인생경 험은 다양하기 때문에 결국 고령이 될수록 신체기능의 개인차도 커진다.

▶ 트레이너빌리티가 낮다……어떤 트레이닝을 실시했을 때 그 효과를 얼마나 쉽게 얻을 있 는가 하는 것을 트레이너빌리티(trainability)라고 한다. 트레이너빌리티가 높은 사람은 운동효과를 얻기 쉽고, 그것이 낮은 사람은 운동효과를 얻기 힘들다. 일반적으로 젊은 사 람은 트레이너빌리티가 높고, 고령일수록 낮아진다. 같은 트레이닝을 하여도 고령자는 젊 은 사람만큼의 효과를 낼 수 없는 것도 이 때문이다.

▶ 혈압이 상승하기 쉽다……안정시혈압은 연령증가와 함께 상승한다는 것은 잘 알려진 사 실이다. 운동시혈압도 고령자일수록 상승하기 쉬운 경향이 있다. 젊은 사람과 같이 동맥 의 탄력성이 풍부하면 운동에 의해 말초혈관이 잘 확장되고, 심박출량이 증대하여도 동맥 이 충분히 늘어나기 때문에 혈압은 비교적 적게 상승한다. 동맥이 경화되면 잘 늘어나지 않기 때문에 말초혈관의 확장이 충분히 이루어지지 않아 심박출량이 약간만 증대하여도 혈압이 현저하게 상승한다. 따라서 같은 운동을 하여도 고령자는 일반적으로 젊은 사람보 다 혈압이 현저하게 많이 상승한다.

▶ 최대심박수가 낮다……운동시최대심박수는 젊은 사람은 200회/분에 가깝지만, 연령이 증 가함에 따라 감소하는 경향이 있다. 안정시심박수가 같을 때 최대심박수가 적으면 예비력 이 적어져 신체의 부담도가 그만큼 강해진다. 또한 운동시심박수가 같다면 고령자가 젊은 사람보다 부담도가 높다고 할 수 있다.

(2) 고령자의 운동처방에서 유의점

▶ 건강검진은 엄격히 실시한다……고령자는 겉보기엔 건강하게 보여도 잠재질환이나 기능

저하가 많으므로 건강검진을 엄격하게 실시할 필요가 있다. 특히 호흡계통·순환계통의 스크리닝 테스트는 반드시 실시하고, 의심이 되면 정밀검사를 받게 한다.

▶ **안정성에 유의한다**……고령자는 체력이나 예비력이 낮고, 체조직이 취약하며, 기능적 유연성이 낮으므로 무리하면 안 되는 몸이다. 따라서 안전성을 특별히 배려해야 한다. 운동이 안전한계를 넘지 않도록 하고, 효과를 기대할 수 있는 범위 내에서 가능한 한 가벼운 운동을 처방한다.

▶ **개인차를 인식해야 한다**……고령자의 체력은 개인차가 크기 때문에 젊은 사람에게 하는 것과 같은 보편적인 운동처방은 위험하다. 반드시 개인별 검사 데이터에 기초하여 개별적으로 처방해야 한다.

▶ **트레이너빌리티가 낮다**……컨디셔닝은 장기간 실시한다. 빠르게 목표에 도달하려고 조급해 하지 말고, 느긋하게 컨디션을 만들어 즐긴다는 기분을 갖게 하는 것이 바람직하다.

▶ **자신에게 맞는 페이스를 유지하며 운동한다**……자신에게 맞는 운동을 빨리 습득하고, 그것을 지키려고 노력하게 한다. 운동습관을 오래 지속시키고 있는 고령자는 자신의 페이스를 습득하고 그것을 지키는 사람이다.

▶ **혈압이 쉽게 상승한다**……고령이 되면 혈압이 쉽게 상승하기 때문에 운동도 혈압상승이 덜한 종목을 선택한다. 강한 근력을 요하는 운동, 근력 트레이닝, 무산소운동, 바벨운동, 상지만을 강화하는 운동 등은 피한다.

▶ **민첩성을 필요로 하는 운동을 강요해서는 안 된다**……빠른 템포의 계단오르내리기 운동 등은 발을 헛디뎌 부상을 입을 수 있고, 배구·배드민턴·탁구·테니스 등의 구기도 충분한 컨디셔닝을 하지 않고 갑자기 시작하면 위험하다.

▶ **신체보다 마음**……젊은 사람은 신체에 자극을 줄 필요가 있지만, 고령이 될수록 신체적 자극보다 마음의 기쁨이나 스트레스 해소 등 정신적 요인이 건강유지에 보다 중요하다. 따라서 고령자는 신체와 체력을 단련시킨다는 발상이 아니라, 실외로 나가 몸을 움직이고 사회와 접촉하면서 친분의 폭을 넓힘으로써 스트레스를 해소하고 기쁨을 느낀다는 레크리에이션 효과를 더 중요시해야 한다.

▶ **추위나 더위는 피한다**……고령자는 체온조절기능이 낮기 때문에 기온변화에 주의해야 한다. 운동은 겨울에는 이른 아침을 피하고 태양이 높게 떠오른 후가 좋으며, 여름에는 한낮이 아닌 이른 아침이 좋다. 어떠한 계절이든 햇빛이 강할 때에는 모자를 착용한다.

(3) 고령자에게 적합한 운동

고령자에게 적합한 운동은 다음과 같다.

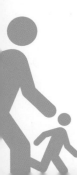

▸ 걷기

▸ 게이트볼

▸ 유연체조

▸ 스트레칭

▸ 요가

▸ 골프

▸ 수영(따뜻한 수영장 안을 떠다니듯 헤엄치는 수영)

3) 발육기 어린이의 운동처방

발육기 어린이들은 형태적으로도 기능적으로도 성인과 다르기 때문에 운동의 형식도 성인과는 달라야 한다. 발육기라고 하여도 발육단계에 따라 수유기, 유아기, 아동기, 사춘기, 청년기 등으로 구분되고, 각 발육단계에 있는 어린이들은 각각 다른 신체적 특징을 갖추고 있다. 따라서 운동도 각각의 발육단계에 따라 상세하게 구분할 필요가 있다.

여기에서는 발육기 어린이들에게 운동이 갖는 의미가 성인의 경우와 어떻게 다른지, 신체의 각 기관이나 기능의 발육·발달이 어떠한 패턴으로 일어나는지 등을 고려하면서 발육단계별 운동형식을 살펴본다.

(1) 발육기 운동의 의미

발육기 어린이들의 신체운동은 성인보다 더 중요하다. 어린이는 특별히 운동을 하라고 하거나 운동의 필요성을 가르쳐 주지 않아도 자발적으로 유희·놀이·돌아다니기 등을 하며 왕성하게 신체를 움직인다. 이러한 자발적인 신체활동은 결과적으로 건전한 발육·발달을 촉진하고, 건강한 심신을 형성하는 데 중요한 역할을 한다.

그러나 오늘날 이렇게 움직이고 싶다는 자연스런 어린이들의 욕구는 여러 가지 원인에 의해 억압받고 있다. 예를 들어 자유롭게 놀 수 있는 공간의 감소, 일상생활 속에서 걷기의 필요성 감소, 학원·가정학습의 증가에 의한 자유시간의 감소, 텔레비전·컴퓨터게임과 같은 정적인 실내놀이의 유행 등이 주된 원인이다. 이 때문에 오늘날 어린이들의 운동부족은 성인 이상으로 심각한 문제가 되고 있다. 학교에는 체육시간이 있지만 1주일에 3~4시간뿐이어서 어린이들의 신체가 필요로 하는 운동시간에서 보면 몇 분의 1에 불과하고, 내용적으로도 매우 불충분한 실정이다.

발육기 어린이들의 운동형식을 생각하기에 앞서 그들이 운동하는 다음과 같은 의미에 먼저 주의를 기울일 필요가 있다.

▶ 운동부족병의 예방……발육기 어린이들도 운동이 부족하면, 비만·당뇨병·고지질혈증 등과 같은 소위 성인병의 징후가 나타난다고 밝혀졌다. 건강을 지키기 위한 운동의 필요성은 성인뿐만 아니라 어린이들에게도 마찬가지이다.

▶ 체육적 효과……발육기 어린이들에게 운동이란 단순히 운동부족병을 예방한다는 소극적인 의미에 그치지 않고, 발육(형태적으로 성인에 가까워지는 것)이나 발달(기능적으로 성인에 가까워지는 것)을 촉진하고, 심신을 단련시키며, 안정된 정서와 사회성을 기르는 등 건전한 사회인으로 성장해나가는 데 커다란 역할을 한다.

▶ 평생스포츠에 대한 동기부여……성인이 된 후 어떠한 스포츠를 시작하려고 할 때 발육기에 스포츠경험이 있느냐 없느냐는 그 정착률에 커다란 차이가 있다. 경험이 없는 사람은 시작하게 되는 계기를 만들기 힘들고, 결국 시작하더라도 도중에 포기하는 경우가 많은데 비하여, 발육기에 어떠한 스포츠에 친숙했던 사람은 평생 스포츠와 관련이 깊어진다.

▶ 운동의 기쁨에 대한 실감……발육기 어린이들의 운동에서 대증요법적인 체력발달을 도모해서는 안 된다. 근력이 약하기 때문에 근력 트레이닝을, 지구력이 없기 때문에 지구력 트레이닝을 한다는 발상으로 체력발달을 꾀하는 것이 대증요법이다. 그런데 어린이의 체력문제는 더 뿌리가 깊다. 신체를 움직이는 즐거움, 상쾌한 땀을 흘리는 기쁨을 몸으로 알리는 것이 중요하다. 또한 처음부터 기술을 중요시하거나 이기는 것에 집착하면 운동을 싫어하게 된다. 기술이나 이기는 것도 물론 필요한 요소이기는 하다. 하지만 그것은 어린이들의 기술수준과 연령에 따라 서서히 도입해나가면 된다.

(2) 운동능력의 발달

발육기 어린이들의 성인에 비해 내용이 많이 다르다. 인간의 발육·발달패턴은 기관이나 기능의 종류에 따라 달라서 조기에 발달하는 기관·기능도 있는 반면 늦게 발달하는 것도 있다. 스캐몬(Scammon, R. E.)은 인간의 발육패턴을 다음의 4가지 형태로 나누었다(그림 2-3).

▶ 신경형(neural type)……유아기에 가장 왕성하게 발육하는 형태로서, 대뇌가 대표적이다. 6세 때 이미 성인의 90%에 달하고, 14세 때는 성인과 같아진다.

▶ 림프형(lymphoid type)……편도샘·림프샘·가슴샘 등이 보여주는 발육형이다. 12세 경까지 현저하게 발육하여 그 이후 급격히 쇠퇴하고, 성인이 되면 흔적으로 남는다.

▶ 일반형(general type)……20세 전후까지 착실하게 발육하지만, 발육이 가장 잘되는 시기는 유아기와 사춘기이다. 신장, 체중, 근육, 소화기, 호흡기, 순환기 등 많은 기관이 이 형태에 속한다.

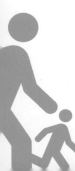

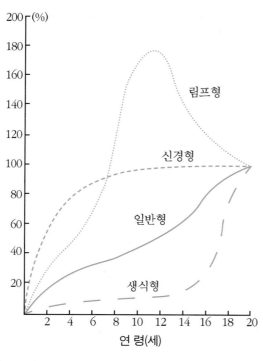

림프형 : 사춘기에 절정에 달하고, 이후 급속도록 쇠퇴해가는 형태로 가슴샘이 대표적이다.

신경형 : 유아기에 급속도로 발육하며, 대뇌가 대표적이다.

일반형 : 20세 경까지 비교적 서서히 발육하는 형태로, 근육이나 내장이 여기에 속한다.

생식형 : 사춘기가 되어 발육이 급속히 현저해진다.

그림 2-3　스캐몬의 발육곡선

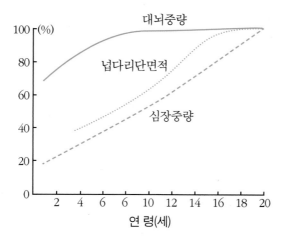

대뇌의 발육은 가장 빨라서 6세 전에 성인의 90%에 달한다. 넙다리단면적은 사춘기에 가장 급격하게 발육한다. 심장중량은 거의 직선적으로 증대하고, 20세가 되어도 계속 증대한다.

그림 2-4　대뇌중량 · 넙다리단면적 · 심장중량과 연령의 관계

▶ 생식형(genital type)……생식에 관계하는 기관이 보여주는 발육형이다. 사춘기까지는 눈에 띄지 않지만, 그 이후 발육이 급격히 현저해지는 형태이다.

한편 전신지구력이나 유산소능력과 관계 깊은 심장중량, 근력·근파워와 관계 깊은 골격근의 단면적(여기에서는 넙다리의 단면적), 지능의 원천인 대뇌중량 등을 20세의 값을 100으로 하여 그 발육경향을 나타낸 것이 그림 2-4이다. 그림을 보면 넙다리단면적은 14~15세 경에 급격히 발달하고, 20세에는 절정에 달하여 일반성인과 거의 일치한다. 이에 비해 심장중량은 거의 직선적으로 증대하여 20세가 되어도 절정에 달하지 않고 계속하여 증가한다.

이렇게 인생의 초기에 대뇌의 발육은 현저하여 특히 5~6세까지의 발육은 실로 대단하다. 이 경향은 뇌의 혈류량이나 산소섭취량을 보면 더욱 확실하다. 유아의 뇌산소섭취량은 전신 산소섭취량의 40% 정도를 차지하고 있고, 혈류량은 50% 또는 그 이상에 달한다.

(3) 발육단계별 운동처방

❶ 수 유 기

수유기는 대뇌가 가장 먼저 발육되는 시기이다. 따라서 이 시기에는 운동보다는 영양과 수면을 충분히 제공할 필요가 있고, 적극적으로 운동을 시키려기보다는 오히려 자연스러운 몸의 움직임을 막지 않도록 노력해야 한다.

❷ 유 아 기

신경계통의 발육이 거의 완성에 가까워지고, 또 그 기능의 발달도 가장 왕성하게 이루어지는 시기이다. 따라서 이 시기에는 조정력이나 민첩성 등과 같은 신경계통의 관여가 높은 체력요소가 효율적으로 발달한다. 이 때문에 조정력이나 민첩성을 필요로 하는 운동을 중점적으로 실시해야 하며, 그것도 단련해야 한다는 발상보다는 자유롭고 충분히 놀 수 있게 해 준다는 것이 기조가 되어야 한다.

❸ 아 동 기

아동기에는 조정력이나 민첩성의 발달을 촉진시키는 것이 중요하다. 그다음 점차 복잡한 움직임이나 높은 기능을 목표로 운동을 지도해야 하는 시기이다. 단순한 놀이가 아니라 규칙성이나 경기성 등도 가미하고, 또한 전력을 발휘할 기회를 주는 것도 좋다.

이 시기가 되면 근력이나 전신지구력 등의 체력요소도 도입하여 종합적인 체력이 단련되도록 배려해야 한다. 따라서 아동기에는 특정한 놀이나 운동에 집중하는 것을 피하고, 각종 놀이와 스포츠를 체험시키는 것이 필요하다. 특히 놀이의 요소를 남기면서 점차 규칙성이나 경기성이 있는 스포츠를 많이 도입해야 한다.

❹ 사 춘 기

이 시기에는 신체적 발육·발달이 현저하고, 특히 전신지구력이나 근력 트레이닝이 효과를 잘 발휘하기 시작하는 시기이므로, 그것을 위한 운동이 중요하다. 이와 함께 각자의 운동적성도 매우 확실해지는 시기이므로, 각자에게 적합한 스포츠를 찾아내어 거기에 어느 정도 열중하게 하여도 좋은 시기이다.

그러나 신체의 각 조직·기관은 발달 도중이어서 충분히 강건하지 않기 때문에 국소적으로 강한 부담이 가해지는 특정 스포츠만을 전문적으로 실시하면 스포츠장애가 발생하기 쉽다. 또한 호르몬이나 자율신경계통의 균형이 급변하는 시기이고, 신체적인 특성도 변하기 쉽다.

이 시기에는 특정 스포츠를 중심으로 실시하는 것은 좋지만, 그것에만 전념시키는 것은 시기상조이다. 따라서 몇 가지 스포츠를 교대로 경험시키고, 미발달될 가능성이 있는 부위를 발달시켜 종합적인 체력단련에 유의하여야 한다.

4) 여성·임산부의 운동처방

여성은 항상 남성과 비교하여 설명하지만, 여성도 하나의 완전한 개체이기 때문에 운동의 기본원칙은 남성과 다르지 않다. 일반인이 건강을 위해 실시하는 운동을 여성이라고 해서 특별 대우해야할 이유는 아무것도 없다. 경기스포츠에서도 종전에는 장거리달리기·럭비·축구 등과 같은 격렬한 스포츠가 여성에게 적합하지 않다는 사고방식이 강했지만, 최근 이러한 사고방식이 수정되어 이러한 종목에서도 여성의 참여가 활발해졌다.

그러나 여성은 체력, 성주기(월경), 임신이라는 3가지 점에서 남성과 다른 것은 사실이기 때문에 다음의 사항은 염두에 둘 필요가 있다.

(1) 여성의 신체와 체력

여성의 신체형태, 생리적 기능 및 체력의 특징은 다음과 같다.

▶ 형태적으로 보면 여성은 남성의 90% 정도이다. 다리길이나 체중의 차이는 크지만, 피부기름두께(피지후)와 로러지수(Rohrer's index)만은 여성이 남성보다 크다는 것이 특징이다.

▶ 체력은 여성이 남성보다 전반적으로 약하지만, 체력요소에 따라 많은 차이가 있다. 근력, 순발력, 근지구력, 유산소능력(최대산소섭취량), 무산소능력(최대산소부채) 등은 여성이 남성의 60~70%이다. 민첩성·평형성 등은 성차가 적다. 그러나 유연성(서서 몸 앞으로 굽히기)은 여성이 남성을 앞서는 유일한 체력요소이다.

▶ 호흡 · 순환계통기능은 여성이 남성의 70~90% 되는 사람이 많지만, 최대심박수와 백혈
구수에는 성차가 거의 없다.

▶ 이러한 신체적인 차이가 있음에도 불구하고, 평균여명은 여성이 남성보다 길다.

이러한 것에서 알 수 있듯이 운동처방 시에는 강한 근력을 요하는 운동을 여성에게 강요해
서는 안 되고, 운동강도와 시간은 남성의 60~80% 정도를 기준으로 해야 한다.

(2) 성기능과 월경

격렬한 경기스포츠에 몰입하면 월경이상이 발생할 수도 있다. 이 때문에 모성기능이 장애를
일으킬 수 있는지에 관한 문제가 논의되어 왔다.

사춘기 이전부터 격렬한 트레이닝을 계속해 온 어린이들 중에 첫 월경이 늦는 여성이 많다
는 것이 밝혀지고, 특히 체조선수에게서 그 경향이 강하다고 한다. 또한 청년기 이후의 여성은
격렬한 트레이닝에 의해 월경이 불규칙해지거나 정지하는 사람도 있다.

격렬한 운동을 하면 성호르몬의 활동이 억제될 수도 있는데, 그 상세한 기전은 밝혀져 있
지 않다. 체조선수에게 특히 이러한 영향이 강하게 나타나는 것은 격렬한 연습이라는 조건 때
문이기도 하지만, 신체가 작은 사람이 체조선수로 선발되는 경향이 많고, 엄격한 체중관리를
위한 식사제한 등도 그 원인이 될 수 있다. 따라서 체조라는 운동의 특수성만은 아니라고 할
수 있다.

월경기에 스포츠나 체육에 참가할 수 있는지는 찬반 양론이 있다. 종전에는 보수적인 의견
이 많았지만, 최근에는 적극적인 운동참가가 필요하다는 생각이 많아졌다. 월경에 동반된 증
상이 강하거나 월경량이 특히 많은 사람은 휴식을 취하거나 가벼운 운동을 해야 하지만, 그러
한 것이 없으면 통상적인 스포츠활동에 참가하여도 지장이 없다고 한다.

지금까지는 임산부의 스포츠활동은 태아에게 진동이나 충격을 주기 때문에 태아의 발육장
애나 유산의 우려가 있다고 하여 소극적인 의견이 많았다. 실제로 특정시기의 임산부에게는
그러한 위험성이 있고, 또한 무거운 태아를 임신하고 있으면 몸의 움직임이 불편하여 운동을
할 수 없는 상황이라는 느낌이 들 수도 있다. 그러나 운동은 골반안이나 하반신의 혈류를 촉진
하고 울혈을 개선하는 데 도움이 되며, 출산에 필요한 체력유지와 산욕을 부드럽게 하는 데에
도 도움을 주므로, 오히려 어느 정도 적극적인 운동이 바람직하다고 한다. 다만 안전상의 배려
는 특별히 필요하며, 운동종목이나 강도에도 주의해야 한다.

임산부의 스포츠활동에서 주의해야할 사항은 다음과 같다.

❶ 다음의 경우에는 의사의 허가없이 운동을 해서는 안 된다.

- ▶ 임신중독증
- ▶ 임신에 동반된 합병증
- ▶ 유산 · 조산 · 사산의 경험이 있는 사람
- ▶ 다태아임신
- ▶ 출혈 · 파수
- ▶ 양수과다
- ▶ 임신 5개월 이내 및 8개월 이상인 사람

❷ 다음과 같은 운동은 해서는 안 된다.

- ▶ 경기스포츠(예 : 대부분의 스포츠경기)
- ▶ 격렬한 운동 · 스포츠(예 : 전력을 다하는 모든 운동)
- ▶ 몸중심의 상하 움직임이 심한 운동(예 : 줄넘기, 계단오르내리기)
- ▶ 배를 압박하는 운동(예 : 앞으로 많이 굽히기, 일부 철봉체조)
- ▶ 강한 힘이나 배압력을 증가시키는 운동(예 : 무거운 물건 들고 버티기, 바벨운동, 강한 근력 트레이닝)
- ▶ 오래 동안 하는 모든 운동

❸ 임산부에게 좋은 일반적인 운동은 다음과 같다.

- ▶ 걷기(30분 이내)
- ▶ 임신체조
- ▶ 수영(경영, 접영, 잠수는 제외)

5) 비만인의 운동처방

(1) 1kg 감량에 필요한 운동량

비만인의 운동처방을 수량적으로 다루기 위해서는 운동량 · 영양섭취량 · 체지방량 등을 동일한 단위로 표시하고, 호환을 가능하게 할 필요가 있다. 영양섭취량은 보통 kcal로 표시한다. 체지방도 같은 단위로 나타낼 수 있다.

버터 등의 순수한 지방은 1g에 9kcal의 열량이 있다. 그러나 체지방은 수분이나 기타 불순물을 함유하고 있기 때문에 1g당 열량은 약간 낮으므로 7kcal로 가정한다. 일반적으로 운동량을 계산할 때에는 kcal 단위로 환산한다.

그러면 1kg을 감량하기 위해서는 어느 정도 운동을 하면 좋은지 계산해보자. 위에서 1kg의 체지방에는 7,000kcal의 영량이 있다(1g당 7kcal이므로)고 하였으므로 운동에 의해 그만큼의 칼로리를 소비하면 된다. 실제로는 운동을 시작하면 식욕도 변화하기 때문에 섭취에너지도 변화하는 경우가 많고, 기초대사량도 변하며, 근육도 비대해지지만, 그로 인해 필요한 단백질은 에너지를 사용하여 합성해야 한다. 이러한 모든 것도 에너지 밸런스에 영향을 주므로 상호작용에 의해 복잡해지지만, 여기에서는 단순히 7,000kcal의 운동을 하면 1kg의 체지방이 소비된다고 가정하고 설명을 진행한다.

일반인이라도 편하게 달릴 수 있는 분속 140m의 속도의 조깅을 예로 든다. 이 운동의 에너지대사율(RMR : relative metabolic rate)은 7 전후이므로 7,000kcal 소비하려면 1,000분 달리면 된다는 계산이 나온다. 하루에 30분, 주 6일 달린다고 하면 약 40일이 걸린다. 이 비율로 10kg 줄이려면 1년 이상 걸린다. 다른 운동에 관해서도 마찬가지로 계산하면 필요한 운동기간을 구할 수 있다.

비만에 대한 운동의 효과는 운동강도가 아니라 운동량, 즉 '운동강도×운동시간'에 의해 정해진다는 것은 이미 설명하였다. 운동강도를 2배로 하면 필요한 기간은 반이 될 것이다. 그러나 운동강도를 2배로 한 RMR이 14인 운동은 일반인에게는 너무 강하고, 몇 분밖에 지속하지 못하는 운동이 된다. 따라서 1회의 소비에너지는 50kcal 이하가 되며, 1kg 줄어드는 데 필요한 기간은 오히려 길어진다. 이에 비해 강도를 반으로 할 때, 예를 들어 90m/분의 속도로 걷기(RMR=3.5)할 때를 생각해 본다면, 하루에 60분 걸었을 때 30분의 조깅과 소비에너지는 동일해진다. 하루에 1시간 남짓 걷는 것은 생각만큼 무리한 운동이 아니므로, 누구라도 실행 가능하다.

결국 비만에 대한 운동요법은 운동강도는 오히려 낮게 억제하고, 시간을 길게 하여 운동량을 늘리는 것이 효과적이다.

(2) 비만인에게 적합한 운동

선 자세에서는 체중을 다리나 허리로 지지해야 하기 때문에 비만인은 다리나 허리의 관절에 많은 부담이 가해진다. 특히 조깅이나 구기경기에서는 다리의 부담이 크고 착지 시의 충격도 크기 때문에 다리의 근육과 뼈에 이상이 올 수도 있다. 이러한 점에서 보면 수영과 사이클링은 비만인에게 적합한 운동이라고 할 수 있다.

수영이 비만인에게 적합한 운동인 이유의 하나는 부력 때문에 스스로 체중을 지지할 필요가 없고, 따라서 다리와 허리에 강한 충격력이 가해지지 않는다는 점이다. 그러므로 조깅 등을 하면 다리와 허리에 통증을 느끼는 사람이라도 수영에서는 통증을 느끼지 않는 경우가 많다. 또한 체지방이 많으면 체비중이 적어 부력의 효과가 현저해지기 때문에 비만인은 수영을 하면 편하게 많은 에너지를 소비할 수 있다.

자전거타기에서는 윗몸의 체중이 안장으로 지지되기 때문에 다리의 부담이 그만큼 적어지고, 체중이 무거워도 운동에 장애가 되지 않는다. 게다가 다리의 무게는 페달을 밟는 힘으로 이용되기 때문에 무거운 다리는 이 운동에는 오히려 유리하게 작용한다고 볼 수 있다.

조깅 등에서는 발이 착지하는 순간에 무릎이나 발목관절은 강한 충격을 받지만, 자전거타기에서는 부드러운 페달의 회전 때문에 힘의 작용시간이 길기 때문에 관절에 가해지는 충격이 적다. 이러한 것도 자전거타기가 비만인에게 적합한 운동이라는 하나의 예가 된다.

(3) 운동요법과 식이요법의 비교

운동요법에 의한 감량은 얼핏보면 식이요법보다 비효율적으로 보이지만, 실질적 효과는 오히려 식이요법보다 크다. 또한 운동요법에는 감량 이외에도 눈에 보이지 않는 효과도 있다. 그래서 운동요법이 더 적극적인 비만대책이라고 할 수 있다. 물론 극단적인 비만이나 합병증이 있는 비만인은 운동을 하려고 해도 할 수 없는 경우도 있고, 또한 식이요법과 운동요법의 병용이 좋은 경우도 있기 때문에 간단하게 말할 수 없는 면도 있다. 그러나 일반인으로 특별한 위험인자가 없고, 극단적인 비만이 아닌 한 운동요법을 위주로 하는 것이 좋다.

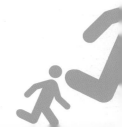

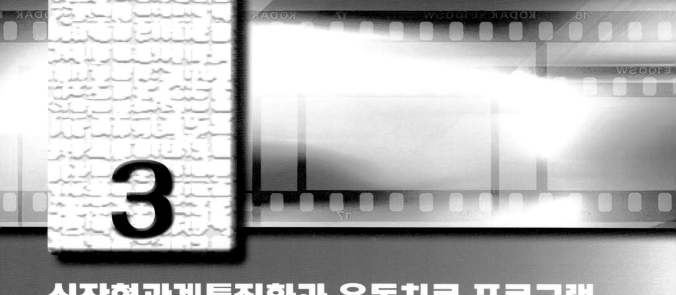

3

심장혈관계통질환과 운동치료 프로그램

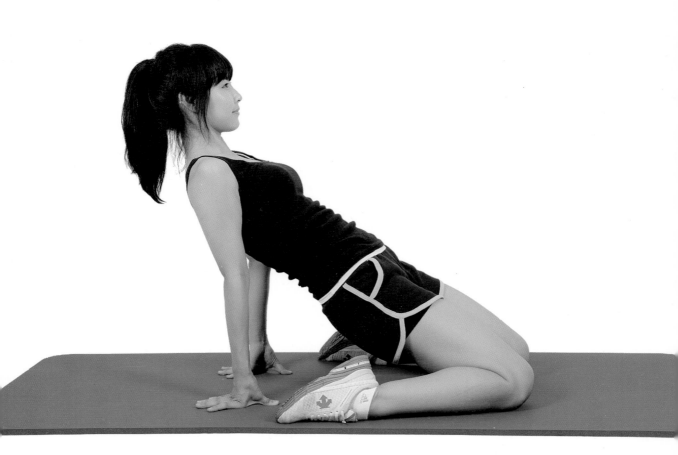

↖ 심장혈관계통질환의 원인과 증상

1) 고혈압

심장혈관계통질환에서는 혈압을 중요시하는데, 혈압이란 혈액이 혈관을 통과하면서 혈관 내벽에 미치는 압력을 말한다. 이때 심장근육이 수축하여 생긴 압력은 여기에 연결되어 있는 모세혈관까지 퍼진다. 혈압은 대동맥에서 제일 높고 동맥의 말초로 이동함에 따라 낮아진다. 즉 소동맥, 모세혈관, 정맥 순으로 낮아진다. 심실이 수축할 때의 압력을 수축기혈압(systolic pressure)이라 하고, 심실이 이완할 때의 압력을 이완기혈압(diastolic pressure)이라 한다.

혈압은 인종, 기후, 환경, 식생활 등에 따라 각각 다르며, 하루의 생활 중에서도 컨디션에 따라 수없이 달라지기 때문에 일률적으로 한계를 정할 수는 없다.

국제고혈압학회나 유럽고혈압학회에서는 적정, 정상, 높은 정상, 제1단계 고혈압, 제2단계 고혈압, 제3단계 고혈압, 그리고 수축기 고혈압으로 분류하고 있다. 여기에서의 적정혈압은 대한고혈압학회가 정의한 정상과 같고 정상과 높은 정상은 대한고혈압학회가 정한 고혈압전단계와 같다. 고혈압의 3단계는 수축기혈압이 160mmHg 이상이거나 확장기혈압이 110mmHg 이상인 경우로 정의하고 있다.

표 3-1 성인의 혈압분류

혈압분류	수축기혈압(mmHg)		확장기혈압(mmHg)
정상(narmal)	<120	그리고	<80
고혈압 전단계 (prehypertension)	120~139	또는	80~89
제1기 고혈압 (stage 1 hypertension)	140~159	또는	90~99
제2기 고혈압 (stage 2 hypertension)	≥160	또는	≥100

고혈압은 일반적으로 다음의 두 가지로 분류한다.

▶ 본태고혈압(1차고혈압)……대부분(대략 90%)의 고혈압환자가 이에 해당되며, 그 원인이 현재까지 뚜렷하게 규명되지 못하고 있다.

▶ 속발고혈압(2차고혈압)……대부분 그 원인이 뚜렷하게 밝혀지고 있다.

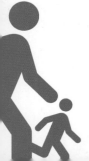

(1) 본태고혈압(1차고혈압)의 원인

대략 90%의 고혈압환자들이 본태고혈압(essential hypertension)에 해당되는데, 이는 유전과 환경적 요인에 기인한다고 볼 수 있다. 그 원인은 약간씩 밝혀지고 있다.

❶ 유전적 요인

본태고혈압에 관계되는 유전인자 중 나트륨(Na)대사에 관계된다는 사실이 밝혀졌다.

▶ 세포 내 Na 증가……고혈압환자는 정상인보다 세포 내 Na 함량이 많다는 것이 확인되었다. 세포 내 Na농도가 높아진 혈관세포는 과민한 자극을 받아 지나친 수축반응을 일으키는데, 이것이 혈압을 상승시키는 요인이 된다.

▶ 세포막이상……세포막에 선천적으로 이상이 생겨 Na이 세포 밖에서 세포 내로 들어오고 나가는 수송체계의 균형이 깨져서 고혈압이 된다.

❷ 환경적 요인

혈압을 높이는 환경적(외적) 요인은 소금, 스트레스, 비만, 운동부족, 기호품 등이다. 유전적 요인은 극복하기 힘들지만 환경적 요인은 개선이나 극복이 가능하다.

▶ 소금……소금섭취량과 혈압상승은 매우 밀접한 상관관계가 있다. 우리나라 사람들은 염분을 과다섭취하는 경향이 있다. 소금이 혈압을 높이는 것은 NaCl 중 Na 때문이다. K는 몸안에서 Na와 길항작용을 하므로 K 섭취량을 높이면 물론 혈압이 떨어진다. 그러므로 K 함류량이 많은 과일이나 채소류 등을 권장하는 이유도 여기에 있다. 한편 체질에 따라서 Na을 많이 섭취해도 혈압이 오르지 않는 사람도 있다.

▶ 스트레스……스트레스는 오늘날 많은 질병의 원인으로 보고 있지만, 특히 정신적 스트레스는 곧바로 혈압상승을 가져온다. 이러한 스트레스가 만성적으로 계속되면 혈압이 높은 상태로 계속 유지되어 말초동맥의 혈관근육이 비대해진다. 이렇게 되면 혈관지름이 좁아져 혈류에 대한 저항이 커져 고혈압상태가 된다.

▶ 비만과 운동부족……비만하다고 모두 혈압이 높은 것은 아니지만 비만인이 고혈압발생빈도가 높고, 비만인이 체중이 줄면 혈압이 낮아진다. 비만과 혈압의 관계는 직접 밝혀지지 않고 있으나 약간 혈압이 높은 비만인이 체중을 줄이면 혈압이 정상으로 돌아오는 예는 많다.

한편 운동부족도 비만의 한 원인이 된다. 운동을 하면 체온상승과 함께 혈압도 상승하지만, 운동 후에는 다시 체온과 혈압이 내려간다. 따라서 규칙적으로 운동을 하면 체중도 줄이면서 혈압을 내리는 효과가 있다.

▶ 알코올……술(알코올)은 혈압과 직접적 관계가 크다. 알코올은 심장근육을 흥분시키며, 교감신경을 자극한다. 술을 마시는 동안은 혈관확장 및 빠른 혈액순환을 가져와 잠시 혈

압이 낮아지지만, 마신 후에는 혈압이 상승하게 된다. 결국 알코올은 전체적 평균혈압을 상승시키는 효과를 가져와 결국 고혈압에 이르는 원인이 된다.

그러나 한두 잔 정도의 알코올은 심신의 스트레스해소에 도움이 된다고 한다. 담배가 폐암, 심장근육경색, 심장동맥질환 등을 유발시킨다는 연구결과는 많다. 담배는 동맥경화를 촉진시키고 협심증을 악화시켜 혈압을 상승시키는 요인이 된다.

(2) 속발고혈압(2차고혈압)의 원인

고혈압환자 중 속발고혈압(secondary hypertension)환자는 10% 내외라는 사실은 앞에서 설명하였다. 이런 속발고혈압증의 원인은 내분비호르몬이상에 의한 것과 콩팥이상에 의해 일어나는 두 가지 원인이 있다.

❶ 호르몬이상

호르몬이상에 의한 고혈압증으로는 갑상샘기능항진증(갑상샘호르몬의 과잉생산에 의한 병)이 있다. 이 경우에는 갑상샘호르몬을 억제하는 약을 복용하면 좋다. 또한 부신속질에 종양이 생기면 혈압을 상승시키는 카테콜아민이 다량으로 분비되어 비만, 고혈압, 쿠싱증후군 (Cushing's syndrome)이 될 수도 있다.

부신겉질(부신피질)에 샘종(adenoma, 선종. 샘상피세포와 아주 비슷한 세포로 이루어지는 양성 종양)이라는 종양이 생기면 혈압상승물질인 알데스테론(aldosterone)이 분비된다. 그 결과 혈압이 높아져 팔다리가 마비되는 병이 생기는데, 이것이 원발성알데스테론증이다.

부신에 장애가 있음을 알았으면 수술로 의하여 샘종을 제거하면 되지만, 진단이 여간 어려운게 아니다. 소변 중의 알데스테론이나 카테콜아민 등도 조사해야 하므로 의사의 진찰과 임상검사를 받지 않으면 안 된다.

이밖에 내분비고혈압으로는 갱년기장애에 의한 여성호르몬 부족으로 발생하는 고혈압증, 인슐린결핍에 의한 당뇨병이 원인이 되어 일어나는 고혈압증 등이 있다. 모두가 호르몬이상 때문에 고혈압증을 초래하므로 갱년기장애에는 여성호르몬, 당뇨병에는 식이요법이나 인슐린투여방법이 사용된다.

❷ 콩팥이상

콩팥고혈압의 특징은 속발성으로, 2차고혈압 중에서 대부분을 차지한다. 이것은 콩팥에 토리콩팥염(glomerular nephritis, 사구체신장염) · 깔대기콩팥염(nephropyelitis, 신우신염) 등이 생기든지, 부신에 갈색세포층이나 원발알도스테론증이 있어 알도스테론이 과다분비되든지, 콩팥동맥이 좁아져 콩팥동맥고혈압이 생겨 레닌(renin)분비가 증가될 때 생기는 고혈압증이다.

한편 콩팥으로 들어오는 콩팥동맥이 좁아지면서 일어나는 콩팥혈관고혈압도 있다. 이것은 여러 가지 혈관염이나 내장에 의한 압박 등으로 콩팥혈관이 좁아져 콩팥동맥이 폐쇄되어 발병한다. 이렇게 되면 레닌이나 안지오텐신이라는 혈압을 높이는 물질이 콩팥 속에 증가되어 혈액으로 분비됨으로써 혈압을 오르게 된다. 이 경우에는 콩팥혈관을 촬영하여 협착 또는 폐쇄된 부분을 찾아 수술을 해야 혈압이 내려간다.

(3) 고혈압증의 증상

고혈압증상은 고혈압환자의 성별, 연령, 증상, 합병증 유무, 환자의 심리상태 등에 따라 다양하게 나타난다. 고혈압 초기에는 여러 자극(스트레스)에 따라 혈압의 상승과 강하의 폭이 매우 크다. 그리고 전신피로·불안감 등의 전신증상, 두통·현기증·귀울림·목과 어깨의 뻣뻣함 등의 정신신경증상을 호소하기도 한다. 이런 때는 증상들이 일관성이 있어서 안정을 하거나 진정제를 쓰면 개선된다. 그러나 혈압이 올라간 상태가 지속되면 여러 장기에 합병증이 생기고 두통, 현기증, 수면장애, 일과성뇌허혈발작, 팔다리마비, 지각장애, 가슴울렁거림, 협심증, 부종, 뇌·콩팥합병증 등이 나타난다. 또, 눈바닥(안저)에 출혈이 있으며 시력장애도 나타난다.

합병증으로는 기능부전이 심하면 두통, 울렁거림, 발한, 불안·흥분이 심해지고, 시력장애, 매스꺼움, 구토, 마비, 경련발작, 의식장애 등 급격한 혈압상승을 동반하는 증상과 뇌항진증상이 생긴다. 특히 노인으로서 고혈압지속시간이 긴 사람에서는 머리가 무겁고, 현기증, 팔다리저림, 수면장애 등 뇌동맥경화에 의한 증상이 많아지는 경향이 있다. 이런 증상들은 고혈압증에 의해 발생하는 뇌증상의 초기증상으로 나타나는 빈도가 많으며, 특히 두통은 고혈압의 중증도를 판정하는 중요한 기준의 하나이다.

2) 심장동맥질환

심장동맥질환(coronary artery disease)은 대부분 심장동맥경화에 의하여 심장동맥의 순환장애로 인하여 나타나는 증상이다. 순환장애의 정도는 심장동맥의 완전폐쇄·협착 등 여러 가지 형태로 나타나며, 심장근육의 산소소비와 관련되어 생기는 심장근육허혈의 정도에 따라 다르다. 특히 심장동맥의 경화, 폐쇄, 협착 등의 진단은 심장동맥조영술로 진단할 수 있다.

(1) 심장동맥질환의 일반증상
❶ 가슴통증
가슴통증(chest pain)은 심장동맥질환의 일반적인 증상으로 통증의 정도·지속성 등은 병

상태에 따라 다르다. 때로는 다른 원인에 의해서 발생하기도 한다.

▶ 협심증······협심증(angina)은 심장동맥의 경화성 또는 경련성 병변이다. 이 질환은 심장근육에 공급되는 혈행에 이상이 생겨 심장근육에 빈혈이 초래되어 나타나는 증상으로, 운동 시 가슴통증을 초래한다. 뛰거나 산에 오를 때 가슴이 조이는 듯한 통증이 생겨 움직이지 못하게 되지만, 쉬면서 안정을 취하면 곧 통증이 소실된다. 한편 협심증은 일반적으로 운동이나 작업 이외에도 추운 날씨, 식사 후, 감정의 격화, 흥분상태 등에서 발작된다.

▶ 심장근육경색증······심장근육경색증(cardiac infraction)은 심장혈관의 혈행이 차단되어 심장근육의 일부가 괴사하여 발생하는 질환이다. 대부분 심한 통증이 동반된다. 통증의 유형은 '숨이 끊어질 듯한 상태', '가슴이 터질 듯한 상태', '심장을 쥐어짜는 듯한 상태' 등과 같은 극심한 통증을 유발하며, 대개 30분에서 수시간 계속되는 것이 특징이다.

대부분 환자들은 이러한 통증과 함께 공포심을 느낀다. 심한 통증이 장시간 계속되면 심장기능상실, 저혈압, 부정맥(arrhythmia) 등이 출현할 수도 있으며, 치사율이 매우 높다. 더욱이 발병 후 3~4일간은 부정맥으로 인한 급사위험이 매우 높다. 심장근육경색증이 발병하면 최소한 3주 이상 입원치료를 받아야 한다. 왜냐하면 괴사한 심장근육이 섬유화되어 심장기능이 회복되려면 최소한 3개월이 필요하기 때문이다.

❷ 두근거림

가슴이 두근거리는 증상(paliptation, 심계항진)은 심장동맥질환에서 자주 나타나는데, 특히 부정맥에 의한 경우가 많다. 증상에 따라 가볍게 나타나는 경우도 있으나 조그마한 쇼크에 의해서도 심하게 오는 경우도 있으니 심전도검사나 심장정밀검사를 받아야 한다.

❸ 숨가쁨(헐떡거림)

숨가쁨은 장애된 심장근육의 수축력저하에 의한 왼심실부전 때문에 나타나는 증상이다. 운동성숨가쁨으로부터 심한 심장성천식에 이르기까지 그 정도는 다양하다. 증상도 심장근육경색의 급성기가 지나서부터 나타나는 경우가 있고, 급성발작과 동시에 나타나는 경우가 있는데, 후자는 노인들에게 많다.

❹ 급사

급사란 예기치 못한 사망을 말하는데, 대체로 고혈압·동맥경화 등과 같은 질환이 있는 사람에게 심장기능상실·부정맥·심장근육경색증 등이 발증하여 갑자기 사망하는 것이다. 때로는 그 원인을 알 수 없는 것도 있다. 따라서 심장질환이 있는 사람은 평소에 치료와 예방에 유의하여야 한다.

❺ 기타

실신, 어지럼증, 경련, 정신착란, 혼수상태 등의 증상은 혈압저하에 의한 순환부전으로 나타난다.

(2) 심장동맥질환의 위험인자

실제로 심장동맥질환은 임상적 증상이 나타나기 오래전에 이미 상당히 진행된 경우가 많다. 그러므로 심장동맥질환에 대한 치료대책을 세워 증상을 개선하고 발작의 재발을 예방할 수 있는 대책을 세워야 한다. 일단 심장동맥경화가 생겼다면 재발할 수 있는 위험성이 크다. 따라서 심장동맥질환은 증상이 나타난 다음에 치료하는 것만으로는 불충분하며, 병이 생기기 전에 예방대책을 잘 세우는 것이 중요하다. 이를 위해서는 심장동맥질환발생 위험인자들을 알고 이에 대한 대비책을 세우는 것이 중요하다.

❶ 혈청콜레스테롤 및 지질이상

혈청콜레스테롤은 정상은 180mg/dl, 높음은 200mg/dl, 낮음은 50mg/dl로 평가한다. 또한 혈청중성지방도 심장동맥질환을 일으킬 수 있으므로 항상 정상치인 70~123mg/dl를 유지하는 것이 중요하다.

❷ 당뇨병

당뇨병환자는 심장동맥질환의 발병률이 높은데, 이때에는 임상적 증상도 급속하게 나빠진다. 만약 심장근육경색이 합병되면 발작 직후나 만성기에 사망률이 매우 높다.

❸ 고혈압

고혈압과 심장동맥질환의 발병은 밀접한 관계가 있다. 고혈압이 심장동맥경화의 발생을 촉진시키는 것 외에 혈행장애를 일으켜 심장근육허혈을 일으키기도 한다.

❹ 흡연

심장동맥질환의 발병률은 흡연자가 비흡연자보다 2배 이상 높다. 흡연의 위험성은 흡연기간이나 정도에 크게 관계되지 않는다. 금연하면 심장동맥질환의 발생이 갑자기 줄어드는 것으로 보아 흡연은 급성적으로 작용하며, 그 위험성이 다른 위험성과 다르다고 볼 수 있다.

3) 동맥경화증

동맥경화증(vascular sclerosis)은 고혈압과 더불어 우리나라 성인에게서 많이 발병되고 있는 질병 중의 하나이다. 이 동맥경화는 지방성물질과 관계가 있는데, 여기에는 지질, 복합당질, 혈액과 그 대사산물, 섬유성조직 등이 포함된다. 동맥경화증에 영향을 주는 인자는 유전적 요인 외에 음식물섭취에서 오는 콜레스테롤, 중성지방(triglyceride), 유리지방산, 인지질, 고칼로리 등이다. 한편 동맥경화증의 발병에 직접적으로 영향을 주는 인자는 고지질혈증, 고혈압, 흡연, 음주, 당뇨 등이며, 간접적으로 영향을 주는 인자는 비만증, 내분비샘이상, 스트레스, 성격장애, 운동부족 등이다.

(1) 동맥경화를 일으키는 원인

❶ 고혈압과 동맥경화

고혈압은 일반적으로 동맥경화를 촉진시키는 경향이 있다. 이것은 여러 가지 임상실험에서 나타난 결과이다. 고혈압이 동맥에 미치는 특징적 변화는 다음과 같다.

▶ 동맥벽이 두꺼워지고 굳어진다.
▶ 동맥벽의 민무늬근육세포가 증식되어 비대해진다.
▶ 동맥벽에 산성다당류, 교원물질, 탄성물질 등이 많아진다.
▶ 동맥벽의 Na, Cl, K, H_2O 등의 함량이 많아진다.

❷ 혈전형성과 동맥경화

동맥 안쪽벽에 붙어 있는 섬유소나 혈소판 등에 내피세포가 덮이면 붙어 있던 물질들이 지방변성을 일으켜 동맥경화를 초래한다. 섬유성융기부위에 혈소판이 침착·응집되면 혈소판혈전이 되기 쉬운데, 이것이 더 진전되어 완전한 혈전이 되면 동맥지름을 좁히고 폐쇄시켜서 동맥경화증상을 나타내게 된다. 또한 동맥에 혈전이 생겨 그 말초부분에 산소결핍을 일으키거나, 혈소판·백혈구 등으로부터 혈관에 작용하는 물질이 유리되어 동맥경화를 일으키는 경우도 있다.

❸ 콜레스테롤과 동맥경화

동맥경화의 원인 중에서 중요한 인자는 콜레스테롤(cholesterol)이다. 콜레스테롤이 혈관벽에 점착되면 이로 말미암아 동맥경화가 생긴다. 콜레스테롤이란 우리가 섭취한 지방이 지방산, 글레세롤, 콜레스테롤 등으로 분해되어 작은창자에서 흡수되는 지방성물질이다. 이것이 혈액 속을 다니면서 동맥혈관에서 경화증을 유발하는 물질이 된다.

혈청콜레스테롤치를 낮추면 심장동맥질환의 예방과 치료에 효과가 있다. 이는 음식물섭취의 조절에 의해서 혈중콜레스테롤치를 낮추는 방법이다. 혈청콜레스테롤과 동맥경화는 매우 높은 관련성이 있다.

❹ 중성지방과 동맥경화

체내 중성지방(triglyceride)은 에너지저장과 이동에 큰 역할을 미친다. 식사를 통하여 섭취되는 지방은 전부가 중성지방인데, 성인은 보통 하루 5g 내외를 섭취한다. 이것은 주로 작은창자에서 흡수되어 암죽과립(chyle granule, 유미과립, 암죽핵)상태가 된 다음 혈액을 통하여 각 조직으로 들어간다. 혈액 속으로 들어간 중성지방은 간에도 침착되나 주로 지방조직으로 들어간다. 즉 모세혈관벽에 있는 지질단백질분해효소(지질단백질리파제)의 작용을 받아 글리세롤과 지방산, 콜레스테롤로 분해되어 지방조직에 들어가게 되는 것이다.

지방조직에 들어간 유리지방산(FFA : free fatty acid)은 포도당에서 만들어진 α-인산글리세롤과 반응하여 중성지방이 된다. 이것이 에너지로 쓰이면 호르몬감수성리파제의 작용에 의해 중성지방은 유리지방산과 글리세롤로 분해되어 혈액 속으로 들어간다. 혈액 속으로 들어간 유리지방산은 대부분 알부민과 결합하여 혈관을 통하여 신체 각 조직으로 운반되어 에너지원으로 사용된다. 나머지 유리지방산은 간으로 가서 간에서 합성된 유리지방산과 같이 α-인산글리세롤과 반응하여 중성지방이 되는데, 이것이 단백질과 결합하여 지질단백질로 되어 혈청단백질이 된다. 이것이 내인성중성지방이다. 이 내인성중성지방을 프리 β-지질단백질(pre-beta-lipoprotein) 또는 초저밀도지질단백질(VLDL : very low density lipoprotein)이라 한다. 이것은 암죽(chyle, 유미)과립에 비하면 입자가 작으므로 혈관벽에 침착되기 쉽다.

혈액 속 내인성중성지방의 일부는 말초조직에서 에너지의 원천으로 이용되지만, 나머지는 다시 지방조직에 들어간다. 이때에도 역시 지질단백질분해효소에 의하여 분해된다. 간에서 중성지방이 많이 만들어지는 경우는 먼저 혈액 속에 유리지방산이 많아지고, 간에서 α-인산글리세롤이 많이 만들어진 때이다. 혈청유리지방산은 말초조직에서 지질용해작용이 클 때에 많이 만들어진다.

한편 간에서 α-인산글리세롤이 많이 만들어지는 것은 당질의 다량섭취와 관계된다. 이때 당질의 종류에 따라 α-인산글리세롤의 생성속도가 다르다. 따라서 중성지방의 생성속도도 달라진다.

❺ 당대사와 동맥경화

우리가 섭취하는 당류는 설탕에서부터 음식물에 이르기까지 다양하다. 영양을 과다섭취하면 당내성을 낮추고 혈장 속의 인슐린을 증가시킨다. 이와 관련하여 중성지방 등 혈액 속의 지질성분이 많아지고, 혈관에 지질이 축척되며, 체중이 증가하고, 혈소판응집력이 높아져서 동맥경화를 진전시킨다.

섭취하는 당류의 종류에 따라 당내성, 혈청지질, 인슐린분비이상의 정도가 서로 다르다. 포도당 · 과당 등의 당질은 인체에 도움을 주지만, 필요 이상의 과다섭취는 오히려 당뇨병이나 비만 등을 일으킨다. 또 당류는 직접 동맥벽을 손상시킬 뿐만 아니라 지방대사에도 영향을 주어 동맥경화증을 유발시킨다.

❻ 당뇨병과 동맥경화

당뇨병일 때에 동맥경화가 합병되는 경우가 많고, 또 그 정도가 심하게 나타나는 것이 보통이다. 당뇨병일 때 나타나는 동맥경화증의 특성은 모세혈관이 침해되어 나타나는 증상으로 이른바 당뇨병성모세혈관증이다. 이 증상은 콩팥토리체(신장사구체), 심장, 뇌, 근육, 피부, 소화관, 간 등에 나타난다.

이밖에 일반적으로 혈청콜레스테롤과 중성지방이 많아지고, 혈소판응집능력이 높아져 혈전이 생기게 되면 동맥경화가 촉진된다. 그런데 당뇨병환자의 절반 이상이 당뇨병에서 진전된 동맥경화성질병으로 고생하고 있다.

(2) 동맥경화에 의해 일어나는 질병

동맥이 경화되면 혈관의 혈류장애로 인하여 산소 및 영양공급이 중단된다. 이에 따라 각 조직에 여러 가지 증상이 뒤따르게 된다.

동맥이 서서히 좁아질 때에는 그 동맥 근처에 있는 다른 동맥으로부터 얼마간의 도움을 받을 수 있다. 그러나 혈전으로 인하여 갑자기 동맥이 좁아지면 산소와 영양공급도 갑자기 중단되기 때문에 위험한 증상이 나타난다.

❶ 심장동맥경화증(coronary arteriosclerosis)

심장에 산소와 영양을 공급하는 심장동맥에 경화증상이 일어나면 먼저 협심증(angina)이나 심장근육경색(coronary infraction)이 나타난다. 협심증일 때에는 심장부위가 조이거나 찢어지는 듯한 통증이 몇 분 동안 온다. 이때 환자는 생명의 위협을 받으며, 식은땀이 난다. 대부분 통증은 작업이나 노동을 할 때 일어난다. 또 안정 시에 일어나면 심장근육경색일 가능성이 크며, 매우 위험상태에 이를 수도 있다.

심장근육경색은 협심증과 같이 심장부위에 통증이 오면 숨이 막힐 듯이 답답한 증상을 나타내는 것이 보통이다. 이러는 동안 환자의 불안감은 협심증보다 훨씬 크게 나타난다. 협심증은 심장근육에 대해서는 변화를 일으키지 않는 것이 보통이지만, 심장근육경색은 비교적 굵은 심장동맥이 혈전 등으로 갑자기 막히기 때문에 심장근육이 상당히 광범위하게 괴사해서 사망에까지 이르는 무서운 질병이다. 사람이 급사하는 경우는 심한 뇌졸중일 때도 있지만, 심장근육경색에 의해 급사하는 경우도 많다.

❷ 뇌동맥경화증(cerebral arteriosclerosis)

뇌동맥에 경화증상이 오면 뇌동맥경화증, 뇌출혈, 뇌경색 등이 일어난다. 뇌동맥경화는 그 정도가 심하지 않는 한 일상생활에는 지장이 없으나 과로하거나 심한 스트레스를 받으면 빈혈, 구토, 귀속울림 등의 증상이 동반된다. 그리고 경화가 진행되면 두뇌기능도 저하된다.

뇌출혈은 뇌혈관이 파열되어 뇌실질 속으로 출혈하는 것으로, 뇌동맥경화보다는 고혈압과 밀접한 관계가 있다. 뇌경색은 뇌동맥경화가 진행되어 혈전 따위로 막히면 그 동맥으로부터 영양공급을 받고 있는 뇌부분이 파괴되어 그 부분의 기능이 저하되는 증상이다. 이는 고혈압과도 관계가 있지만 동맥경화와의 관계가 보다 밀접하다. 한편 뇌출혈이나 뇌경색은 둘 다 뇌실질(cerebral parenchyma)이 파괴되어 의식이 마비되거나 일정한 운동장애(신체장애)를 가져오는데, 이러한 현상을 졸중(apolexy, 중풍)발작이라 한다.

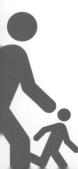

❸ 콩팥동맥경화증(renal arteriosclerosis)

콩팥동맥의 경화가 진행되는 콩팥동맥경화증에서는 뇌동맥경화나 심장동맥경화처럼 발작증상이 급격하게 나타나지는 않는다. 콩팥기능장애는 서서히 나타나지만, 그것이 고혈압이나 뇌혈관장애를 촉진하는 구실을 하는 경우가 많다. 이때 경화가 심해지면 콩팥은 오그라들고 그 무게도 두드러지게 줄어든다.

경화의 진전에 따르는 증상은 밤에 배뇨횟수가 늘고 서서히 콩팥기능을 잃어가면서 혈압도 높아지는데, 이것은 가늘고 작은 동맥이 이완된 경우에 더 심하다. 콩팥기능이 완전히 상실되며 요독증(uremia)이 일어난다. 요독증에 의한 사망률은 동양인보다 서구인들이 더 높다.

❹ 배동맥경화증(abdominal arteriosclerosis)

배에 분포되어 있는 동맥에 경화가 생기거나, 작은창자 및 큰창자에 분포되어 있는 동맥에 경색이 일어나면 식사 후에 복통이 일어나거나 소화불량 등의 증상이 나타난다. 왜냐하면 소화활동에 필요한 혈액이 부족해지기 때문이다.

❺ 팔다리동맥경화증(brachiocrural arteriosclerosis)

팔이나 다리의 동맥에 경화증이 일어나는 경우는 매우 드물지만, 다리동맥폐색 등의 질환이 생기면 걸을 때 통증이 있지만, 휴식 후에는 다시 걸을 수 있다. 그러나 심각한 정도는 아니다.

⌄ 심장혈관계통질환의 운동치료

1) 신체적성에 의한 운동가능여부의 판정

(1) 건강검진의 실시

운동 중 예상치 못한 사고 내지 돌연사는 자주 발생하지는 않지만, 이는 본래 건강의 유지·증진에 유익해야할 운동이 가진 부(−)적 측면으로 볼 수 있다. 운동 중에 발생하는 사고의 대부분은 부적절한 운동을 지나치게 함으로써 일어난다고 생각할 수 있지만, 반드시 그런 것만은 아니다. 게이트볼처럼 안전하다고 할 수 있는 운동에서도 스포츠상해가 발생할 수 있다. 특히 중·고령자의 운동에서 완벽한 안전대책을 마련하기란 쉬운 일이 아니다.

운동을 할 때 발생하는 최악의 사고는 말할 필요도 없이 돌연사이다. 운동으로 인한 돌연사의 원인은 명확하지 않은 경우도 많지만, 원인을 특정지을 수 있는 것을 제외하더라도 심장혈관계통(cardiovasular system)질환과 기능이상에 기인하는 것이 최고로 많아 70%를 차지한다. 더욱이 연령대별로 검토하면 젊은층에서는 심장근육비대증이나 심장동맥기형이, 고령자에서는 심장동맥질환(coronary artery disease)이 원인질환으로 최고로 많다. 따라서 운동하기 전에 건강검진을 받는 것이 좋다.

(2) 고령자의 심장동맥질환 위험인자의 파악

고령자의 경우 운동 중에 발생하는 심장마비의 원인질환은 대부분 심장동맥질환이다. 나이가 많아지면 동맥경화가 진행되기 때문에 심장동맥질환에 걸릴 확률도 높아지지만, 동시에 그 예비군이라고 할 수 있는 심장동맥질환 위험인자 보유자도 많아진다. 심장동맥질환 위험인자는 심장근육경색으로 대표되는 심장동맥질환에 걸리기 쉽게 만드는 것으로 추정되는 인자인데, 여기에는 ① 나이가 많아지는 것, ② 심장동맥질환의 가족병력, ③ 흡연, ④ 고혈압, ⑤ 비만, ⑥ 당뇨, ⑦ 고콜레스테롤혈증, ⑧ 정신적 · 육체적 스트레스 등 10항목이 있다(표 3-2).

중 · 고령자 중에는 심장동맥질환 위험인자를 보유하고 있어 동맥경화증(vascular sclerosis)의 예비군에 포함되는 사람이 많다고 봐야 한다. 특히 중 · 고령자는 비만 · 고지질혈증 · 고혈압 등의 보유자도 많을 뿐만 아니라, 나이가 많아지면 고혈압 · 비만 · 당뇨병도 증가한다. 흡연을 제외한 요인은 대부분 적절한 운동습관을 들이면 개선이 가능하다. 심장동맥질환 위험인자를 보유하는 있는 고령자는 심장동맥질환과 같은 동맥경화증도 잠재적으로 보유할 수 있기 때문에 부적절하거나 높은 강도의 운동을 하면 돌연사를 포함한 심장마비를 일으킬 위험이 있다. 이것은 운동 전에 실시하는 건강검진의 중요성을 일깨워준다.

표 3-2	심장동맥질환 위험인자
▶ 연령(남성 45세 이상, 여성 55세 이상 또는 호르몬치료를 받지 않은 43세 미만의 여성)	
▶ 심장동맥질환의 가족병력	
▶ 흡연	
▶ 고혈압(수축기혈압 140mmHg 이상, 또는 확장기혈압 90mmHg 이상)	
▶ 비만(BMI가 25 이상 또는 허리둘레가 남성은 90cm 이상, 여성은 85cm 이상)	
▶ 당내성부전(경계형 및 당뇨병형)	
▶ 고콜레스테롤혈증(총콜레스테롤 220mg/dl 이상, 또는 LDL콜레스테롤 140mg/dl 이상)	
▶ 고중성지방혈증(150mg/dl 이상)	
▶ 콜레스테롤혈증(40mg/dl 미만)	
▶ 정신적 · 육체적 스트레스	

(3) 자각증상없이 건강해 보이는 사람

발생빈도는 낮지만, 얼핏 건강해 보이는 사람이 돌연사하는 경우가 있다. 이것은 무증상심장질환 때문이다. 무증상질환이란 질환보유여부와 상관없이 자각증상이 없는 것을 가리킨다. 자각증상이 없어서 가벼운 증상으로 생각하는 경향이 있으나, 실제로는 중증이라도 자각증상이 없을 수도 있다. 운동 중 자각증상이 발생하지 않는 까닭은 운동의 위험을 알려주는 경고 사인이 제대로 기능을 하지 못하기 때문인데, 이는 운동 중 심장사고의 위험성을 증폭시킨다.

이러한 무증상심장질환은 고령자나 당뇨병환자에게 많다. 따라서 고령자나 당뇨병환자는 운동시작 전에 하는 건강검진이 매우 중요하다. 또, 운동의 안전성을 생각하더라도 이러한 무증상심장질환의 유무를 파악하여 적절히 대처해야 한다.

(4) 운동부족인 사람이 갑자기 하는 격렬한 운동

일상생활에서 신체활동량이 적고 전신지구력이 낮은 저체력자는 운동의 안전성을 신중히 고려해야 한다. 운동 시에 심장근육경색과 같은 심장동맥질환 발생위험은 일상적으로 운동하는 습관이 있는 사람보다 그렇지 않은 사람이 현저히 높다. 또, 연령에 따른 체력과 운동능력의 저하는 개인차가 크다. 따라서 운동의 안전성을 간단히 생물학적 연령만으로 판단해서는 안 된다. 고령자의 경우에는 나이가 드는 것 자체가 체력을 저하시키는 경향이 있으나, 체력의 개인차는 일상생활에서의 신체활동량과 같은 라이프스타일에 따라 많은 차이가 있다.

(5) 건강검진 시의 검사항목

건강검진에서는 문진(자각증상의 유무와 내용, 과거병력, 가족병력, 현재질환, 약제복용여부 등), 신체검사(신장, 체중, 혈압, 심박수 등), 일반검사(심전도, 흉부X선, 혈액과 소변검사 등) 등을 실시한다. 표 3-3는 건강검진 시 문진에 쓰는 질문표의 예이다.

건강검진 결과에 따라 운동의 위험요인을 더욱 세분화할 수 있다. 연령 이외에 심장동맥질환 위험인자를 보유하고 있지 않고, 건강검진에서도 이상이 발견되지 않으면 저위험고령자로 간주할 수 있다. 심장동맥질환 위험인자를 2개 이상 보유하고, 건강검진에서 이상을 발견되

표 3-3   건강검진 시의 문진표

- ▸ 심장이 나쁘다거나 심전도에 이상이 있다고 들은 적이 있습니까?
- ▸ 고혈압이라고 들은 적이 있습니까?
- ▸ 당뇨병이라고 들은 적이 있습니까?
- ▸ 콜레스테롤 또는 중성지방이 높다고 들은 적이 있습니까?
- ▸ 통풍(gout) 또는 요산(uric acid)치가 높다고 들은 적이 있습니까?
- ▸ 운동 중 가슴이 아프거나 숨쉬기가 곤란한 적이 있습니까?
- ▸ 현기증이 일어나고, 의식을 잃은 적이 있습니까?
- ▸ 담배를 피웁니까?
- ▸ 술을 마십니까?
- ▸ 스포츠상해나 골절 경험이 있습니까?
- ▸ 친척 중에 심장병으로 돌연사하신 분이 있습니까?
- ▸ 친척 중에 고혈압환자가 있습니까?
- ▸ 친척 중에 당뇨병환자가 있습니까?
- ▸ 현재 병원에서 치료를 받고 있습니까?
- ▸ 현재 약을 정기적으로 복용하고 있습니까?

면 고위험고령자로 평가한다. 고위험고령자나 질환이 의심되는 사람은 당연히 운동부하검사와 같은 정밀검사가 필요하다.

(6) 운동가능여부의 판정

건강검진 결과에 의해 운동가능여부를 판단한다. 운동을 하면 위험성이 높아질 수 있는 조건은 다음과 같다.

▶ 급성염증(phlegmasia)……감기에 걸렸을 때에 운동을 해야할 것인지의 판단은 어려운 문제이다. 일반적으로 코막힘, 콧물, 재채기, 눈물, 목이 붓는 증상 등만 있고 열이 없으면 운동이 가능하다. 그러나 열이 있거나, 가래·근육통·체기(체증)·구토·설사 등의 증상이 있으면 운동은 원칙적으로 중지해야 한다.

▶ 급성 또는 불안정 심장혈관계통질환……급성심장근육경색, 불안정협심증, 급성심장부전(cardiac failure), 해리대동맥류 등이 여기에 해당한다. 대부분 심한 가슴통증 등은 운동이 불가능하지만, 드물게 무통심장근육경색증처럼 증상을 동반하지 않는 경우도 있다.

▶ 심장동맥질환 위험인자의 불안정상태……컨트롤이 힘든 고혈압, 당뇨병 등

표 3-4	**고혈압 및 당뇨병환자의 운동가능여부**
고혈압환자	
운동 가능 : 혈압 140~179/90~99mmHg 또는 고혈압치료 중이더라도 운동금지수치가 아닌 경우	
운동 불가 : 혈압 180/100mmHg 이상	
흉부X선 소견 : 심장가슴우리비율 55% 이상	
심전도 소견 : 중증부정맥, 허혈성변화 등이 발견되지 않는 경우(운동부하검사에서 안정성이 확인된 경우 제외)	
단백뇨(proteinuria) : 100mg/dL 이상인 경우	
당뇨병환자	
운동 가능 : 공복시혈당 110~249mg/dl 또는 당뇨병치료 중이더라도 운동금지수치가 아닌 경우	
운동 불가 : 공복시혈당 250mg/dl 이상, 소변케톤체 양성(+)반응	
당뇨망막증(diabetic retinopathy) 양성(+)반응(눈바닥출혈의 위험이 있다)	
당뇨콩팥질환(혈장크레아티닌농도 남성 2.5mg/dl 이상, 여성 2.0mg/dl 이상)	
자율신경장애가 있는 경우(무통심장근육허혈 합병증 가능성이 있거나 운동 중 돌연사할 위험성이 있다).	

※　심장가슴우리비율(CTR : cardio-thoracic ratio, 心胸郭比)

가슴우리(흉곽) X-선사진에 나타난 심장의 가로지름과 가슴우리의 비율이다. 보통 중심선에서 오른쪽 제2궁 간의 길이(r) 및 왼쪽제4궁의 최장부 간의 길이(l)를 구하여 r+l을 심장의 가로지름으로 한다. 심장가슴우리비율은 r+l 을 가슴우리하부의 최대너비 L로 나누어 이것을 ×100으로 표시한다. 즉 C+R=(r+l)/L×100이다. CTR 50% 이상은 심장비대로 보고, 50% 이하는 정상으로 본다.

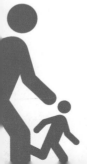

▶ 운동에 의해 병상태가 악화될 가능성이 있는 것……확장심장근육증, 중증비대심장근육질환, 중증심장판막염, 부정맥(QT연장증후군 등) 등

(7) 건강검진의 한계

운동을 시작하기 전에 운동부하검사를 포함한 정밀검사를 실시하여 이상이 발견되지 않으면 일반적으로는 중간강도까지의 운동은 거의 안전성이 보장된 것으로 볼 수 있다. 그러나 운동부하검사 결과는 음성이라 하더라도 운동 중 심장마비사고를 일으킬 수 있는 경우도 간혹 있다. 그 이유의 하나는 운동부하검사 시에 하는 심전도검사의 감도가 높기 때문이다.

운동부하심전도에서 심장근육허혈을 판정하는 감도는 보고자마다 일정하지는 않지만, 60% 정도라는 보고가 많다. 다시 말해 약 40%는 심장동맥질환이 있어도 운동부하검사에서 이상이 없다는 판정이 나오는 것이다. 심전도보다 진단감도가 높은 진단법도 있지만, 자각증상이 없는 고령자 모두에게 그것을 적용하는 것은 비용 대비 효율면에서 실용적이지 않다. 이러한 문제들의 유효한 해결방법은 현재는 없고, 장래의 과제로 남겨져 있다.

운동부하검사 결과 거짓음성이 아니라 진짜음성, 다시 말해 중간강도 이상의 심장동맥질환 유무에도 불구하고 단기간에 급성심장근육경색과 같은 운동 중의 심장마비사고를 일으킬 가능성도 있다. 왜냐하면 급성심장근육경색의 발증은 심장동맥질환의 중증도와 필연적인 관련이 있는 것이 아니라 경증 병변부위(lesion)에서 발병하는 경우도 적지 않기 때문이다.

포크(Falk, E.) 등(1995)은 급성심장근육경색의 68%는 경증 심장동맥협착병변부위에서 발생한다고 하였다. 그 이유는 심장근육경색의 발증원인에는 심장동맥의 죽상경화(atherosclerosis) 병변부위의 플라크(plaque)파탄이 많이 관여하기 때문이다.

플라크파탄을 일으키는 불안정성은 플라크의 사이즈보다 포함된 지질의 양과 지질을 감싸는 피막의 취약성에 크게 영향을 받는다고 한다. 이들은 협착도와 관련되지 않는다고 볼 수 있다. 심장동맥질환이 운동 중에 일어나는 심장마비사고의 대부분을 차지하는 점을 고려하면, 운동부하검사 결과 나타나는 중증 심장동맥병변에 더하여 심장동맥플라크의 안전성을 평가하면 운동의 안전성을 더욱 높여줄 것이다.

2) 운동일의 컨디션체크

(1) 운동일 컨디션체크의 중요성

운동일의 컨디션체크를 위한 자가진단의 사례를 소개한다. K씨는 65세의 남성으로 운동참가자이다. 자각증상은 전혀 없고, 건강검진에서 혈청총콜레스테롤농도가 220mg/dl로 고지질

혈증의 기준을 아슬아슬하게 채우고, HDL콜레스테롤농도는 50mg/dl로 정상이다. 체질량지수(BMI : body mass index)도 23.9kg/m²로 정상범위 안에 있다. 당뇨병 진단을 받기는 했으나 항당뇨병약을 복용하지도 않았고 인슐린도 사용하지 않았다. 공복시혈당 99mg/dl, 헤모글로빈농도 Alc 5.6%로 정상범위이다. 연령을 포함해 2가지 이상의 심장동맥질환 위험인자가 있기 때문에 심장동맥질환이 의심되어 운동부하검사를 했지만, 심전도상 심장근육허혈징후가 없는 음성반응이었다. 이상의 결과로 운동참가 가능 판정을 받았다.

그 후 운동에 참가하여 별탈없이 운동을 하였으나, 3개월 후 운동참가일의 컨디션체크에서 급한 걸음으로 5분 정도 걷자 가슴이 조이는 증상이 나타났다. 다시 실시한 심전도검사에서 건강검진 시에 발견되지 않았던 허혈성변화(ST하강)를 발견했다. 그 때문에 병원에 가서 심장동맥조영을 실시한 결과(그림 3-1의 A) 오른심장동맥에 고도의 협착(90%)이 발견되었다. 경피경관심장동맥성형술(PTCA : percutaneous transluminal coronary angioplasty)을 시술받아 협착을 해소함으로써(그림 3-1의 B) 가슴통증이 소실되었다.

이 사례는 사전 건강검진이 이후에 하는 운동의 안전성을 보장하지 못할 수도 있다는 것을

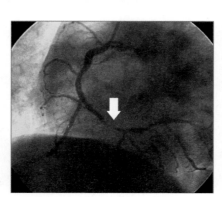
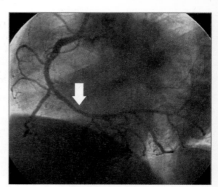

A : PTCA 전   B : PTCA 후

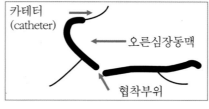
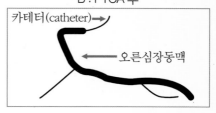

65세의 남성으로 가슴통증을 느낀 적은 없었다. 운동참가 전에 실시한 건강검진에서 운동참가판정을 받았다. 그러나 왼쪽 사진과 같이 오른심장동맥(right coronary artery)에 90% 협착이 발견되었다. 이 때문에 경피경관심장동맥성형술(PTCA)을 시술하여 혈행을 정상화시켰다.

그림 3-1　운동 중에 불안정형심증(unstable angina)이 발증한 사례

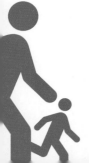

나타내는 매우 교훈적인 예이다. 가장 중요한 것은 같은 기간에 실시한 수많은 건강검진에서도 이러한 경우는 거의 없었기 때문에 발생빈도는 매우 낮다고 할 수 있다. 또, 당일의 컨디션체크에 의해 신속한 진단과 치료를 받았기 때문에 운동 중의 심장마비사고를 피할 수 있었다. 이는 당일의 컨디션체크의 중요성을 설명하고 있다.

(2) 운동일 컨디션체크 방법

❶ 셀프체크

전문가들은 운동참가 시 셀프체크를 하여 컨디션이 좋지 않으면 운동을 중지하거나 의사의 진단을 받을 것을 권고하고 있다. 특히 고령자 중에는 운동을 습관적으로 계속하는 사람도 있는데, 컨디션이 좋지 않으면 무리해서 운동을 하지 않도록 지도한다. 표 3-5는 운동일에 할 컨디션 셀프체크이다. 이렇게 해서 컨디션이 좋지 않으면 적절하게 운동을 중지시킴으로써 사고를 미연에 방지할 수 있다.

표 3-5 운동일에 하는 컨디션 셀프체크		
▶ 열은 없는가?	없다	있다
▶ 몸이 나른한가?	없다	있다
▶ 전날의 수면은 충분했는가?	충분	불충분
▶ 식욕은 있는가?	있다	없다
▶ 설사는 하지 않는가?	없다	있다
▶ 두통과 가슴통증이 있는가?	없다	있다
▶ 관절이 아픈가?	없다	있다
▶ 과로했는가?	없다	있다
▶ 혈압은 보통 때보다 높지 않은가?	같다	높다
▶ 전날의 운동피로는 남아 있지 않은가?	없다	있다
▶ 오늘 운동에 참가할 의욕은 충분한가?	있다	없다

❷ 간이건강검진

사전 건강검진은 한계가 있기 때문에 운동일에 건강검진을 반복하기란 현실적으로 곤란하다. 그러나 문진과 간단한 신체검사(체중, 혈압, 맥박수)를 간이건강검진 대신 실시할 수 있다. 이는 셀프체크보다 안전성이 높다. 표 3-6은 운동일에 하는 간이건강검진 시의 컨디션체크항목 및 유의점을 나타냈다.

문진은 셀프체크항목과 거의 같지만, 직접 청취해 보면 재확인이 가능하고, 셀프체크에서 거론하지 않은 컨디션변화도 파악할 수 있다. 특히 고령자의 경우에는 자각증상이 딱히 따로 정해져 있지 않기 때문에 셀프체크만으로는 컨디션변화를 완전히 파악하기 힘들 수도 있다.

표 3-6	운동일의 컨디션체크

▶ 문진에 의한 운동일의 컨디션체크
발열, 전신권태감, 두통, 가래, 편두통, 식욕부진, 두근거림(심계항진), 가슴통증, 구역질, 복통, 설사, 수면부족, 과로, 관절통 등을 확인한다.
▶ 간단한 신체소견체크
혈압, 맥박, 체온 등을 체크한다.
▶ 질문표의 재확인
운동 중의 자각증상, 심장동맥병 위험인자 보유상황 등을 확인한다.
▶ 앓고 있는 병의 확인
통원 유무, 복용하는 약 유무, 당일 약 복용상황 등을 확인한다.
▶ 주의점
혈압측정을 적절하게 반복한다(긴장에 의한 혈압상승의 경우를 제외하고 운동의 안전성 확인).

고령자 중에는 고혈압·당뇨병 등을 치료받고 있는 사람이 많아서 통원상황과 복약여부의 확인은 필수사항이다. 혈압강하제의 복용을 잊은 경우에는 당일의 운동을 중지시키든지, 또는 약을 복용하게 하여 혈압을 충분히 안정시킨 다음에 운동을 하도록 한다.

고혈압자가 아니더라도 운동일의 혈압이 매우 높은 수치를 나타내는 경우가 있다. 병원에서 자주 발견할 수 있는 일이기 때문에 거짓고혈압이라고 불려지고 있는데, 이러한 경우 운동을 실시하는 것이 좋은가 어떤가의 판단은 어렵다. 안정 후에 다시 체크하여 혈압이 정상이라면 좋지만, 그렇게 해도 수축기혈압이 180mmHg 이상인 경우에는 판단이 매우 곤란하다. 거짓고혈압자 중에는 자각증상을 동반하지 않는 사람도 있으므로 혈압이 높아도 자각증상이 없이 가정에서 혈압을 정기적으로 측정하고 있다면 최근의 혈압상황을 확인하여 컨트롤상태가 양호하다고 판단되면 워밍업은 해도 될 것이다. 워밍업이 끝난 후 혈압을 다시 측정해서 문제가 없으면 본격적으로 운동을 하도록 허가한다. 거짓고혈압자의 경우 가벼운 운동을 하면, 정신적 긴장이 완화되어 혈압이 저하되기도 한다.

운동 시에 심전도모니터가 가능하면 운동의 안전성을 높일 수 있겠으나, 실제로는 할 수 없는 경우가 보통이다. 이 경우에는 운동 전에 맥박을 셀프체크해야 한다. 보통 자기맥박수를 알고 있다면, 그것을 기준으로 컨디션을 추정하는 것이 가능하다. 피곤하다든가, 감기에 걸려 있으면 보통 맥박수가 증가한다. 또, 맥박이 늦게 뛰면 부정맥을 의심해야 한다.

(3) 운동일 컨디션체크의 한계

사전 건강검진에 의해 적절한 운동지도와 처방을 했더라도 운동일의 컨디션에 따라 운동을 하지 않는 편이 좋은 경우도 있다. 2011년 5월 축구경기 중 쓰러진 선수도 있었고, 2004년 4월 야구경기 중 쓰러진 선수가 회생하지 못하고 사망한 사례도 있었다. 또, 2003년 6월 카메

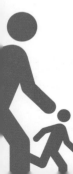

룬의 젊은 축구선수가 축구경기 중 돌연사하는 충격적인 사건이 있었다. 그의 사인은 비대심장근육증이었다고 한다. 이러한 사건들은 초일류 스포츠선수라도 운동 중에 돌연사할 가능성이 있어서 운동의 안전성에 경종을 울렸다. 사망에 이르기까지의 과정은 충분히 알 수 없지만, 며칠 전부터 설사가 계속되고 컨디션이 좋지 않았고, 뜨거운 환경에서 격렬한 플레이를 하였던 점 등을 돌연사의 배경으로 볼 수 있다.

이와 같이 스포츠경기 중에 발생하는 돌연사는 운동일을 포함한 1주일 정도 좋지 않은 컨디션이 사고를 일으키게 되는 첫번째 요인으로 생각할 수 있다. 스쿼시경기 중에 돌연사한 60명을 조사한 결과(Northcote, 1986)에 의하면, 55명이 경기시작 1주일 이내에 무언가 보통때와는 다른 자각증상이 있다는 것이 보고되어 있다(표 3-7). 그 내용은 다양하지만 가슴통증, 심하게 숨이 차는 것, 심계항진(두근거림) 등 간과할 수 없는 자각증상이 포함되어 있다. 혹시라도 운동을 하지 않고 병원에 갔더라면 돌연사는 막았을 가능성이 높다.

표 3-7	스쿼시(squash)경기 중에 돌연사한 60명의 전구증상(prodromal sympton)		
증상		사람수	빈도
가슴통증/ 협심통		15	25.00%
갑자기 증가하는 피로감		12	20.00%
가슴이 탈 정도의 소화기증상		10	16.70%
심하게 숨이 차는 것		6	10.00%
귀울림 또는 목에 경련이 일어남		5	8.30%
탈력감		5	8.30%
감기		4	6.70%
현기증/심계항진(두근거림)		3	5.00%
심한 두통		2	3.30%
없음		5	8.30%

스쿼시경기 중에 돌연사한 60명의 1주일 이내의 전구증상을 조사했더니 55명(91.7%)에서 무언가의 전구증상이 있었다는 것이 판명되었다. 컨디션체크에 의해 운동을 중지하였다면, 이들의 대부분은 돌연사를 예방할 수 있었을 것이다(Northcote 등, 1986).

(4) 운동 후의 컨디션체크

컨디션체크는 주로 운동 전에 하지만, 운동 전에 컨디션이 좋았어도 운동시작 후에 몸상태가 안 좋아지는 일이 일어날 수 있다. 당연히 운동 중에는 컨디션변화에 많은 주의를 기울이지만, 운동 후의 컨디션체크를 경시하는 경향이 있다. 하지만 운동 후에 순환기능이 불안정할 수도 있고, 컨디션이 악화될 가능성도 상정해야 한다. 그림 3-2는 건강한 중년여성의 운동 후 컨디션체크에서 부정맥이 나타난 예이다.

사람은 나이를 먹으면 감각이 둔화되는 경향이 있다. 따라서 고령자는 허용된 것보다 강한 운동을 하더라도 고통을 자각하지 못할 수도 있다. 그 때문에 운동 후에 위험한 부정맥이 출현하거나, 혈압의 급격한 저하현상이 일어날 가능성이 있다. 또, 심장동맥의 연축(spasm)에 의한 심장근육허혈은 운동 중 보다 운동 후에 자주 발생한다. 따라서 운동이 끝난 후의 컨디션 관리는 철저하게 할 필요가 있다.

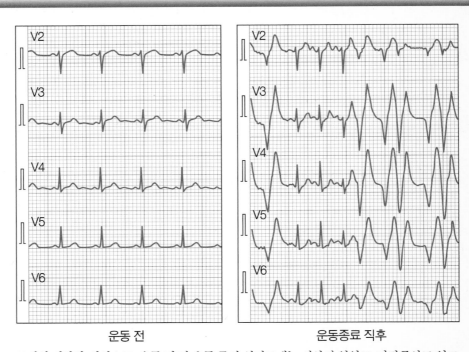

운동 전   운동종료 직후

59세의 건강한 여성으로, 운동 전 및 운동 중의 심전도에는 이상이 없었고, 자각증상도 없고 부정맥도 나타나지 않고 운동을 끝냈다. 그런데 운동을 끝내고 난 후부터 심실주기외수축 (ventricular extrasystole, 심실기외수축)이 빈발했다.

그림 3-2   **운동 후에 부정맥이 나타난 심전도**

3) 심장혈관계통질환자의 운동 시 주의점

심장혈관계통질환자의 운동은 원칙적으로 운동요법에 의한 치료형태로 실시되어야 한다. 그러나 충분히 컨트롤되어 증상이 가벼운 심장혈관계통질환자의 운동은 치료목적만이 아닌 예방을 목적으로 실시하는 것이 바람직하다.

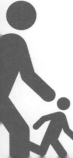

(1) 고혈압환자의 운동 시 유의점

운동가능여부의 판정 및 운동일에 하는 혈압체크의 중요성에 대해서는 앞에서 이미 설명하였으므로 생략한다.

고혈압환자는 혈압강하제를 복용하고 있는 경우가 많다. 그 때문에 운동을 할 때에는 복용약제의 영향을 고려해야 한다. 혈압강하제 중에는 β-차단제처럼 심장의 교감신경을 억제하여 운동 시 심박수증가를 억제시키는 것이 있다. 따라서 연령으로 계산한 예측최대심박수를 기준으로 운동강도를 설정하면 과부하가 될 위험성이 높다. 대신에 실제로 측정한 최고심박수를 이용해서 운동강도를 설정할 필요가 있다. 이 경우에는 심박수예비 산출공식을 이용할 때 K(카르보넨계수)를 0.5(50%) 이하로 설정하는 방법을 많이 사용한다.

> 심박수예비＝안정시심박수＋(최고심박수−안정시심박수)×K(카르보넨계수)
> 카르보넨계수(K)＝{(220−나이)−안정시심박수}×운동강도＋안정시심박수

한편 젖산역치(LT : lactate threshold) · 무산소역치(AT : anaerobic threshold)의 이용도 권장되고 있지만, 이들 기준은 채혈과 심장허파운동부하검사를 실시하지 않으면 안 되기 때문에 번잡하다. 일본의사회(1996)의 '운동처방매뉴얼'에서는 β-차단제복용자는 운동강도를 통상보다 10% 하강할 것을 권장하고 있다.

미국대학스포츠의학회(ACSM : American College of Sports Medicine, 2005)의 '운동처방지침'에서는 혈압강하제로 널리 사용되고 있는 이뇨제는 저칼륨혈증을 발생시킬 수 있으므로 부정맥이 있는 사람에게는 주의해야 한다고 하였다. 이 경우 운동 중에는 혈중칼륨농도가 상승하기 때문에 큰 문제는 없으나, 오히려 운동이 끝난 후 회복기에 나타나는 부정맥이 문제라고 할 수 있다.

교감신경차단제인 α-차단제도 대표적인 혈압강하제인데, 이 약의 부작용은 기립저혈압(orthostatic hypotension)을 일으키는 것이다. 따라서 운동 후의 저혈압을 예방하려면 충분한 쿨링다운이 필요하다.

❶ 고혈압환자의 전신지구력운동 시 주의점

ACSM의 '운동처방지침'에서는 최대산소섭취량의 40~70%의 운동강도가 권장되고 있다. 그런데 최대산소섭취량의 60% 이상이 되는 강도의 운동에서도 혈압강하효과를 얻을 수 없는 경우가 있다. 고혈압환자에게 최대산소섭취량의 50%와 75%의 강도로 운동을 실시하여 비교한 연구에서도 50%에서만 혈압강하효과를 얻을 수 있었다는 보고도 있다. 따라서 심박수예비법의 50~60%, 또는 LT · AT 수준의 이용이 권장되고 있지만, 권장되는 수준보다 저강도

의 운동에서 고도의 혈압상승(수축기혈압 180mmHg 이상)을 나타내는 경우가 있다. 이것은 일상생활에서 하는 가벼운 작업에서도 매우 높은 혈압상승이 발생할 수 있는 가능성을 시사한다. 이 경우에는 혈압강하제를 변경 또는 추가한 다음에 운동요법을 실시해야 한다.

고혈압환자는 혈압의 일일변동(낮에는 높고, 밤에는 낮다)이 있다. 혈압강하제를 복용하면 그 영향은 더욱 심해진다. 특히 아침에 일어날 때 혈압이 급상승하는 경우가 자주 있다. 따라서 혈압의 일일변동을 고려해서 운동시간을 설정해야 한다.

❷ 고혈압환자의 근력트레이닝 시 유의점

과거에는 고혈압환자의 근력트레이닝은 운동강도에 비해 혈압상승이 현저하기 때문에 권장되지 않았다. 그러나 근력트레이닝이 건강유지·증진에 미치는 다양한 효과가 보고됨으로써 그 안전성이 재고되고 있다. 최근 미국심장협회(AHA : American Heart Association)에서 발표한 가이드라인(Williams 등, 2007)에 따르면 경증의 컨트롤된 고혈압환자는 적절한 강도의 근력트레이닝은 안전하다고 한다. 그러나 정적 또는 등척운동은 피해야 한다.

혈압강하제로 컨트롤된 중·고령 고혈압환자에게 2종류의 다리저항운동을 실시하여 혈압반응을 검토했다(그림 3-3). 그 결과 이들은 고혈압이 없는 중·고령자와 마찬가지로 40%1RM 강도에서는 고도의 수축기혈압상승(180mmHg 이상) 발생빈도는 20% 미만으로 적었다. 그런데 40%1RM 이상의 강도에서는 모든 운동에서 고도의 혈압상승빈도는 강도의존성에 의해 증가했다. 따라서 고혈압환자의 근력트레이닝에서 강도는 혈압반응에서 생각하면 40%1RM 이하가 보다 안전성이 높다고 볼 수 있다.

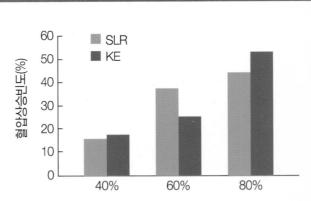

60명의 중·고령 고혈압환자에 다리바로들어올리기(SLR : straight leg raising)와 무릎펴기 (KE : knee extension)의 2종류 다리저항운동(5초 운동, 5초 안정을 10회 반복)을 40, 60 및 80%1RM의 강도로 실시했다. 이때 40%1RM의 운동강도에서는 고도의 혈압상승(수축기혈압 180mmHg 이상)발생빈도는 20% 미만이었지만, 60% 및 80%1RM에서는 발생빈도가 높았다.

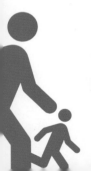

그림 3-3 **고혈압환자의 다리저항운동 시 고도의 혈압상승 발생빈도**

근력트레이닝에 의한 혈압상승을 증가시키는 기전에는 발살바효과(Valsalva's effect)가 있다. 따라서 숨을 천천히 내쉬면서 운동을 하면 혈압상승을 경감시킬 수 있다. 중·고령자도 호흡지도를 받으면 60%1RM의 저항운동에서도 혈압상승억제효과를 얻을 수 있다고 한다. 그러나 1회째의 운동에서 고도의 혈압상승(수축기혈압 180mmHg 이상) 발생유무를 검토하여 고도의 혈압상승을 발견하지 못했던 집단에서는 2회째의 운동에서 호흡지도가 유효하였지만, 고도의 혈압상승을 발견한 집단에서는 호흡지도의 효과는 크지 않았다(그림 3-4). 이 결과를 빼면 고혈압환자에게 실시하는 60%1RM 강도의 근력트레이닝은 적정여부를 신중히 판단할 필요가 있다.

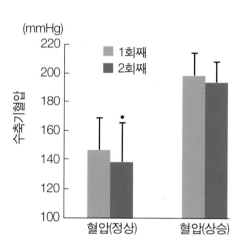

중·고령자 19명에게 호흡지도(천천히 숨을 내쉬며 운동실시)없이 하는 운동(1회째) 및 호흡지도를 하며 하는 운동(2회째)의 조건에서 60%1RM의 KE(5초 운동, 5초 안정을 10회 반복)를 실시했다. 1회째의 운동에서 혈압상승이 180mmHg 미만인 11명(그림에서 정상혈압)에서는 호흡지도에 의한 혈압상승이 억제되는 효과가 나타났다. 반면에 1회째의 운동에서 혈압상승이 180mmHg 이상인 8명에서는 호흡지도를 해도 혈압상승을 억제할 수 없었다. *p=0.0044

그림 3-4　**다리저항운동 시 혈압상승에 대한 호흡지도의 효과**

(2) 심장질환자의 운동 시 주의점

중(中)~중(重)증 심장질환, 컨트롤되지 않는 불안정한 병상태인 심장질환자는 병원치료에 우선 순위를 두어야 하는데, 이들은 감시형 운동요법의 실시대상자이다. 여기에서는 경증의 안정된 병상태의 심장질환자에 대해 알아본다.

돌연사 등과 같은 심장사고의 발생은 일일변동이 있으며, 특히 심장근육허혈에 관련된 사고는 이른 아침부터 오전 중에 발생빈도가 높다. 그 이유는 명백하지는 않지만, 자율신경밸런스의 급격한 변화(부교감신경활동의 긴장저하 및 교감신경활동의 긴장상승)에 의해 발생하는 순환동태의 변동이 원인이라고 할 수 있다. 운동은 아침에 기상할 때 일어나는 자율신경밸런스의 변화와 똑같은 양상변화를 가져오기 때문에, 오전 중 특히 이른 아침의 운동은 심장사고의 발생위험을 높일 가능성 있다. 따라서 심장질환, 특히 심장동맥질환자는 이른 아침의 운동은 피해야 한다. 심장질환자의 운동 시 주의점은 표 3-8과 같다.

❶ 심장질환자의 전신지구력운동 시 주의점

혈압강하제로 사용되고 있는 β-차단제 · 이뇨제 등은 심장질환치료제로도 널리 사용되고 있다. 따라서 운동처방을 할 때에는 반드시 복용하는 약의 영향력을 고려해야 한다.

운동강도는 원칙적으로 AT 또는 거기에 상당하는 수준이 권장된다. 심박수예비의 40~59%, 최고심박수의 55~69%, 자각적 운동강도(RPE : ratings of perceived exertion)의 12~13이 여기에 해당된다. 심장병의 병상태에 따라서 이 기준이 적합하지 않은 경우도 있다. 그러

▶ 무증상심장근육허혈

▶ 운동협심증(exertional angina)

▶ 이형협심증(variant angina)

▶ 불안정협심증(unstable angina)

▶ 급성심장근육경색

▶ 심실주기외수축

▶ 심실빠른맥(심장근육경색준급성기)

▶ 심실빠른맥(심장근육경색만성기)

▶ 지속심실빠른맥

▶ 발작심시위빠른맥

▶ 지속심실위빠른맥

▶ 발작심방잔떨림(세동)

▶ 허혈뇌경색

▶ 심장돌연사(이른 아침에 많이 발생함)

그림 3-5 일일심장사고 발생빈도

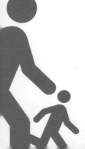

표 3-8	비감시형 운동요법실시상의 주의점
	▸무리하지 말고, 몸상태가 나쁜 때는 실시하지 않는다. ▸고온·다습·추운 환경에서 운동은 주의한다. ▸식후 1~2시간 및 목욕 후의 운동은 피한다. ▸운동 중에 증상이 나타나면 바로 중지한다. ▸맥박측정법을 숙지하고, 지정된 맥박이 되도록 운동강도를 조절한다.

나 컨트롤된 협심증환자는 대부분 AT 이하 강도의 운동에서 발작이 유발되는 경우는 없다. 다시 말하면 AT 이하 강도의 운동에서 발작이 유발된다면, 컨트롤 상태가 나쁘기 때문에 치료방법은 추가할 필요가 있다.

만성심장질환자의 운동강도는 안전성을 고려하면 운동효과가 나타날 수 있는 범위의 최저강도가 바람직하다. 이제까지의 연구보고를 참조하면 안전하고 효과적인 운동강도는 최고산소섭취량의 40%로 볼 수 있다.

❷ 심장질환자에게 안전한 근력트레이닝방법

과거에는 근력트레이닝은 운동강도에 비해 혈압상승이 현저하여 부정맥을 유발시키기 쉽다는 이유로 심장질환자의 운동요법으로 거의 이용되지 않았다. 그러나 AHA의 가이드라인에 의하면, 안정된 남성 심장동맥질환자에게는 근력트레이닝을 실시할 수 있다고 한다. 한편 여성 심장동맥질환자의 경우에도 안전성은 남성환자와 차이가 없었다.

만성심장질환자의 근력트레이닝은 저강도에서 실시하면 비교적 안전성은 높다고 볼 수 있다. 그러나 안정된 만성심장질환자라도 위험성이 높은 심실부정맥이 발생하는 경우가 있다(그림 3-6). 따라서 만성심장질환자에게 근력트레이닝을 실시할 때에는 신중을 기할 필요가 있다.

치료를 받아 안정상태를 유지하고 있는 심장동맥질환자에게 2종류의 다리저항운동을 실시하여 운동강도별 고도의 혈압상승(수축기혈압 180mmHg 이상)발생빈도를 같은 연령대의 건강한 중·고령자와 대조하였다(그림 3-7). 그 결과 고도의 혈압상승은 강도에 비례해서 증가하고, 40%1RM에서는 15 및 21%로 적었지만, 60%1RM 이상의 강도에서는 거의 반수가 고도의 혈압상승을 보였다. 그 빈도는 건강한 사람은 약간 다르지만, 40%1RM에서 적다는 점에서는 같다. 따라서 혈압상승면에서 비교적 안전하게 실시할 수 있는 운동강도는 40%1RM으로 볼 수 있다.

또, 고강도의 운동을 해도 심장근육경색징후 및 발생위험이 높은 부정맥은 발견되지 않았다. 따라서 치료를 받아 안정된 환자의 경우 근력트레이닝의 안전성은 주로 혈압상승에 유의하면 된다고 볼 수 있다. 이는 심장질환자에게는 해당되지 않는다.

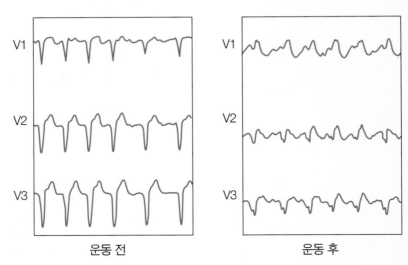

78세 남성으로 심장근육경색에 의한 만성심장질환자의 가슴유도(V1, V2, V3)심전도이다. 운동 전 심전도(왼쪽)에서 심방잔떨림(세동)이 확인되었다. 다리저항운동을 실시함으로써 비지속심실빠른맥이 나타났다(오른쪽).

그림 3-6 ■ **다리저항운동에서 부정맥이 출현한 심장질환자의 심전도**

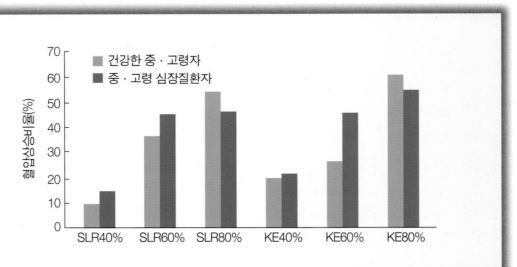

20명의 중·고령 심장질환자 및 같은 연령대의 건강한 중·고령자 20명에게 SLR및 KE의 다리저항운동(5초 운동, 5초 안정을 10회 반복)을 40, 60 및 80%1RM의 강도에서 실시했다. 심장질환자도 건강한 사람과 같이 모든 운동에서 40%1RM에서의 고도의 혈압상승(수축기혈압 180mmHg 이상) 발생빈도는 낮았으나, 60% 및 80%1RM에서는 발생빈도가 높았다.

그림 3-7 ■ **심장질환자의 다리저항운동 시 고도의 혈압상승 발생빈도**

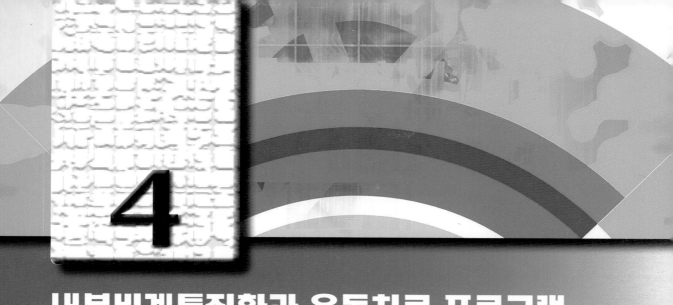

4

내분비계통질환과 운동치료 프로그램

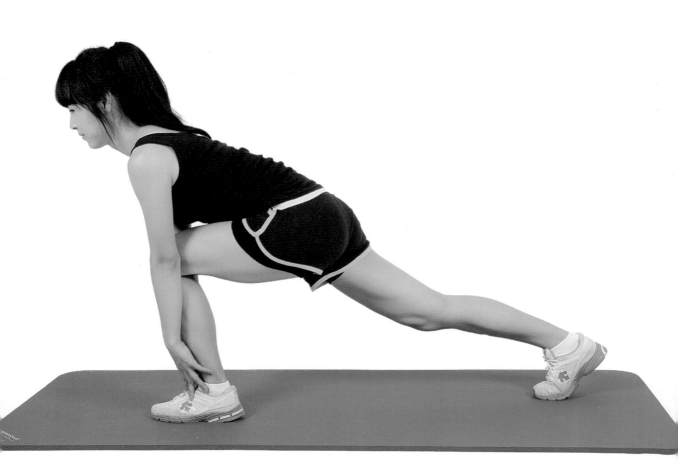

⌇ 내분비계통질환의 원인과 증상

1) 비만증

비만증은 지방이 피하(피부밑)나 다른 조직에 과다침착되어 정상범위를 넘어 있는 상태를 말한다. 비만 여부를 판정하려면 체지방량을 정확하게 측정해야 되겠지만, 그것은 실제로 불가능하다. 그러므로 간접적으로 측정하는 것이 보통이다.

(1) 비만의 판정

비만측정방법은 신장과 체중을 이용하여 손쉽게 측정하는 방법과 수중체중측정방법이 있다. 최근에는 좀 더 정확한 생체전기저항법(BIA : bioelectrical impedance)이나 초음파법(ultrasound) 등으로 정확하고 객관적으로 측정하고 있다.

신장과 체중을 기초로 하여 비만을 측정하는 방법은 다음과 같다.

❶ 브로카(Broca)법
초등학교 입학연령 이후부터 적용한다.

▶ 신장 150cm 이하인 경우의 표준체중(kg) = 신장(cm) − 100
▶ 신장 150cm 이상인 경우의 표준체중(kg) = (신장(cm) − 100) × 0.9

$$비만도(\%) = \frac{실제체중(kg) - 표준체중(kg)}{표준체중(kg)} \times 100$$

❷ 카우프(Kaup)지수
출생 후 3개월~만 6세까지 적용한다.

$$Kaup지수 = \frac{체중(g)}{신장(cm)^2} \times 10$$

❸ 뢰러(Röhrer)지수
학령기 이후부터 성인에게 적용한다.

$$Röhrer지수 = \frac{체중(g)}{신장(cm)^3} \times 10^4$$

❹ 체질량지수(BMI : body mass index)
성인기 이후부터 적용한다.

$$BMI = \frac{체중(kg)}{신장(cm)^2}$$

> ※ 체질량지수로 비만판정법
> 정상 : 19~25
> 가벼운 비만 : 26~30
> 중등도 비만 : 31~40
> 심한 비만 : 41 이상

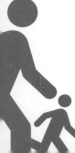

(2) 비만증의 종류

❶ 비만의 원인에 의한 분류

비만증은 크게 단순성비만과 증후성비만(2차비만)으로 나누는데, 시상하부 또는 내분비계통이상 등에 의한 비만은 약 5%에 불과하다.

▶ 단순성비만……원인질환없이 과식과 운동부족 때문에 살이 찐 비만이다.

▶ 증후성비만……비만을 유발시키는 질환에 의해 2차적으로 발생하는 비만으로, 그 종류는 다음과 같다.

    - 내분비성비만 : 뇌하수체에서 분비되는 성장호르몬의 과다분비, 시상하부의 인슐린분비억제, 갑상샘기능저하로 인한 과다체중 등

    - 약제성비만 : 약물과다복용, 스테로이드제복용 등

    - 유전성비만 : 로렌스-문-비들(Laurence-Moon-Biedl)증후군, 터너(Turner)증후군 등

❷ 지방세포 수 및 크기에 따른 분류

▶ 지방세포증식성비만……지방세포의 크기는 정상이지만 지방세포의 수가 많아지는 비만이다. 지방세포의 수는 주로 생후 1년까지 왕성하게 증가하므로, 증식성 비만은 유아기에 흔히 발생한다.

▶ 지방세포비후성비만……지방세포의 수는 거의 정상에 가까우나 지방세포 하나하나가 커져서 생기는 비만으로, 성인기 이후에 주로 발생한다.

❸ 지방세포의 체내분포부위에 따른 분류

▶ 복부형비만……복부나 허리에 지방이 축적된 형태로, 영양소를 중성지방으로 분해하고 그 중성지방을 지방세포에 저장시키는 지질단백질지방분해효소가 배안의 지방에서 매우 활성화되어 있기 때문에 발생한다. 복부형비만은 허혈심장질환, 당뇨병, 고지질혈증 등의 발병위험을 높인다.

▶ 둔부형비만……엉덩이나 허벅지 등 하체에 지방이 많이 침착된 비만으로, 여성비만인들에게 많이 나타나는 여성형비만이다.

(3) 비만증의 원인

비만증은 인체가 필요로 하는 칼로리보다 많이 섭취하여 에너지로 소모하지 못하고 남는 것이 피하나 근육 속에 쌓이기 때문에 발생한다. 비만이 생기는 원인은 다음과 같다.

❶ 외적 요인

비만인은 음식물을 다량으로 섭취하는 경우가 많다. 공복감이 음식물섭취를 조절하는 중요한 역할을 한다. 공복감은 위가 수축되기 때문에 생기며, 만복감은 시상하부에 의해 조절된

다. 시상하부는 뇌중추로부터 심리적으로 결정된 메시지를 전달받기도 한다. 이러한 것들이 정상적인 만복감을 조절하거나 둔화시켜 필요 외로 과식을 하게 만든다. 그 결과 과다한 음식물섭취로 인하여 탄수화물, 지방, 단백질 등이 과잉섭취되어 근육이나 피하지방에 축적된다.

한편 음식물과다섭취와 더불어 운동부족이 비만증의 커다란 원인이 되기도 한다. 왜냐하면 음식물을 섭취하면 신체운동으로 체내의 영양 및 에너지를 소모시켜야 하는데, 운동이 부족하면 에너지 및 지방이 체내에 축적되기 때문이다. 또한 비만증환자는 신체적·정신적 여건상 운동하기 곤란하여 지방이 더 많이 축적된다.

❷ 심리적 요인

불안·슬픔 등의 스트레스는 정상인은 식욕을 억제하지만, 사람에 따라서는 욕구불만을 섭식행동에 전가하여 식욕을 항진시킨다는 연구가 있다. 비만과 관련된 심리적인 문제는 비만 때문이라기 보다 비만으로 발생되는 결과인 경우가 많다.

❸ 에너지대사의 불균형

에너지대사는 에너지섭취와 에너지소비가 균형을 이루어야 한다. 비만은 에너지섭취와 소비의 차이 때문에 발생한다기보다는 이 둘의 장기간 활동적인 불균형에 의해 초래된다고 할 수 있다. 특히 비만은 고지방식과 운동량의 저하로 인해 발생하는 경우가 많다. 운동을 하지 않으면 평상시 기초대사율이 낮아져 식사량이 많지 않더라도 비만해질 위험이 높다.

❹ 유전적 요인

비만증발생률은 정상적인 부모 집안의 자녀에서는 약 8%이며, 한쪽 부모가 비만인 경우는 약 50%, 양쪽 부모 모두 비만일 때에는 80% 이상이다. 이와 같이 비만에는 유전인자가 높게 관계되어 있다.

2) 당뇨병

당뇨병은 성인에게 많이 발생되는 질병으로서 유전성, 비유전성, 만성질환 등에 의해 일어난다. 소변 중에 당이 섞여나오는 질병으로 인슐린(insulin)부족이 대표적 원인이다. 드물게는 이자(췌장)염: 이자(췌장)암 등으로 이자(췌장)조직이 파괴되어 발병하지만, 원인이 대부분 확실하게 밝혀지지 않고 있다. 당뇨병은 대사장애와 광범위한 전신혈관계통의 장애를 일으키는 유전성질병이라고 할 수 있다.

당뇨병의 특징은 다음과 같다.

▶ 인슐린작용부족으로 생기는 대사장애이다.
▶ 유전적 요인에 기인하지만, 병을 일으키는 어떤 인자의 작용도 중요하다.

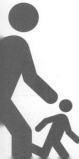

▸ 전신의 혈관장애, 특히 모세혈관증을 일으킨다.

▸ 초기 당뇨를 그대로 놓아두면 특유의 당뇨병으로 진행된다.

(1) 당뇨병의 분류와 원인

당뇨병의 유형별 분류와 그 발생원인은 다음과 같다.

❶ 인슐린의존당뇨병(제Ⅰ형당뇨병)

인슐린의존당뇨병(IDDM : insulin-dependent diabetes mellitus)은 증상이 급격하게 나타나며 생명유지를 위해 인슐린치료를 받아야 한다. 제6염색체에 유전자자리를 가진 백혈구항원과 관계가 있으며, 이자(췌장)세포항체 및 이자세포막항체의 특이한 추이로부터 나타나는 자기면역질환이다. 바이러스염과도 관련이 있는 당뇨병의 한 유형이다.

❷ 인슐린비의존당뇨병(제Ⅱ형당뇨병)

인슐린비의존당뇨병(NIDDM : non-insulin dependent diabetes mellitus)은 인슐린저항당뇨병(insulin resistant diabetes)이라고도 하며, 인슐린치료가 반드시 필요하지 않은 당뇨병이다. 다른 질병에 의해 나타나는 2차적이 아닌 경우에는 당뇨병의 변형이라고 본다. 유전에 의한 발병기전은 분명치 않으나 포도당부하에 대한 초기 인슐린분비부전을 인체의 생물학적 지표로 볼 수 있다. 이 질병은 발생 전에 비만인 경우가 많으며, 체중을 줄이거나 비만상태를 없애면 병적 상태가 개선된다.

❸ 기타 당뇨병

특수한 질병이나 증후군에 동반되어 발병하는 당뇨병이다. 이런 종류의 당뇨병은 원인에 의해 다음과 같이 구분된다.

▸ 이자와의 관계……이자(췌장)염, 이자(췌장)암 등

표 4-1 당뇨병의 분류

	제Ⅰ형당뇨병(<5%)	제Ⅱ형당뇨병(>95%)	기타
발병연령	젊은 연령(30세 이전)	40세 이후	임신당뇨병, 이차당뇨병 등
발병양상	갑자기 발병	서서히 진행	
원인	자가면역기전, 바이러스감염 등에 의한 이자의 파괴	유전적 경향이 강하며 비만, 노화, 스트레스 등에 의해 진행	
비만과의 연관성	없음	있음	
이자의 인슐린분비	완전 결핍	감소되었거나 비교적 정상	
사용 약물	인슐린	경구혈당강하제, 인슐린	

출처 : 대한당뇨병학회

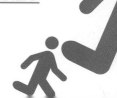

▶ 간과의 관계……간염, 간경변증, 지방간 등

▶ 내분비계통과의 관계……갑상샘기능항진증, 원발알도스테론증 등

▶ 약제와의 관계……이뇨제, 혈압강하제, 호르몬제, 신경활성물질 등

▶ 기타……스트레스, 정신질환, 중추신경질환 등

(2) 당뇨병의 증상

당뇨병이 진행되면서 다음과 같은 증상들이 나타난다.

▶ 입마름……혈당이 높아지면 소변으로 당(포도당)이 배출된다. 그러면 요세관(nephric tubule)의 소변삼투압이 높아져 수분이 소변에 끌려 몸 밖으로 나가게 되므로 소변량도 많아진다. 이 때문에 세포바깥액(extracellular fluid, 세포외액)의 삼투압상승→세포 내 탈수→입마름현상이 생긴다.

▶ 다음(많은 양의 물을 마심)……세포바깥액의 삼투압이 중추신경을 자극하여 갈증을 느끼게 하므로 물을 마시게 된다. 이것은 세포바깥액의 삼투압이 정상으로 될 때까지 계속된다. 당뇨증상이 개선되면 소변량도 적어지고 물 마시는 양도 정상으로 돌아온다.

▶ 다뇨……당뇨병상태에서는 당이 소변에 섞여 다량으로 배설된다. 이것은 요세관의 당재 흡수기능을 높여 요세관을 흐르는 액의 삼투압을 높여 주위의 혈관들이 물을 끌어들이게 되어 소변량이 많아진다. 또, 당뇨병환자는 뇌하수체후엽의 항이뇨호르몬분비가 줄어들고 요세관에서 소변이 재흡수가 잘되지 않아 소변의 양이 많아지기도 한다.

▶ 다식……당뇨병환자가 식사를 많이 하는 이유는 인슐린이 부족하여 포만중추의 흥분성이 낮아져 있기 때문이다. 그밖에 당뇨병으로 인한 포도당이용저하 때문에 대사이상이 되어 당질을 많이 섭취하여 당대사를 정상수준에 가깝게 유지하기 위해 식사를 많이 하게 한다.

▶ 피로……당뇨병환자는 항상 피로감이 따른다. 치료효과가 있는가 없는가를 판정하는 하나의 증거로서 피로감을 들기도 한다. 전신적으로 피로하다고도 하며, 다리만 무겁다는

표 4-2	당뇨병의 증상			
삼다증상	다음, 다뇨, 다식	피부증상	가려움증
전신증상	체중감소, 피로감, 공복감	부인과적 증상	국부가려움증
인과적 증상	흐릿한 시력, 사물의 색깔변화	신경증상	손발저림, 감각상실, 냉감, 통증, 현기증, 소화불량
※ 당뇨병의 증상은 다양하며, 증상이 잘 나타나지 않을 수도 있다.			

출처 : 대한당뇨병학회

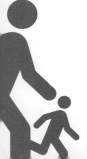

표 4-3	당뇨병의 진단기준		(단위 : mg/dl)
		공복혈당	식후 2시간 혈당
정상		110 미만	140 미만
공복혈당장애		110~125	140 미만
당내성장애		126 미만	140~199
당뇨병		126 이상	200 이상

※ International Diabetes Center 기준임.

출처 : 대한당뇨병학회

표 4-4	당뇨병환자의 대사조절기준
	조절목표
공복혈당(mg/dl)	80~140
취침 전 혈당(mg/dl)	100~160
당화혈색소(%)	정상 상한치의 1% 이내
혈압(mmHg)	130/85
LDL콜레스테롤(mg/dl)	< 130
중성지방(mg/dl)	< 200

※ International Diabetes Center 기준임.

출처 : 대한당뇨병학회

사람이 있는가 하면, 발의 지각장애가 동반되는 사람도 있다. 또, 식사 후에는 몸이 무겁고 졸리는 사람도 있다.

3) 고지질혈증

고지질혈증(hyperlipermia)이란 혈액(혈장) 속에 지방물질인 콜레스테롤이나 중성지방(triglyceride)이 정상분포액보다 많이 분포되어 있는 상태를 말한다. 중성지방이 혈액 속에 많이 있으면 혈장이 우유빛처럼 보이지만, 콜레스테롤이 많으면 혈장은 흐려지지 않는다. 화학적으로 콜레스테롤, 중성지방, 인지질 등이 증가했을 때를 고지질혈증이라고 부른다. 또 고지질혈증은 주로 지질단백질대사에 관여하는 효소나 아포단백질(apoprotein)의 구조이상에 의해 나타난다고 임상실험으로 증명되고 있다.

(1) 고지질혈증의 분류

❶ 혈장지질의 분류

일반인의 혈장 속에는 보통 150~200mg/dl의 콜레스테롤, 50~140mg/dl의 중성지방, 150mg/dl의 인지질이 포함되어 있다. 이것들은 아포단백질과 결합하여 지질단백질형태로 분포되어 있다. 이것과는 별도로 400~600mg/dl의 유리지방산이 주로 알부민과 결합되어 있다. 이것은 지방세포 속의 중성지방이 호르몬과민성리파제의 작용에 의해 분해되어 생긴 것인데, 이는 각 조직세포의 에너지원으로 사용된다.

▶ 단순지질……중성지방, 콜레스테롤

▶ 복합지질……지방산과 알코올의 에스터(ester)인데, 여기에 인·질소·황산 등 화합물이 포함된다. 인산을 함유하는 인지질(phosphatide)과 당을 함유하는 당지질(glycolipid)이 있다.

▶ 유도지질……단순지질이나 복합지질의 성분이 분해되어 생긴 물질로, 다음의 것이 있다.
 - 지방산(유리지방산, 비에스터형 지방산)
 - 콜레스테롤

❷ 고지질혈증의 원인적 분류

고지질혈증은 흔히 당뇨병, 갑상샘기능저하증, 스테로이드호르몬과잉증 등의 내분비질환에 수반되어 생긴다. 또한 콩팥질환, 황달, 면역이상증 등의 경우에도 나타날 수 있다. 이와 같이

표 4-5 고지질혈증의 현상적 분류					
고지질혈증 ＼ 특징	증가되는 지질단백질	증가되는 지질	동맥경화	식이요법	원인
Ⅰ형	암죽과립 (유미과립)	중성지방	-	지질 제한	지질단백질리파제 활성저하
Ⅱa형	LDL	콜레스테롤	촉진	저콜레스테롤	LDL접수체 감소 또는 결손
Ⅱb형	LDL+VLDL	콜레스테롤+ 중성지방	촉진	저콜레스테롤	중성지방 합성항진 중성지방 이화저하
Ⅲ형	βVLDL	콜레스테롤+ 중성지방	촉진	에너지 제한	프리 β 이화저하
Ⅳ형	VLDL	중성지방 (콜레스트롤)	촉진	당질 제한	중성지방 이화장애 중성지방 합성항진
Ⅴ형	암죽과립 (유미과립) +VLDL	중성지방 (콜레스트롤)	촉진	에너지 제한	중성지방 이화저하 지질단백질리파제 저하

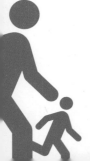

원인질환에 수반되는 고지질혈증을 2차성 또는 증후성고지질혈증이라고 한다.

▶ 2차성고지질혈증의 원인……당뇨병, 갑상샘기능저하증, 황달, 콩팥질환, 면역이상, 글리코겐병 등

▶ 본태고지질혈증……유전, 체질, 과다영양섭취, 콜레스테롤, 알코올섭취 등

▶ 기타……약물과다사용에 의한 고지질혈증

❸ 고지질혈증의 현상적 분류

고지질혈증 가운데 어떤 것은 중성지방을 위주로 하고, 어떤 것은 콜레스테롤을 위주로 하여 증가하는데, 그 비율은 증상에 따라 다르다. 지질단백질분획으로 중성지방이 많은 것은 초저밀도지질단백질(VLDL : very low density lipoprotein) 증가로 나타나고, 콜레스테롤이 많은 것은 저밀도지질단백질(LDL : low density lipoprotein) 증가로 나타난다.

(2) 지질단백질의 종류와 역할

지질단백질(lipoprotein)은 원래 지질(지방 및 지용성물질)을 작은창자로부터 말초조직으로 운반하기 위해 만들어진 것이다. 물에 친화성이 없는 지질을 분산시키기 위하여 중성지방·콜레스테롤·에스터(ester) 등의 중성지질미립자를 속알갱이로 하고, 그 겉은 단백질·인지질·콜레스테롤 등으로 둘러싸인 안전한 암죽과립(유미과립)으로 되어 있다.

혈장 속에는 간·작은창자에서 합성된 중성지방함량이 많은 지질단백질과 그 중간, 종말대사산물(저비중지질단백질제) 및 지질단백질대사에 관여하여 효소에 친화성이 있고 그 부활인자의 운반체로 되는 다른 종류의 고밀도지질단백질(HDL : high density lipoprotein)이 섞여 있다. 일반적으로 지질함량이 많은 인지질일수록 크고 가벼우므로 NaCl과 브로민화(취화)나트륨(NaBr : sodium bromide. 브로민과 나트륨의 화합물)으로 만든 여러 가지 비중의 액체 속에서 초원심분리하면 지질단백질을 여러 단계로 분석할 수 있다.

혈중지질단백질은 암죽과립, 초저밀도지질단백질(VLDL), 저밀도지질단백질(LDL), 고밀도지질단백질(HDL), 중간밀도지질단백질(IDL) 등으로 나눌 수 있다. 암죽과립은 작은창자에서 음식물에 들어 있는 지질을 흡수하여 만들어진 것으로 대부분 중성지방이다. 초저밀도지질단백질(VLDL)은 간에서 당·알코올을 재료로 하여 합성된 것으로, 대부분 내인성중성지방이고 일부는 콜레스테롤 또는 인지질이다. 이 VLDL이 물분해되어 생긴 것이 저밀도지질단백질인데, 콜레스테롤이 절반 이상이어서 콜레스테롤운반자라고 한다. 그 나머지는 단백질과 인지질로 되어 있다.

고밀도지질단백질(HDL)의 1/2은 단백질이고, 1/4은 콜레스테롤이며, 나머지는 인지질이다. 콜레스테롤, 중성지방, 인지질 등의 지질은 물에 녹지 않고 단백질과 결합하여 지질단백질

로 되어 혈액 속을 순환하면서 각 조직에 지질을 운반한다.

❶ 암죽과립

작은창자에서 만들어진 첫 번째 암죽과립의 한 가운데는 중성지방이 있고, 그 겉에 아포 A 와 아포 B라는 아포단백질(apoprotein)이 둘러싸고 있다. 이것이 림프관에 들어가서 HDL 로부터 아포 C를 받으면 겉면에 아포 A, B, C가 붙어 성숙된 암죽과립이 되어 혈액 속으로 들어간다. 혈액 속에서는 말초에 있는 지질단백질리파제의 작용을 받아 중성지방이 분해되어 유리지방산을 내보낸다. 한편 아포단백질도 떨어져서 HDL을 형성하는데, 이때 아포 A와 아 포 C가 사용된다. 결국 분해된 암죽과립은 간에 운반되어 처리되지만, 간까지 오는 동안 동맥 경화를 촉진한다.

❷ 초저밀도지질단백질

초저밀도지질단백질(VLDL)은 간에서 합성되는데, 그 절반은 중성지방을 운반한다. 이 단 백질에는 아포 C, B, E 등과 같은 아포단백이 많이 들어 있다. 이 VLDL의 일부는 작은창자 에서 합성되는데, 처음 생긴 VLDL는 중앙에 중성지방이 있고 그 겉면에는 아포 B와 아포 C 가 있다. 이것이 혈액 속으로 들어오면 HDL에서 아포 C, 아포 E 또는 콜레스테롤을 받아서 VLDL로 완성된다.

❸ 중간밀도지질단백질

중간밀도지질단백질(IDL)의 분자량은 작으며 가운데에는 중성지방 및 콜레스테롤이 있고 그 겉면에는 아포 B, C, E가 있다. 이것이 다시 간에서 나오는 간 중성지방리파제의 작용에 의하여 분해되어 저밀도지질단백질(LDL)이 된다.

❹ 저밀도지질단백질

저밀도지질단백질(LDL)은 거의 콜레스테롤로 되어 있고, 그 겉면에는 아포 B만이 있는 지 질단백질이다. 그리고 이 LDL이 동맥경화를 진전시킨다. 이 속에 들어 있는 콜레스테롤은 나 쁜 콜레스테롤이라고도 한다. 콜레스테롤이 약 45% 들어 있고, 겉면에는 아포 B가 약 98% 들어있다.

❺ 고밀도지질단백질

고밀도지질단백질(HDL)은 분자량이 매우 작은 지질단백질이다. 이것은 주로 간에서 생기 며 절반이 단백질이지만, 대부분 아포 A-Ⅰ와 아포 A-Ⅱ 그리고 소량의 아포 C로 되어 있다. 이 HDL은 미숙한 것은 HDL_3라고 하는데, 이것이 말초조직에서 콜레스테롤을 뽑아내서 점 점 완숙되면 HDL_2로 된다. 이렇게 HDL_3은 말초에서 콜레스테롤을 뽑아내는 작용이 있으므 로 동맥경화를 예방하는 지질단백질이며, 그 가운데 들어 있는 콜레스테롤을 좋은 콜레스테 롤이라고 한다.

❻ 아포단백질

각종 지질단백질 중에는 아포단백질(apoprotein)이 공존하고 있다. 이러한 아포단백질은 A-Ⅰ, A-Ⅱ는 HDL에 많고, A-B는 LDL에 많다. 아포 C-Ⅱ, C-Ⅲ는 VLDL, IDL에 많이 들어 있다. 아포 E는 VLDL, IDL, LDL, HDL에 소량이 들어 있다. 동맥경화와 지질대사의 연구에는 지질단백질뿐만 아니라 아포단백질의 측정도 대단히 중요하다.

다음은 아포단백질의 기능이다.

▶ 아포 A는 지질단백질의 합성과 분비에 관여한다.
▶ 아포 B는 콜레스테롤 에스터를 말초조직으로 전송하는 데 관여한다.
▶ 아포 E는 말초조직에서 콜레스테롤을 간으로 전송하는 작용을 한다.
▶ 아포 C는 중성지방을 전송하는 작용을 한다.
▶ 아포 C-Ⅱ는 지질단백질리파제의 중성지방 분해를 촉진한다.
▶ 아포 C는 지질단백질이 조직에서 섭취하는 것을 막는 작용을 한다.

✔ 내분비계통질환의 운동치료

1) 비만증

살을 빼기 위해서는 대사가 활발하여 마르기 쉬운 체질로 만드는 것이 중요하다. 이는 누구나 알고 있는 사실이다. 마라톤이나 걷기, 기타 스포츠는 살을 빼기 위해 필요하다. 운동은 다이어트 리터러시(diet literacy)의 기본 중 기본이다. 운동없이는 다이어트에 왕도란 없다.

식이요법과 운동요법을 계속 실시하면 비만증환자의 근육이나 지방조직의 인슐린저항성이 개선된다. 또한 운동을 계속하면 식사제한 때문에 일어나는 기초대사의 저하나 식사로 생산되는 열량의 저하가 개선된다. 나아가 내장지방의 감소, 고혈압의 개선, 혈관벽기능장애의 개선, 스트레스해소 등의 효과도 있다. 내장지방은 피하지방보다 대사가 왕성하고 중성지방의 합성이나 분해가 활발하므로 운동을 하면 선택적으로 내장지방을 쓸 수 있게 된다.

운동은 혈액 중의 중성지방을 저하시키는데, 다시 말하면 착한 콜레스테롤인 고밀도지질단백질(HDL : high-density lipoprotein) 콜레스테롤을 상승시키고 혈압을 낮춘다. 또 운동을 하면 혈관벽에서 일산화질소(NO)가 생산된다. 이 물질은 혈관을 확장시키고 혈소판의 응집을 제어하여 동맥경화성 혈관장애가 잘 일어나지 않도록 해준다. 비만증 등으로 혈액 내에 이른바 나쁜 콜레스테롤인 저밀도지질단백질(LDL : low-density lipoprotein) 콜레스테롤이 증가하면 혈관벽에 상처를 주어 이산화질조(NO)의 생성을 저하시킨다. 따라서 운동요법을

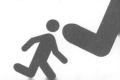

식이요법과 병행하여 실시하면 체중이 감소되므로 이러한 혈관벽의 기능장애를 회복시킨다.

한편 운동은 스트레스해소에도 효과가 있다. 나아가 운동을 하면 체력이나 면역력향상뿐만 아니라 유해물질을 해독하고 활성산소로부터 세포를 지켜주는 글루타티온(glutathione)의 합성이 촉진된다. 이 물질의 합성이 활발해지면 활성산소의 생성이 활발해져 단백질, 지질, DNA 등의 손상을 막아준다.

이와 같은 운동요법은 내장지방축적형비만을 치료하고 대사증후군을 개선시킨다.

(1) 운동이 다이어트에 좋은 이유

여기에서는 운동이 다이어트에 좋은 이유를 알아보자.

❶ 기초대사가 활발해져 마르기 쉬운 체질이 된다

운동을 하면 맥박수가 올라가고 혈액순환이 좋아지고 체온이 올라가 대사기능이 향상된다. 근육이 증가하고 기초대사가 활발해지면 잠을 자거나 호흡하는 것만으로도 칼로리를 소비하여 살이 빠진다. 다음의 마라톤과 걷기 시 체지방연소량을 보면 운동 자체로는 지방이 크게 연소되지 않는 것을 알 수 있다.

마라톤 1시간 : 케이크 1.5개분 소비(400kcal)+58g의 체지방연소

걷기 1시간 : 1시간/주 3회×4주(1개월) : 1,050g의 체지방연소

체형에 따른 개인차는 있지만, 이렇게 수치화해서 보면 체지방연소는 운동량에 비해 수치상으로는 그 효과가 크지 않은 것을 알 수 있다. 운동으로 소비할 수 있는 칼로리에는 한계가 있다. 그러나 운동에 의해 근육이 증가하면 대사율이 좋은 신체를 만들 수 있으며, 대사율이 좋은 신체는 건강하다는 증거이기도 하다.

❷ 가벼운 유산소운동으로 스트레스를 줄인다

가벼운 운동을 하면 땀이 나 시원하고 기분이 좋아지는 경험을 했을 것이다. 운동을 하면 기분을 상승시키는 효과가 있는 엔도르핀이 혈액으로 방출되어 혈중엔도르핀수치가 상승한다. 이는 '엔도르핀이론'으로, 1981년에 워싱턴대학 의학부의 카(David Carr) 교수가 『뉴잉글랜드의학저널』에 발표한 내용이다. 운동을 하면 근육의 긴장을 저하시켜 스트레스를 감소시키므로, '발열이론'이라고도 불린다.

그런데 실제로는 근육이나 뇌파의 긴장은 몸을 따뜻하게 만드는 것만으로도 효과가 있으므로 반드시 운동이 아니어도 자기 전 욕조에 몸을 푹 담그는 것도 효과가 있다.

❸ 당뇨병, 고혈압 등 생활습관병을 예방한다

적절한 운동은 심장이나 허파의 기능을 향상시켜 혈액순환을 촉진시킨다. 그러므로 고혈압

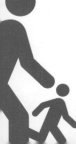

에 효과가 있다. 또 운동은 인슐린작용을 활발하게 하므로 당뇨병예방이나 치료에서도 빼놓을 수 없다. 운동부족상태에서는 인슐린저항성(인슐린이 나와도 혈당이 잘 내려가지 않는 상태)이 높아져 당뇨병위험인자가 증가한다.

(2) 체중감량을 위한 운동의 3요소

운동 중에서도 걷기와 달리기를 추천한다. 걷기와 달리기는 비용이 적게 들고, 혼자서도 할 수 있으며, 장소에 상관없이 언제 어디서나 부담없이 시작할 수 있는 등 장점이 많다. 그 외에 테니스, 풋살, 골프, 수영 등 본인이 자신있는 스포츠가 있다면 그것을 해도 좋다.

다만 살을 빼야 한다는 관점에서 보면 ① 유산소운동, ② 1회 15분 이상, ③ 주당 2~3회 이상 실시할 수 있는 것을 조건으로 하여 선택하면 된다. 라이프스타일에 맞추어 일상생활에 운동을 도입해야 한다.

(3) 지방연소를 위한 운동시간

15분 이상 운동을 계속하면 체내에서 지방이 연소되기 시작한다. 그러나 운동을 시작하고부터 15분 사이에는 체내에 어떤 일이 일어날까? 열쇠는 심박수이다. 여기에서는 효율이 좋은 다이어트를 하기 위해서는 시간의 경과에 맞추어 적절한 강도의 심박수로 운동하는 방법을 소개한다.

지방이 연소되려면 산소와 포도당이 필요하다. 이 중에서 한 가지라도 부족하면 지방이 잘 연소되지 않는다. 숨이 찰 정도로 격렬한 운동은 산소가 부족하여 지방은 연소되지 않고 그저 지치기만 할 뿐이다.

운동 후 처음 10분부터 15분 사이에는 체지방이 유리지방산(혈중지방산 ; 지방이 연소하면 생겨난다)으로 분해되어 혈액으로 흘러들어간다. 이때는 워밍업이므로 심박수는 낮은 정도로 해둔다. 최대심박수의 절반이 기준이다. 최대심박수는 '220-연령', 즉 40세라면 '220-40'인 180이므로 그 절반인 90 정도의 맥박을 유지할 수 있는 워밍업이 좋다. 심박수모니터(heart rate monitor)를 가슴에 달면 데이터를 손목시계로 보내주므로 심박수를 확인하면서 달릴 수 있다.

운동 후 15분이 넘어가면 혈액 중에 흘러들어간 유리지방산이 연소된다. 이때는 최대심박수의 65~85%가 좋다. 따라서 40대라면 117~153이 된다. 이 심박수라면 체내 당질은 거의 연소되지 않고 체지방이 집중적으로 혈액으로 운반되어 연소된다. 운동을 마무리할 때는 천천히 쿨링다운하여 심박수를 조절한다.

심박수모니터를 착용하지 않아도 시계만 있으면 심박수는 잴 수 있다. 자신의 손목을 둘째

손가락과 셋째손가락으로 가볍게 눌러 30초간 맥박을 세어 2배 하면 된다.

체중감량을 위한 운동의 적정시간에 대해서는 여러 가지 설이 있다. 위에서 설명한 것과 같은 이유로 유산소운동을 20~40분 계속할 것을 주장하는 의사나, 15분으로도 효과가 있다는 데이터를 제시하고 있는 논문, 1시간 이상의 운동을 추천하는 논문 등 매우 다양하다. 모두 근거나 필요성이 밝혀져 있다.

한편 본인의 체중, 목표, 체질, 라이프스타일 등에 따라서도 운동유형이 달라진다. 필요하다면 헬스클럽 등에서 서비스해주는 운동프로그램을 이용해도 좋을 것이다.

(4) 운동을 지속하기 위한 요령

❶ 목적을 확실하게 정할 것

운동을 지속하기 위한 요령 중 하나는 운동하는 목적을 확실히 정하는 것이다. 예를 들어 IT관련 기업을 경영하는 김성일 씨(43세, 가명)가 운동하는 목적은 안티에이징(antiaging)이다. 근력을 늘리면 대사가 향상되어 살이 잘 찌지 않게 된다. 그리고 근력이 붙으면 자세가 좋아져서 더욱 젊어 보인다. 그는 이러한 안티에이징 효과를 기대하고 운동을 시작하였다.

또 다른 목적은 당뇨병예방이다. 김성일 씨는 당뇨병에 걸릴 유전적 요소를 가지고 있으므로 운동을 하지 않을 수 없다. 당뇨병에 좋다는 건강식품을 사기보다는 운동을 하는 것이 최선의 예방과 치료가 될 것으로 생각하고 있다.

❷ 다치지 말 것

다쳐서 운동을 중단하는 상황은 피해야 한다. 특히 주의해야할 부위가 아킬레스힘줄이다. 40대 이상이 되면 힘줄에 부상을 입는 사람이 늘어난다. 자료에 따르면 40대에 힘줄단열 발생률이 가장 높다고 한다.

근육은 트레이닝을 통해 단련할 수 있지만 힘줄은 나이가 들수록 유연성이 떨어진다. 따라서 평소 운동을 즐기지 않았다면 몸을 원활하게 움직일 수 없게 되어 힘줄에 부담을 주므로 끊어지게 된다. 아킬레스힘줄단열은 젊었을 때 염좌를 겪은 사람이라면 주의해야 한다. 무리하지 않는 선에서 스트레칭을 정성껏 하는 것이 중요하다.

❸ 업무와 똑같이 생각할 것

중소기업 사장인 장원복 씨(52세, 가명)는 생활습관병 등에 걸리면 일에 영향을 주므로 조깅시간을 직업상의 거래처 약속과 똑같이 취급하고 있다. 시간이 남을 때 하자는 생각이 아니라 수첩에 미리 시간을 정해서 적어둔다. 비가 내리면 스케줄을 변경하기도 하지만, 일이라고 생각하기 때문에 거의 변경하지 않는다고 한다.

❹ 동료와 함께할 것

동료가 있으면 좀처럼 게으름을 부릴 수 없다. "오늘 갈꺼지?"라는 말을 들으면 귀찮다고 생각해도 몸은 움직일 것이다. 마라톤동호회에 들어가거나 친구와 약속을 하여 헬스클럽에 가면 좋다.

❺ 지치지 않을 정도만 할 것

운동을 할 때 의외로 맹점이 되는 부분이 바로 피로이다. 다음날까지 피로가 남으면 운동을 계속 하기 힘들어진다. 과거에 운동경험이 있던 사람은 몸이 가볍던 옛날만 생각하고 너무 열심히 해버리기도 하지만 절대 지치지 않을 정도로만 해야 한다. 운동량이 너무 적어 효과가 없을까봐 걱정이 될지도 모르지만, 운동을 계속하는 데 의의가 있는 것이다. 15분의 유산소운동으로도 효과가 있으므로 지치도록 하지 않아도 운동량은 충분하다. 만약 격렬한 운동을 했다면 피로가 쌓이지 않도록 아미노산보조제 등을 마시는 것도 좋다.

앞의 예에 등장한 장원복 씨는 운동 전에 아미노산음료를 마신다. 아미노산음료를 마시면 지방의 연소가 촉진되고 피로감이 경감된다. 운동시작 후 15분까지는 체내에 축적된 글리코겐이 연소되고 15분 후부터 체지방이 연소되기 시작한다. 글리코겐이 없어지면 피로의 근원인 젖산이 발생하는데, 아미노산을 마시면 운동시작 때부터 체지방을 높은 효율로 연소시키고 글리코겐의 감소도 늦출 수 있으므로 피로감이 다르다.

❻ 걷기부터 시작할 것

대부분 운동이 중요하다는 것은 잘 알고 있지만 바쁘고 귀찮다는 이유로 하지 않는 사람들도 많다. 그렇다면 가장 손쉬운 운동인 걷기부터 시작해보자.

역시 도구가 중요하다. 원래대로라면 워킹슈즈로 걷는 것이 다리나 허리의 부담이 적다. 물론 스포츠용품점에서 발의 형태를 재고 그에 맞는 신발을 신는 편이 좋기는 하지만, 막간을 이용한 걷기도 쌓이면 꽤 많은 걸음수가 되므로 시간이 날 때마다 걷는 편이 걷지 않는 것보다 훨씬 좋다. 출퇴근용이라도 되도록 걷는 일을 생각하여 신발을 고르도록 하자.

걸을 때 주의할 점은 다음과 같다.

▶ 등을 편다.
▶ 발꿈치부터 착지하여 엄지발가락, 둘째발가락 순으로 지면을 찬다.
▶ 무릎을 편다.
▶ 허리부터 당겨진다는 느낌으로 걷는다.
▶ 등근육을 의식하며 팔을 뒤로 당겨 리듬을 탄다.

하루 10,000보를 걸으면 걷기의 효과를 기대할 수 있게 된다고 한다. 10,000보를 거리로 환산하면 약 7~8km이고, 시간으로 환산하면 1시간 반 정도이다. 물론 바쁜 현대인에게는 이

표 4-6	걷기의 효과		
단기적 효과	**장기적 효과**	**생리학적 효과**	
기분이 좋다	혈압이 내려간다	비만도 저하	
몸이 가벼워진다	체중이 조절된다	혈중지방 저하	
스트레스가 해소된다	끙끙대며 고민하지 않게 된다	체지방 감소	
잘 잘 수 있다	숨이 차지 않는다	혈압정상화	
변비가 해소된다	체력이 향상된다	혈류상승	
식욕이 왕성해진다	감기에 걸리지 않는다	최대산소섭취량 증가	
어깨통증이 개선된다	성격이 밝아진다	심장근육효율 향상	
허리통증이 개선된다	사는 보람이 생긴다	호르몬분비 증가	
심신이 상쾌해진다	규칙적인 생활을 하게 된다	동맥경화 개선	
일할 의욕이 생긴다	친구가 많아진다	모세혈관 발달	
피로회복이 빨라진다	행동반경이 넓어진다	심박출량 증가	

정도 걷는 것이 어려울지도 모른다. 그러나 무엇보다 중요한 것은 매일 조금씩이라도 계속하는 것이다.

❼ 적어도 21일은 해볼 것

미국의 행동심리학자이자 성형외과의사인 맥스웰 몰츠(Maxwell Maltz)의 연구에 의하면 성형수술을 받은 후 환자가 새로운 얼굴에 익숙해지려면 평균 21일이 걸린다고 한다. 다시 말해서 인간이 심리적으로 새로운 것을 받아들일 수 있는 기간이 21일 후라는 것이다. 즉 어떤 일을 21일간 계속하여야 습관이 된다.

우선 무리하지 말고 할 수 있을 거라 생각되는 일을 21일간 계속해보자. 21일 동안만의 작은 노력이다. 그렇게 하면 이미 무의식이 멋대로 행동을 고르게 되므로 자신의 습관이 될 수 있다. 다이어트 리터러시를 몸에 익히면 운동을 계속하는 일도 그렇게 어렵지 않다.

❽ 중간강도 이상의 운동을 계속할 것

운동강도의 대략적 기준은 중간강도 이상의 유산소운동을 하루 10~30분, 1주에 최저 3일 이상, 가능하면 매일 실시하는 것이다. 중간강도란 구체적으로 60세 미만이라면 맥박이 1분간 120, 60세 이상이면 맥박이 1분간 100 정도되는 운동이다. 경도부터 중간강도 이상의 운동강도는 근육을 움직이는 에너지원으로 글루코스와 유리지방산을 모두 사용한다. 운동강도가 높아질수록 글루코스를 이용하는 비율이 높아져 혈중젖산이 상승하고 유리지방산수치가 저하된다.

비만증의 예방이나 치료에 효과적인 운동강도는 유리지방산의 이용비율이 높아지는 중간강도 이하로 설정한다. 중간강도운동을 계속하여 유산소운동능력이 강화되면 내장지방량이 감소하고 인슐린감수성 개선효과도 볼 수 있다.

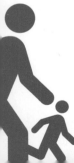

덤벨 등의 강도가 높은 무산소운동보다 걷기로 대표되는 유산소운동은 인슐린감수성을 개선시키는 데 효과적이다. 결론적으로 인슐린감수성의 개선에 효과적인 운동강도는 경도부터 중간강도 이하라 할 수 있다.

2) 당뇨병

운동요법 개시 전에 건강검진을 실시하여 운동요법 적용유무를 판정한다. 건강검진 결과를 기초로 환자의 병상태에 따라 운동을 처방한다.

(1) 건강검진항목

운동 전·후에 건강검진항목을 확인하면 운동요법의 효과를 평가할 수 있다. 운동요법의 실시결과는 운동처방전 재작성자료가 될 뿐만 아니라 환자의 운동요법 지속의지를 강화시키는 데 도움이 된다.

혈당, 글리코헤모글로빈(HbA1c), 글리코알부민, 1.5AG(1.5-anhydro-D-glucitol) 등을 측정하여 당뇨병의 조절상태가 양호하다는 것을 확인한다. 망막증(retinonis), 콩팥증후군(nephratic syndrome), 신경장애(특히 자율신경장애) 등 당뇨병성합병증의 유무와 중증도를 평가한다. 심장근육경색 등 동맥경화성혈관장애의 합병 유무와 중증도를 검사한다. 또한 뼈·관절계통이상 유무와 당뇨괴저(glycemic gangrene)도 반드시 확인해야 한다.

표 4-7　당뇨병의 대한 운동요법의 적응과 금기
1. 적극적인 운동실시가 좋은 경우
▸인슐린비의존당뇨병환자(혈당조절이 양호하고, 합병증이 없는 증상)
2. 주의하여 운동을 실시하는 것이 좋은 경우
▸인슐린이나 경구혈당강하제 투여자
▸대사조절이 양호하지 않은 사람
▸당뇨병성말초신경장애자
▸고령자
▸식이요법을 할 수 없는 환자
▸고도비만자(BMI 35 이상)
3. 운동요법을 금지해야 하는 경우
▸케톤산성혈증(ketoacidosis ; FBS 250~300mg/dl 이상)환자
▸중증혈관장애자(증식망막증, 콩팥증후군(혈장크레아틴 2mg/dl 이상), 심장근육경색, 당뇨괴저)]
▸당뇨병성자율신경장애자
▸감염증(활동성)이 있는 사람

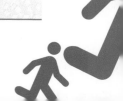

(2) 운동요법의 실시조건

혈당조절상태가 비교적 양호하고 중증합병증을 갖고 있지 않은 NIDDM이 가장 좋은 운동요법적응증이다. 한편 운동요법을 실시하면 안 되는 상태는 혈당조절상태가 극단적으로 나쁘고, 케톤체가 양성(공복시혈당 250~300mg/dl 이상)이거나 자율신경장애 합병증환자인데, 이 경우는 증상에 따라 일상생활만 허가한다.

(3) 운동강도

중간강도 이하의 강도에서는 근육의 에너지원으로 탄수화물과 유리지방산(FFA : free fatty acid)이 이용된다.

그러나 운동강도가 젖산역치(LT : lactate threshold)를 초과하면 탄수화물 이용비율이 증가하고, 혈중에 젖산이 축적되면 혈중유리지방산(FFA)농도는 저하한다(현상론적으로는 지방분해가 억제되는 결과가 되어 근육에서 FFA의 이용이 저하된다). 따라서 근육트레이닝과 함께 지방조직에 저장된 지방이용률을 높이는 것을 목적으로 하는 당뇨병의 운동처방은 운동강도가 중간강도 이하여야 한다.

(4) 운동방법

조깅으로 대표되는 유산소운동은 역도와 같은 무산소운동보다 인슐린감수성 개선에 효과적이다. 한편 무산소운동은 근량을 유지하거나 증대시키는 효과가 있다(그림 4-1).

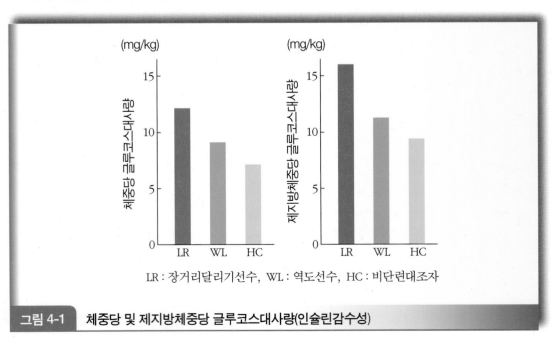

LR : 장거리달리기선수, WL : 역도선수, HC : 비단련대조자

그림 4-1   체중당 및 제지방체중당 글루코스대사량(인슐린감수성)

(5) 운동빈도

인슐린감수성 개선으로 대표되는 트레이닝효과는 3일 이내에 저하되고, 1주일 지나면 거의 소실된다(그림 4-2). 따라서 트레이닝은 주 3일 이상 실시하는 것이 바람직하다.

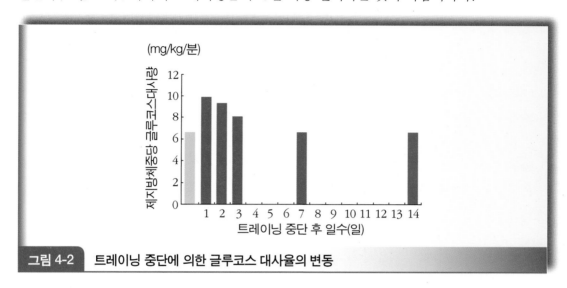

그림 4-2   **트레이닝 중단에 의한 글루코스 대사율의 변동**

(6) 운동 프로그램 및 지도법

최대산소섭취량($\dot{V}O_2max$)의 50% 전후(일반적으로 맥박수 120/분, 60~70대 100/분)인 중간강도의 운동을 1회 10~30분(가능하면 1일 2회), 주 3일 이상 실시한다. 운동강도의 기준은 맥박으로 해도 좋지만, 혈중젖산의 측정이 가능하면 젖산역치(LT)수준으로 한다.

운동강도로서는 걷기, 조깅 등 보수계로 평가할 수 있는 보행운동을 중심으로 한다. 또한 맨손체조, 수영(수중보행), 자전거에르고미터 등 전신근육을 이용하는 유산소운동도 권장할 수 있다. 인체의 인슐린감수성을 개선하려면 유산소운동이 바람직하다. 역도와 같은 등척성운동에서는 근글리코겐이 이용되어 FFA 이용률은 낮고, 인슐린감수성 개선효과도 적다. 특히 고혈압·심장동맥경화의 합병증에서는 금기되어야 한다. 그러나 저항운동, 서키트 트레이닝(여러 종목의 운동을 순차적으로 조합하여 실시하는 웨이트 트레이닝)도 당대사를 개선시킨다는 보고도 있으므로(Fluckey 등) 부하량을 낮춰서 실시한다.

당뇨병은 비만과 더불어 대표적인 생활습관병이므로 바쁜 일상생활에서 특별히 운동할 시간이 없으면 출퇴근 시 걸어다니거나 엘리베이터대신 계단을 이용하는 등 일상생활에서 신체운동량(daily physical activity)을 증가시켜도 효과가 있다. 보수계는 일상생활의 운동량을 파악할 때 유용하며, 하루에 1만 보(최저 8,000보 이상) 걷기를 목표로 한다.

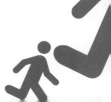

표 4-8	당뇨병환자를 위한 운동프로그램		
종목	강도	지속시간	빈도
걷기, 조깅, 맨손, 체조	$\dot{V}O_2$max 50%(LT레벨) 50대까지 맥박 120/분 이하 60~70세까지 맥박 100/분 이하	10~30분 (가능하면 1일 2회)	3~5일/주

(7) 운동요법 실시상의 주의점

❶ 식이요법의 병용

운동에 의한 에너지소비에는 한계가 있으므로 반드시 식이요법을 병행하여야 한다.

❷ 준비·정리운동의 실시

운동을 갑자기 중지하면 혈중유리지방산(FFA)이 급격히 상승하여 부정맥으로 돌연사를 일으킬 위험성이 있고, IDDM에서는 혈중케톤체가 증가할 가능성이 있으므로 정리운동(cooling down)은 반드시 실시한다. 또한 아킬레스힘줄파열 등 정형외과적 손상을 방지하기 위해서도 준비운동(warming up)을 빠트려서는 안 된다.

❸ 저혈당의 방지

인슐린, 경구혈당강하제 등 약물요법을 실시 중인 환자에서는 식후에 운동을 실시하거나, 식이요법을 병용하는 등 저혈당방지를 위해 개별적으로 대처한다. 운동을 할 때의 저·고혈당 방지대책은 표 4-9과 같다.

표 4-9	운동할 때의 저·고혈당 방지대책

1. 식 사
 ▶운동 전 1~3시간에 섭취
 ▶운동강도가 높고 장시간에 걸친 경우라면 30분마다 보조식을 섭취한다.
 ▶운동강도와 지속시간에 맞춰 운동종료 24시간 이내에 섭취량을 증가시킨다.
2. 인 슐 린
 ▶인슐린주사는 운동개시 1시간 전에 맞는다.
 ▶운동 전에는 인슐린주사량을 감량한다.
 ▶인슐린주사의 스케줄을 변경한다.
3. 혈당 측정
 ▶운동 전·중·후에 측정한다.
 ▶혈당이 250mg/dl 이상이고, 케톤체가 양성이라면 운동을 중지한다.
 ▶운동의 종류에 따른 혈당반응을 확인한다.

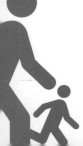

3) 고지질혈증

유전성 고콜레스테롤혈증 이외의 고지질혈증은 대표적인 생활습관병이다. 따라서 고지질
혈증환자에 대한 운동처방의 포인트는 인슐린비의존당뇨병(NIDDM)의 운동요법과 마찬가
지로 특별한 스포츠의 실시보다 일상생활 속에서의 신체활동(daily physical activity)을 증
가시키는 데 있다.

표 4-10	고지질혈증환자의 건강검진 항목
문진	▶ 자각증상, 과거병력, 가족병력, 일상생활 실태(식생활, 운동 등) 등
진찰	▶ 신장, 체중, 혈압, 맥박, 피하지방두께(어깨뼈아래, 위팔뒷면) ▶ 내과진찰 ▶ 정형외과진찰(아킬레스힘줄, 뼈, 관절 등) ▶ 안과진찰(눈바닥검사, 백내장의 유무)
흉부X선	▶ 직립자세에서 정면모습 및 측면모습
심전도	▶ 안정시 12유도심전도 ▶ 운동부하검사 : 매스터법부하, 트레드밀부하, 자전거에르고미터부하
혈액검사	▶ 백혈구, 적혈구, Ht, Hb, 혈소판 ▶ GOT, GPT, γ-GTP, LDH ▶ BUN, 크레아티닌, 요산, Ka, K, Cl ▶ 혈당, 글리코헤모글로빈(HbA1c), 1.5AG(1.5-anhydro-D-Glucitol) ▶ 총콜레스테롤, TG, HDL-C, 지질단백질
소변검사	▶ 당, 케톤체, 단백, 잠혈, 침적물, 미량의 알부민
기타	▶ 복부초음파검사 ▶ 심장초음파검사 ▶ 심장신티그래피 ▶ 체지방량, 체지방분포(CT스캔, impedance법) ▶ 동맥혈가스분석 등

미국의 심장전문가인 오르니시(Ornish, D. M.) 등(1990)은 심장동맥 조영에 의해 확인된
심장동맥경화증에 대해 저지방식, 금연, 스트레스관리 트레이닝, 적당한 신체 트레이닝(연령
을 감안한 최대심박수의 50~80%의 운동을 매주 3시간 이상) 등으로 생활습관을 변경하여
통상적인 주의를 기울이는 대조군을 무작위로 선정하여 대조시험을 실시하였다. 그 결과 1년
후에 생활습관 변경군에서는 체중, 혈중총콜레스테롤, LDL-콜레스테롤, LDL/HDL 콜레스
테롤의 비율 등이 확실하게 저하되었다. 또한 정량적 심장동맥조영법을 실시한 결과 생활습관

변경군에서는 심장동맥협착이 줄어들고, 평균지름도 넓어지는 등 생활습관 변경에 의해 중증의 심장동맥아테롬(atheroma)경화증이 쇠퇴한다는 것을 확실하게 보여주었다.

(1) 운동의 종류와 실시방법

중간강도의 운동에서는 근육의 에너지원으로 탄수화물과 지질이 이용된다. 그러나 운동강도가 무산소역치(AT : anaerobic threshold)를 초과하여 무산소적으로 되면 탄수화물 이용비율이 증가하고, 혈중에 젖산이 축적되어 지방분해가 억제된다. 따라서 근육트레이닝과 함께 혈중과 지방조직에 저장되어 있는 당질의 이용률을 높이는 것을 목표로 하는 고지질혈증의 운동요법은 운동강도가 중간강도 이하여야 한다. 또한 운동 초기에는 ATP-CP계, 근글리코겐이 주된 에너지원이 되므로 근육에서 지방을 효율적으로 이용하려면 1회 운동시간은 10분 이상이 바람직하다.

구체적으로는 $VO_2max50\%$ 전후(일반적으로 120/분, 60~70대의 고령자는 100/분, 운동강도의 판정에는 Borg의 지수도 참고할 수 있다)의 중간강도 운동을 1회 30~60분, 주 5일 이상 실시하도록 지도한다(가능하면 주 20km 이상의 조깅 또는 걷기). 운동의 종류는 걷기, 조깅, 맨손체조, 자전거에르고미터, 수영 등 전신을 사용하는 동적인 유산소운동이 좋다. 다만 일상생활이 바빠 특별히 운동을 할 시간을 낼 수 없을 때는 엘리베이터대신 계단을 이용한다든지, 출퇴근할 때 걸어서 다닌다든지 하여 일상생활행동을 활발하게 하는 것도 효과가 있다. 보수계는 일상생활에서 운동량을 파악할 때 1일 1만보 걷기를 목표로 하여 매일 확인한다.

(2) 운동요법 실시상의 주의점

▶ 식이요법을 병행하면 트레이닝효과를 높일 수 있다. 총섭취에너지를 제한하고 저지방 및 고식물섬유(야채, 보리밥)를 섭취하도록 지도한다.

▶ 흡연은 심장동맥질환의 위험인자가 될 뿐만 아니라 HDL-콜레스테롤을 저하시킬 가능성이 있으므로 금연한다.

▶ 알코올은 소량만 섭취한다. 경·중간강도의 알코올섭취는 심장혈관계통질환방지에 효과가 있고, 알코올의 소비량과 허혈심질환의 빈도는 부(−)의 상관관계에 있다는 것이 밝혀져 있다(Lip 등, 1995 ; Criqui 등, 1994). 그러나 과도한 음주는 높은 중성지방혈증이나 고혈압을 불러 평균수명을 저하시킨다.

▶ 운동에 어울리는 복장과 운동화를 착용한다.

▶ 운동 실시 전후에는 준비운동(warm up), 정리운동(cool down)을 반드시 실시한다.

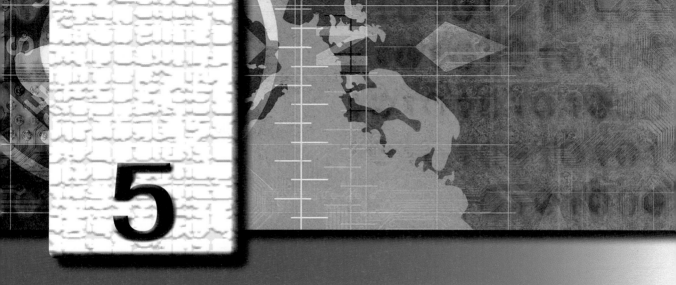

5

대사증후군과 운동치료 프로그램

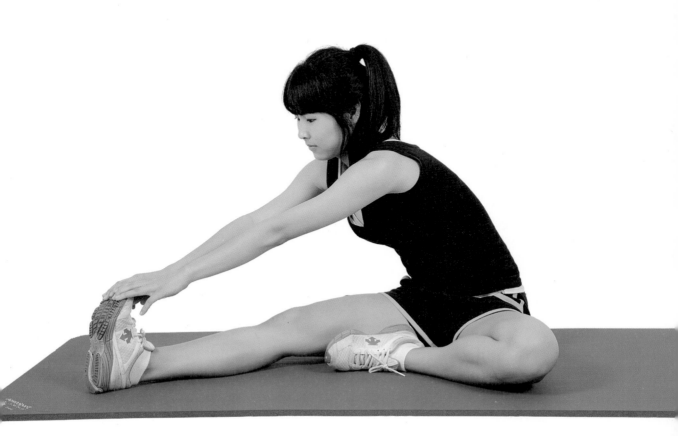

⌁ 대사증후군의 개념과 범위

1) 대사증후군의 개념과 발증원인

(1) 대사증후군의 개념

대사증후군(metabolic syndrome)이란 고혈압·중성지방(TG : triglyceride)혈증·저HDL콜레스테롤혈증·당내성부족(고혈당 혹은 조기발생당뇨병)·비만 등의 심장혈관계통질환 위험요인을 한 사람이 한꺼번에 가짐으로써 허혈심장병(ischemic heart disease)과 뇌졸중(stroke, cerebral stroke)과 같은 심장혈관계통질환(동맥경화심장병)의 발증위험이 현저하게 높아져 있는 상태를 말한다(그림 5-1). 한마디로 대사증후군은 심장병이나 뇌졸중을 일으키기 쉬운 요소가 한 사람에게 집중되어 그 증상이 나타날 위험이 높아져 있는 상태이다.

(2) 대사증후군의 등장경위

LDL콜레스테롤(나쁜 콜레스테롤)과 흡연이 허혈심장병의 강력한 위험요인이라는 사실은 예전부터 알려져 왔다. 이에 반해 대사증후군의 구성요인인 비만, 고혈압, 중성지방혈증, 저HDL콜레스테롤혈증, 당내성부전(impaired glucose tolerance) 등은 모두 나중에는 각각 독립된 심장혈관계통질환의 위험요인인 것으로 밝혀졌으나, 과거에는 LDL콜레스테롤과 흡연에 비해 그 영향력은 상대적으로 약하다고 보았다.

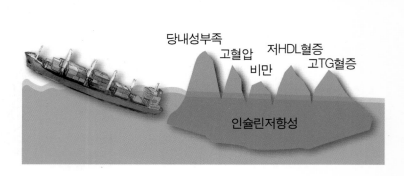

하나하나의 위험요인은 놓치기 쉽지만, 그 기반이 되는 과식과 부족한 신체활동에 의한 인슐린저항성은 존재한다. 이렇게 표면에 나타난 비교적 가벼운 장애를 방치해두면 커다란 사고(심장혈관계통질환 발증)로 이어짐을 나타내는 예이다.

그림 5-1 대사증후군의 개념

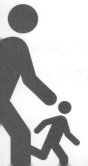

그러나 많은 연구에 의해 이러한 것들은 독립적인 위험요인으로 작용할 뿐만 아니라, 같은 사람에게 중복되는 경향이 강하다는 사실이 밝혀졌다. 중복되는 경우에는 하나하나의 요인은 중(重)증이 아니어도, 그 사람은 확률적으로 심장혈관계통질환을 일으키기 쉽다고 지적되어 연구자들에 의해 여러 가지로 명명되었다. '죽음의 사중주', '신드롬X', '내장지방증후군' 등이 모두 그 예이다(표 5-1). 이러한 병상태는 그 후 주로 비만(특히 내장지방형비만)에 의한 인슐린저항성(인슐린의 효과, 즉 인슐린감수성이 저하된 상태)을 공통배경으로 하는 증후군으로 정리하여 '대사증후군'이라는 명칭으로 통일하게 되었다.

이미 알고 있는 심장혈관계통질환 위험요인의 집합체를 새로운 질환단위로 굳이 독립시킨 배경은 다음과 같다. 즉 인슐린저항성과 비만이라고 하는 공통된 병상태를 배경으로 의식함과 동시에 심장혈관계통질환 발병위험이 높은 사람들을 효율적으로 스크리닝하여 예방개입에 도움을 주려는 데 있다.

대사증후군은 현재 심장혈관계통질환의 원인과 예방을 말할 때 빠뜨려서는 안 될 개념이 되었지만, 동시에 그 임상적 의의나 진단기준의 타당성에 대해서는 재검토하자는 논의도 활발해지고 있다.

표 5-1	위험요인의 겹침에 의한 심장혈관계통질환 발병위험을 표현하는 각종 개념		
신드롬X (Reaven, 1988)	죽음의 4중주 (Kaplan, 1989)	인슐린저항증후군 (DeFronzo, 1991)	내장지방증후군 (Matsuzawa, 1987)
인슐린저항성 당내성부전 고인슐린혈증 고VLDL혈증 저HDL혈증 고혈압	상반신비만 당내성부전 고TG혈증 고혈압	비만 2형당뇨병 고혈압 동맥경화심장병 지질대사부전 고인슐린혈증	내장지방축적 고지질혈증 당내성부전 고혈압

(3) 대사증후군의 발증원인

대사증후군의 가장 중요한 발증원인은 과식과 운동부족에 의한 에너지의 과잉축적이다. 유전적 요인도 영향을 미치지만 생활습관의 영향도 강하며, 비만 및 지방세포로부터 분비된 생리활성물질(cytokine)이 일으키는 인슐린저항성이 중요한 원인으로 작용한다. 실제로 높은 발병위험요인이 있던 사람도 생활습관을 바꿈으로써 비만이 개선되어 위험요인이 현저하게 개선되는 사례를 자주 볼 수 있다.

(4) 위험요인의 중복원인

대사증후군에서 많은 심장혈관계통질환 위험요인이 중복되는 이유는 무엇일까? 인슐린은 혈중글루코스를 간·근육·지방 등이 흡수토록 하여 당질·단백질·지방의 합성(동화)을 촉진하고, 분해(이화)를 억제하는 작용을 한다. 인슐린저항성은 인슐린이 충분히 효과를 발휘할 수 없게 된 상태이다. 이 때문에 이자(pancreas)에서 보다 많은 인슐린분비가 필요해지므로 결과적으로 혈중인슐린농도도 정상보다 높아지게 된다(이것을 '고인슐린혈증'이라고 한다).

인슐린의 효과가 충분히 발휘되지 않으면 고혈당과 조기당뇨병으로 이어진다. 인슐린저항성(insulin resistance)과 고인슐린혈증(hyperinsulinemia)은 나아가 고혈압 및 지질이상증(중성지방혈증 및 저HDL콜레스테롤혈증)도 야기시키는데, 그 메커니즘을 표 5-2에 정리했다.

표 5-2 **인슐린저항성(고인슐린혈증)이 고혈압과 혈청지질이상을 일으키는 주요 메커니즘**

고혈압
- ▶ 지방세포로부터 TNF-α 등을 거친 레닌-안지오텐신(renin-angiotensin)계의 활성화
- ▶ 콩팥세관(renal tubule)의 Na재흡수증대에 의한 순환체액량의 증대
- ▶ 인슐린(insulin)과 렙틴(leptin)에 의한 교감신경계통의 항진
- ▶ 혈관내피(hemangioendothelial)기능장애에 의한 NO저하를 통한 내피의존성 혈관이완반응의 저하
- ▶ 혈관민무늬근육 증식에 의한 혈관벽 비후

혈청지질이상
- ▶ 유리지방산(FFA : free fatty acid)과 당의 공급증대에 의한 간의 중성지방 생성증대(중성지방혈증)
- ▶ 고밀도지질단백질(LPL) 활성저하에 의한 TG-rich 초저밀도지질단백질(VLDL)의 이화장애(중성지방혈증, 저HDL콜레스테롤혈증)
- ▶ 간성 지질분해효소(HL : hepatic lipase) 활성항진에 의한 HDL_2에서 HDL_3로의 변환촉진(저HDL콜레스테롤혈증)
- ▶ 콜레스테롤에스테르전달단백질(CETP : cholesterol esterase transter protein)의 활성항진에 의해 HDL 중의 CE(cholesterol ester)량 감소(저HDL콜레스테롤혈증)

---

2) 대사증후군의 진단기준과 변천

대사증후군의 중요성이 인식됨에 따라 건강검진, 임상진단, 조사통계 등의 목적으로 어떤 사람이 대사증후군인지 아닌지의 판정이 필요해짐으로써 진단기준이 작성되기 시작하였다. 먼저 세계보건기구(WHO)와 미국 콜레스테롤교육프로그램위원회(NCEP : National Cholesterol Education Program)가 작성한 대사증후군의 진단기준(NCEP-ATPⅢ)이 한동안 대표적인 진단기준으로서 세계적으로 이용되어 왔다.

WHO의 대사증후군 진단기준에서는 당내성부전 혹은 인슐린저항성의 존재가 필수항목이며, 2형당뇨병의 조기발견에 중점을 두고 있다. 반면 NCEP의 진단기준에서는 필수항목의 설정대신 개수만으로 판정하고 있다. 그러나 이러한 진단기준은 서양에 거주하는 백인의 데이터를 기반으로 작성된 점이 문제이다. 예를 들어 NCEP의 진단기준에서 비만기준은 허리둘레가

표 5-3 주요 대사증후군의 진단기준

진단기준의 종류	WHO수정기준	AHA/NHLBI 기준 (NCEP의 ATPⅢ 개정판)	IDF 기준	일본의 기준	우리나라의 기준
판정	2형당뇨병, 당내성부전, 공복시고혈당, 인슐린저항성 중 어느 것이든 아래 사항에서 2개 이상을 충족시키는 경우	아래 사항 중 3개 이상을 충족시키는 경우	허리둘레와 다른 2가지(허리둘레역치는 인종에 따라 다르다)	허리둘레와 다른 2가지	
(복부) 비만	BMI > 30kg/㎡ 혹은 허리둘레/엉덩이둘레의 비 > 0.90(남성) > 0.85(여성)	허리둘레 ≥102cm(남성) ≥85cm(여성)	허리둘레 (아시아인) ≥90cm(남성) ≥80cm(여성)	허리둘레 ≥85cm(남성) ≥90cm(여성)	허리둘레 ≥90cm(남성) ≥85cm(여성)
중성지방 (mg/dL)	≥150 혹은	≥150*	≥150*	≥150* 혹은	
HDL 콜레스테롤 (mg/dL)	<35(남성) <39(여성)	<40(남성) <50(여성)*	<40(남성) <50(여성)*	<40*	<40(남성) <50(여성)*
혈압 (mmHg)	≥140/90	≥130/85*	≥130/85*	≥130/85*	≥130/85*
공복시혈당 (mg/dL)		≥100*	≥100*	≥110*	≥110 또는 당뇨병치료 중
소변중미량 알부민	>20μg/분 혹은 >30μg/g 크레아티닌				

* 각각의 이상에 대한 약물치료를 실시하고 있는 경우도 포함한다.

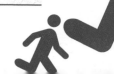

남성 102cm, 여성 89cm 이상으로 굉장히 높은 수치로 설정되어 있는데, 이 진단기준을 우리나라 사람들에게 그대로 적용하는 데는 무리가 있다.

그 후 2005년에는 국제당뇨병연맹(IDF : International Diabetes Federation)에 의한 인종별 허리둘레기준치를 포함한 세계공통의 진단기준이 만들어졌다. IDF의 새로운 진단기준은 NCEP-ATPⅢ에 진단기준에 가깝긴 하지만, 둘 다 복부비만(허리둘레)이 필수항목으로 되어 있다는 점이 특징이다. 이러한 기준에서 우리나라 사람의 허리둘레 기준치는 남성 90cm, 여성 85cm 이상으로 되어 있다.

이러한 기준에서는 각 항목에 대한 치료를 받고 있는 경우도 그 항목을 충족시키는 것으로 보았다. NCEP-ATPⅢ 진단기준은 그 후 약간 변경이 가해져 미국심장병학회(ACC : the American College of Cardiology) 및 미국심장협회(AHA : American Heart Association)의 진단기준이 되었다.

 NCEP의 혈중지질관리기준

일반적 지침
▶ 일상적인 식사를 하면서 콜레스테롤에 관한 혈액검사를 하라.
▶ 콜레스테롤, 중성지방산, 고지질단백질 등의 검사를 한꺼번에 할 때는 12시간 금식하라.

저위험군
▶ 기준 : 혈중콜레스테롤치가 200mm/dl 이하
▶ 지침 : 일단 안심해도 된다. 5년 후에 다시 혈액검사를 하라.

3) 대사증후군과 심장혈관계통질환

대사증후군을 진단하는 중요한 의의는 앞으로 심장혈관계통질환의 발병위험이 높은 사람을 효율적으로 스크리닝(screening)하는 데 있다. 이때 발견된 고위험군에 대해서는 생활습관 등의 지도와 치료방법을 강화시키면 심장혈관계통질환의 예방이 가능해진다. 따라서 대사증후군의 진단기준이 효과적이기 위해서는 대사증후군으로 진단되는 사람이 그 이외의 사람보다 심장혈관계통질환을 실제로 일으키기 쉽다는 진단기준을 미리 대규모 전향적 연구로 증

 전향적 연구(prospective study)

전향적 연구는 역학조사 분류의 한 견해인데, 조사의 내용이 시작시점 이후인 경우에 사용된다. 과거에는 추적연구와 거의 같은 뜻으로 사용되었지만, 현재는 추적연구라도 기왕조사가 이루어지는 일도 있기 때문에 조사시점을 기준으로 한 시간적 측면에 대해서만 사용된다. 기왕조사와 달리 앞으로 일어날 건강상태나 역학요인의 빈도를 계획적으로 조사하기 때문에 객관성이 뛰어나고 신뢰성이 있는 자료를 얻는다는 이점이 있는 반면, 시간과 비용이 많이 든다는 단점도 있다.

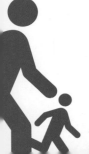

명할 필요가 있다.

예를 들면 핀란드인 남성 약 1,200명을 약 11년간 추적한 Kuopio Study(Lakka 등, 2002)에서 NCEP의 ATPⅢ, WHO 양쪽의 기준을 사용해도 대사증후군환자는 그렇지 않은 환자보다 심장동맥질환(cornonary artery disease)을 약 3배 일으키기 쉬웠다. 또한 미국의 국민건강영양조사의 데이터에 기반한 계산에서는 미국인의 30~74세 대사증후군환자(남성 750만 명, 여성 900만 명)가 만일 치료를 하지 않은 채로 방치된다면 앞으로 10년간 이들 중 남성 150만 명, 여성 45만 명이 허혈심장병(ischemic heart disease)증세를 일으킬 것이라고 하였다(Wong 등, 2003).

4) 대사증후군과 당뇨병

대사증후군의 진단기준 중에 '공복시혈당치'가 포함되어 있는데, 이는 대사증후군환자는 2형당뇨병의 발증위험이 높기 때문이다(Ford, 2005). 2004년 일본에서 실시한 직장인 남성 5,588명에 대한 7년간의 추적조사(Nakanishi 등)에서 WHO진단기준(일부 수정)을 충족시킨 사람이 충족시키지 못한 사람보다 약 4~5배나 2형당뇨병 발병위험이 높게 나타났다. 2형당뇨병 자체도 매우 강력한 심장혈관계통질환 위험요인 중 하나이다. 2형당뇨병환자는 비당뇨병환자보다 약 2~4배나 심장혈관계통질환의 증상을 나타내기 쉽다.

5) 대사증후군의 치료

현재 우리나라에서는 대사증후군환자에게 운동요법을 실시하거나 각종 치료가 어느 정도 심장혈관계통질환의 발병을 억제했는가에 대한 연구는 아직 많지 않다. 여러 가지 심장혈관계통질환 위험요인이 여러 개가 겹친 상태인 대사증후군에 대해 어떤 인자부터 개입해야 하는지, 치료효과는 있는지 등 과제는 많다. 특히 대사증후군은 과식과 신체활동량 저하를 중심으로 하는 생활습관이 그 증세의 발현에 깊이 관련된 것으로 밝혀져 있기 때문에 생활습관 개

표 5-4 대사증후군인 사람이 운동을 시작할 때 주의해야할 상황
▸ 고령 혹은 지금까지 운동습관이 없다.
▸ 과거에 운동을 하던 중 어지러움(왼쪽 목이나 어깨로 방산하는), 가슴통증, 심각하게 숨이 찬 경험 등이 있었다.
▸ 혈압강하제(hypotensor, 강압제), 혈전용해제 등을 복용하고 있다.
▸ 골다공증, 관절장애 등 정형외과적 문제가 있다.
▸ 당뇨병, 뇌경색 등을 앓았던 병력이 있다.

선이 가장 중요한 과제이다.

허혈심장병력이 있는 대사증후군환자를 대상으로 한 연구에서 지중해식 식이요법(정제하지 않은 흰 곡류나 채소, 과일, 생선, 올리브유, 와인 등을 중심으로 하는 식사)이 심장동맥질환의 증상이 나타나는 것을 35% 억제한다고 보고되어 있다(Pitsavos 등, 2003). 운동이 대사증후군 발증을 억제한다는 사실도 밝혀졌다(Rennie 등, 2003 ; Irwin 등, 2002 ; Laaksonen 등, 2002). 또한 이미 대사증후군이라고 진단받은 사람을 대상으로 한 캐나다의 Heritage Study(Katzmarzyk 등, 2003)에서는 1년간의 유산소운동에 의해 대상자의 31%가 대사증후군의 진단기준에서 벗어날 정도로 개선되었다고 보고하였다.

대사증후군환자는 운동을 하면 질환이 개선될 것으로 기대되고 있다. 그러나 심장혈관계통질환 발병위험도 높기 때문에 운동지도 시에는 표 5-4에 해당되는 증상이나 문제가 없는지를 사전에 체크해야 한다. 나아가 운동이 가능한지 불가능한지에 대해서는 의사의 진단을 받아야 한다.

↖ 대사증후군의 운동치료

1) 대사증후군 예방을 위한 유산소운동

(1) 대사증후군의 발증배경과 운동의 중요성

❶ 대사증후군의 발증배경

운동부족과 영양과다와 같은 현대인 특유의 생활습관이 '대사증후군'을 만연시키고 있다. 즉 현대사회에서 기계화문명의 발달(교통·통신시스템의 발달), 포식(과식, 고지방·고단순당질식) 등의 생활환경 변화 때문에 발증되고 있다. 따라서 이 질환군의 예방에 관한 근본적인 대책이 요구되고 있다.

대사증후군의 발증배경에는 운동부족과 영양과다가 존재하므로 그 예방과 개선에는 운동요법과 식이요법이 기본이 된다. 일상생활에서 습관적인 운동으로 신체활동량을 증가시키며 대사증후군의 근간을 이루는 내장지방을 감소시키고 인슐린저항성을 개선시킬 수 있으므로, 대사증후군의 예방과 개선에서 운동은 매우 중요하다.

❷ 대사증후군에서 운동의 중요성

대사증후군 예방을 위한 대책은 첫째 운동, 둘째 식사, 셋째 금연, 마지막으로 약이다. 대사증후군의 몇 가지 중복되는 발증배경에는 운동부족이 있는데, 그 기본적인 대책은 식사와 더불어 일상생활에서 신체활동량의 확보와 운동의 실천이 중요하다.

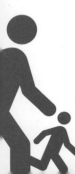

미국스포츠의학회(ACSM : American College of Sports Medicine, 2005)에서는 신체활동과 운동에 관한 가이드라인을 공표하여 신체활동과 운동의 중요성을 '신체활동피라미드'로 나타내고 있다(그림 5-2). ACSM의 '신체활동피라미드'에는 일상적으로 행할 수밖에 없는 것을 최하단에 두고, 반대로 될 수 있는 한 피해야할 사항은 최상단에 표시하고 있다. 즉 최하단에서는 일상생활에서 신체활동량을 증가시키고, 반대로 최상단에서는 앉아서 보내는 시간을 될 수 있는 한 적게 할 것을 권장하고 있다. 2층에서는 유산소운동과 레크리에이션 스포츠(테니스 등)를, 제3층에서는 유연운동·근력트레이닝·레저스포츠(골프나 볼링 등) 등의 실시를 권장하고 있다.

(2) 대사증후군과 신체활동량

대사증후군의 발증배경에는 일상생활에서 신체활동량 감소라고 하는 운동부족이 있다. 그 기본적인 대책은 일상생활에서 신체활동량을 증가시키는 것이다. 앞에서 본 ACSM(2005)

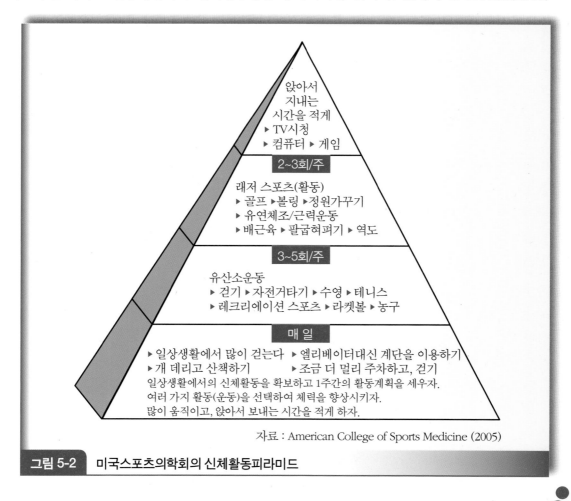

자료 : American College of Sports Medicine (2005)

그림 5-2 미국스포츠의학회의 신체활동피라미드

의 '신체활동피라미드'에서도 일상생활에서 신체활동량 확보의 중요성을 제창하고 있다(그림 5-2). 구체적으로는 '매일 걸음수를 늘린다', '엘리베이터대신 계단으로 오르내린다', '자가용대신 대중교통수단을 이용한다', '물건을 사러 걸어갈 때에는 가까운 가게보다 먼 가게로 간다' 등으로 일상생활을 의식적으로 구성하여 신체활동량의 증가에 힘쓰는 것이 중요하다. 걸음수는 하루에 8,000~10,000보가 이상적이지만, 6,000보로도 중성지방을 낮추고 좋은 HDL콜레스테롤을 늘릴 수 있다. 대사증후군의 예방 및 개선을 위해서는 일상생활에서 신체활동량의 적극적인 확보를 기본으로 하여 좀 더 일상생활 속에 운동의 실천을 도입시키는 것이 바람직하다.

(3) 대사증후군과 유산소운동

❶ 대사증후군과 유산소능력

유산소능력이란 전신지구력을 말하며, 이른바 체력의 중요한 구성요인의 하나이다. 유산소능력은 총사망률과 심장혈관계통질환에 의한 사망률과 관련되어 있는데, 유산소능력이 높을수록 이러한 사망위험이 경감된다(Blair 등, 1995). 또 대사증후군인 남성을 대상으로 하여 유산소능력과 사망률의 관련을 검토해본 결과, 유산소능력이 높으면 사망률이 낮아지는 것으로 나타났다(Katzmarzyk 등, 2004). 이러한 결과로부터 대사증후군 유무에 상관없이 유산소능력은 총사망률 및 심장혈관계통질환에 의한 사망률과 밀접하게 관련되어 있음을 알 수 있다.

유산소능력은 사망률뿐만 아니라 대사증후군의 발증률에도 밀접하게 관련되어 있다. 즉 유산소능력이 높으면 대사증후군의 발증률이 낮아진다는 사실이 밝혀졌다. 체력구성요소에서 근력과의 관계를 살펴봐도 유산소능력은 대사증후군의 발증률과 깊은 관계가 있다.

대사증후군인 사람의 최대산소섭취량은 건강한 사람보다 낮다. 최대산소섭취량이 남성은 35ml/kg/분, 여성은 26ml/kg/분을 밑돌면 대사증후군의 위험요인 보유수가 증가하는 것으로 밝혀졌다.

유산소능력을 높이기 위해서는 신체활동량의 증가와 습관적인 운동의 실천이 효과적이다. 이러한 것들에 의한 유산소능력의 향상은 대사증후군의 위험요인을 줄일 뿐만 아니라, 총사망률과 심장혈관계통질환에 의한 사망률의 감소에도 기여한다.

❷ 대사증후군과 유산소운동의 효과

대사증후군의 예방과 개선에 효과적인 운동이 되려면 비만개선, 내장지방감소, 동맥경화증(vascular sclerosis)의 위험요인(고혈압, 고혈당, 지질대사이상)경감 등을 달성해야 한다. 유산소운동에는 대사증후군의 위험요인을 개선하는 효과가 있으므로 대사증후군의 예방과 개

선을 위해서는 유산소운동의 실천이 매우 중요하다.

대사증후군의 위험요인에 관련된 유산소운동의 효과는 다음과 같다.

▶ 내장지방에 미치는 효과……대사증후군의 기반이 되는 내장지방은 유산소운동을 계속하면 감소한다. 왜냐하면 유산소운동에는 지방을 연소시키는 작용이 있기 때문이다. 또한 지방조직에서 분비되는 아디포넥틴(adiponectin)에는 동맥경화나 당뇨병을 방지하는 기능이 있으며, 습관적인 유산소운동은 아디포넥틴의 분비를 촉진시킨다. 이것은 운동에 의한 체중감소가 영향을 미친다.

▶ 고혈압에 미치는 효과……일회성운동은 혈압을 상승시키지만 유산소운동을 계속하면 혈압이 저하된다. 지속적으로 유산소운동을 하면 동맥의 탄력성을 증가시켜 동맥을 부드럽게 한다. 이것이 혈압을 저하시키는 한 가지 원인이다.

▶ 당내성부전·인슐린저항성에 미치는 효과……운동 시에는 에너지원으로서 혈액 중의 포도당(혈당)을 사용하기 때문에 운동을 하면 혈당이 저하된다. 또한 유산소운동을 계속하면 인슐린저항성이 개선된다.

▶ 지질대사이상에 미치는 효과……유산소운동은 지질대사 개선에 유효하다. 즉 유산소운동을 계속하면 중성지방(중성지방)의 저하와 HDL콜레스테롤의 증가가 나타난다. HDL콜레스테롤은 조직에서 남아도는 콜레스테롤을 회수하여 간으로 운반하는 기능이 있으며, 좋은 콜레스테롤이라고 불린다.

이렇듯 유산소운동은 에너지소비가 기대됨과 동시에 인슐린저항성, 고혈압, 고혈당, 지질대사이상(고중성지방혈증/저HDL콜레스테롤혈증) 등을 개선시키는 효과가 있다. 대사증후군은 내장지방의 축적을 기반으로 하여 고혈압·고혈당·지질대사이상(고중성지질혈증/저HDL콜레스테롤혈증)의 중복에 의해 동맥경화성질환에 빠지는 질환인데, 유산소운동에는 이러한 위험요인을 개선시키는 효과가 있다.

❸ 대사증후군과 유산소운동 및 근력트레이닝의 관계

유산소운동과 근력트레이닝은 서로 효과(영향)를 보충해주는 관계에 있다. 근력트레이닝은 주로 근력과 근량증대를 목적으로 한다. 대사증후군의 예방과 개선이라는 관점에서 내장지방 감소와 심장혈관계통질환 위험요인에 대한 효과를 고려하면 근력트레이닝은 유산소운동만큼 중요하지 않다고 볼 수 있다. 그러나 근력이 대사증후군의 발증률에 영향을 미칠 가능성이 있다는 사실이 밝혀졌다. 이러한 점에서 운동이 대사증후군의 예방과 개선에 효과적이려면 근력트레이닝의 겸용이 중요하다고 볼 수 있다.

비만증환자나 대사증후군인 사람의 운동요법 가이드라인은 표 5-5와 같다. 기본적인 사고방식은 중간강도의 유산소운동을 중심으로 하되, 고령자에게는 근력트레이닝을 병용한다. 운동에 의한 내장지방의 감소여부는 허리둘레의 감소와 혈압 · 혈당 · 혈중지질 · 혈중인슐린 등의 개선을 통하여 확인할 수 있다.

표 5-5	비만증의 운동요법

1. 비만증의 운동처방
- ▸ 종목 : 맨손체조, 걷기, 조깅, 자전거타기, 수영(특히 자전거타기, 수영이 비만에 적합하다)
- ▸ 강도 : 최대강도의 50% 전후 (젖산작업역치의 강도, 운동 중 대화가 가능한 정도)
    일반적으로 심박수는 120박/분(60~70대 : 100박/분)
- ▸ 지속빈도 : 10~30분
- ▸ 빈도 : 1주에 3~5일
- * 각자의 라이프스타일에 운동을 조합한다(식전, 식후 둘 다 가능).

2. 운동요법 실시상의 주의점
- ▸ 식이요법도 병행해서 지도
- ▸ 운동 전후에 준비 · 정리운동 실시
- ▸ 가벼운 운동부터 강도 높은 운동으로 자기 페이스를 유지해가며 증가
- ▸ 스포츠슈즈의 착용
- ▸ 영양사, 간호사, 건강운동지도사 등의 지도

표 5-6	ACSM이 권장하는 건강의 유지 · 증진을 위한 운동프로그램

	빈도	강도	지속	방법
유산소운동 (유산소트레이닝)	3~5일/주	중간강도 (40, 50%$\dot{V}O_2R$)~ 고강도(85%$\dot{V}O_2R$) 12~16RPE	20~60분	큰근육군을 동적으로 동원
저항트레이닝 (근력트레이닝)	2~3일/주	그 이상 반복할 수 없을 때까지(19~20RPE), 혹은 거기에서 2~3회 정도 전까지(16RPE) 반복	3~20회의 반복운동을 1세트 실시 (1세트는 3~5회, 8~10회, 12~15회 중 각자의 근력에 맞게 행하는 방법 선택)	주요근육군의 트레이닝을 8~10종류 실시
유연성운동 (유연성트레이닝)	2~3일/주 이상 목표 5~7일/주	통증을 동반하지 않는 범위에서 될 수 있는 한 근육을 편다.	1회당 15~30초, 2~4회	모든 주요 근군에 대한 정적 스트레치

▸$\dot{V}O_2R = \dot{V}O_2max - \dot{V}O_2rest$
▸RPE=자각적 운동강도(rating of perceived exertion)
  11=편하다, 13=약간 힘들다, 15=힘들다, 17=꽤 힘들다, 19=굉장히 힘들다
  자료 : ACSM(2005)

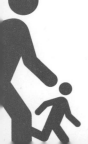

한편 ACSM(2005)에서도 유산소운동과 근력트레이닝을 겸용한 운동프로그램을 권장하고 있다(표 5-6). 이 프로그램은 대사증후군의 예방과 개선을 위한 특별한 운동프로그램이 아니라, 건강한 사람이 건강의 유지·증진을 꾀하기 위한 것으로 체력·나이·병상태 등에 따라 적당히 수정하여 사용하도록 하고 있다. 이것은 미국뿐만 아니라 생활습관의 서구화에 따라 우리나라에서도 모든 국민이 대사증후군의 위협을 받고 있으므로 일반적인 건강의 유지·증진을 위한 운동프로그램이 대사증후군 예방으로 직결된다. ACSM에서는 대사증후군인 사람에 대해서는 유산소능력의 향상과 효율적인 에너지소비를 목표로 약간 강한 강도의 유산소운동($50{\sim}75\%\dot{V}O_2R[\dot{V}O_2max-\dot{V}O_2rest]$)을 권장하고 있다.

표 5-7　건강증진를 위한 최대산소섭취량(ml/kg/분)의 기준치와 범위

	20대	30대	40대	50대	60대
남성 기준치	40	38	37	34	33
(범위)	(33~47)	(31~45)	(30~45)	(26~45)	(25~41)
여성 기준치	33	32	31	29	28
(범위)	(27~38)	(27~36)	(26~33)	(26~32)	(26~30)

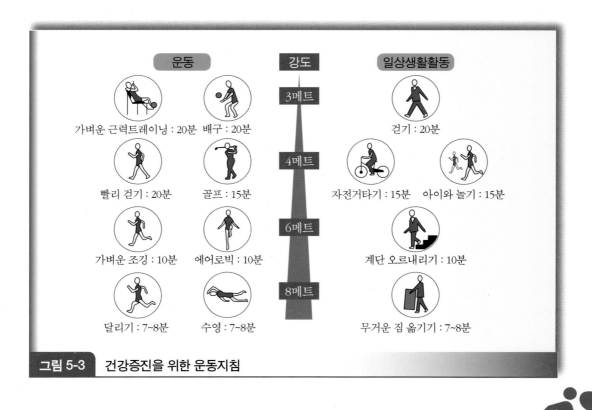

그림 5-3　건강증진을 위한 운동지침

(4) 운동요법과 식이요법의 병행

대사증후군을 개선하려면 운동의 습관화와 함께 식이요법(주로 적절한 식사제한에 의한 섭취에너지량의 감소)의 병행실시가 중요하다. ACSM에서도 운동요법과 식이요법의 병행을 원칙으로 하고 있다. 일반적으로 운동에 의한 체중감소는 식이요법보다 작지만, 두 가지를 병행하면 각각을 단독으로 실시할 때보다도 효과가 훨씬 높다(National Institutes of Health, 1998).

2) 대사증후군 예방을 위한 근력트레이닝

(1) 대사증후군 예방과 근력

체력이 약하면 생활습관병이나 대사증후군의 발병위험이 높아진다. 반대로 체력향상을 위한 운동은 대사증후군의 발병위험을 저하시킨다. 이러한 것들은 많은 과학적 증거에 의해 명확하게 밝혀져 있다. 여기에서 말하는 체력이란 유산소능력(주로 최대산소섭취량)을 가리킨다. 즉 유산소능력의 유지·향상이 생활습관병과 대사증후군을 예방한다는 것이 지금까지의 일반적인 생각이었다.

그러나 최근에는 유산소능력뿐만 아니라 근력도 생활습관병이나 대사증후군의 발병위험에 영향을 미친다는 사실이 밝혀졌다. 여기에서는 근력이 대사증후군에 미치는 영향과 그 메커니즘을 살펴본다.

❶ 근력과 대사증후군 발증의 관계

대규모 역학(疫學)연구 분야에서 권위 있는 Blair 등은 근력과 유산소능력이라고 하는 2가지 체력요소와 대사증후군 발증관계에 대해 흥미로운 데이터를 보고했다(Jurca 등, 2004). 그들은 미국인 남성 8,570명을 대상으로 하여 근력은 4단계, 유산소능력은 3단계로 분류하여 각 군의 대사증후군 발병률을 비교했다. 그 결과 유산소능력뿐만 아니라 근력도 독립하여 대사증후군의 발병률에 관계하고 있다는 것이 확인되어, 근력이 낮을수록 대사증후군의 발병률이 높은 것으로 나타났다(그림 5-4). 유산소능력이 가장 낮은 그룹의 예를 보면 근력이 가장 높은 군의 대사증후군 발증률은 30.5%인데 반해 가장 낮은 군은 44.7%로 되어 있어, 근력이 낮은 군의 발병률은 약 1.5배나 높게 나타났다.

이 결과의 해석에서 중요한 점은 근력과 유산소능력이라고 하는 2가지 체력요소 중 어느 것에 의한 영향력이 강한지가 아니라, 각각의 체력요소가 독립하여 대사증후군의 발병에 영향을 미쳤다는 것이다. 즉 대사증후군 예방을 위한 운동지도를 할 때에는 근력과 유산소능력이라는 두 가지 체력요소를 높여야 한다.

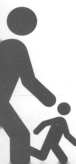

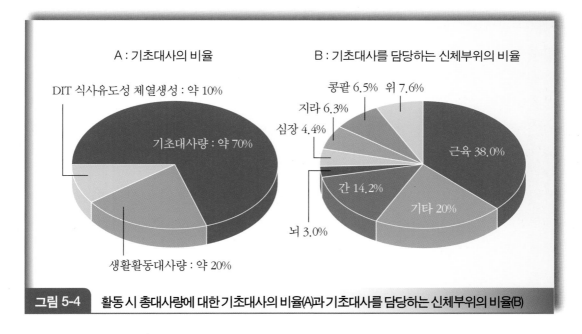

A : 기초대사의 비율

DIT 식사유도성 체열생성 : 약 10%

기초대사량 : 약 70%

생활활동대사량 : 약 20%

B : 기초대사를 담당하는 신체부위의 비율

콩팥 6.5% 위 7.6%

지라 6.3%

심장 4.4%

근육 38.0%

간 14.2%

기타 20%

뇌 3.0%

| 그림 5-4 | 활동 시 총대사량에 대한 기초대사의 비율(A)과 기초대사를 담당하는 신체부위의 비율(B) |

❷ 근력이 대사증후군에 영향을 미치는 메커니즘

근력이 대사증후군에 영향을 미치는 메커니즘을 이해하려면 우선 근육의 특성을 이해할 필요가 있다.

▶ 근육은 매우 큰 에너지소비기관이다……사람의 일일에너지소비량 중에서도 가장 큰 비율(약 70%)을 차지하는 것이 기초대사량에 의한 에너지소비이지만(그림 5-4A), 그 기초대사량 중 약 38%가 근육에 의한 에너지소비이다(그림 5-4B).

▶ 인체의 대사조절기구에서 근육은 중요한 역할을 담당한다……근육은 세포 내에 있는 혈당을 거둬들여 소비하고 지질대사조절에도 관련되어 있다. 체중의 약 30%가 근육이라는 점도 같이 고려하면, 근육은 체내의 대사조절계 중에서 굉장히 공헌도가 큰 곳이라고 할 수 있다.

그렇다면 '근력이 대사증후군의 발증에 영향을 미치는 메커니즘은 무엇인지'에 대해서 위에서 설명한 근육의 특성을 참고로 하여 생각해보자.

근력의 높고 낮음에는 근육의 크기, 즉 근량이 큰 영향을 미친다. 근력이 높다는 것은 근량이 많다는 뜻이며, 또 근량이 많다는 것은 기초대사량이 많다는 것을 의미한다. 예를 들어 비슷한 신장·체중·식사량·신체활동량 등을 가졌다고 하더라도 근량이 다른 두 사람을 상정해보면, 근량이 많은 사람은 적은 사람에 비해 기초대사량이 많기 때문에 대사증후군의 근본적인 원인인 비만이나 인슐린저항성이 근력이 적은 사람보다 생기기 어렵다고 볼 수 있다. 실

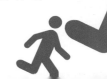

제로 근량이 많을수록 기초대사량이 높고, 인슐린저항성이 낮다는 것이 과학적 연구를 통해 밝혀져 있다.

한편 근육의 양뿐만 아니라 질도 대사증후군 예방에서 중요시되고 있다. 근육의 질이란 대사율을 말하는데, 근육의 질이 높다는 것은 당이나 지질 등의 대사율이 높다는 것을 의미한다. 근력트레이닝은 근력향상을 촉진하는 한편, 혈당을 근육에 거둬들이는 능력을 높이는 효과도 있다. 즉 근력이 높다는 것은 근육의 질이 높은 상태를 반영하고 있는데, 이것은 비만이나 인슐린저항성의 예방에 좋은 영향을 미친다.

이러한 점들을 통해 근력이 대사증후군의 발증에 영향을 미치는 메커니즘은 근육의 양 및 질적인 특성이 크게 관여하고 있다고 할 수 있으며, 근력의 유지·증가는 대사증후군 예방에서 중요하다.

(2) 근력트레이닝이 대사증후군에 미치는 효과

근력트레이닝은 근력을 향상시키거나 근량을 증가시키는 효과가 있다. 이 결과는 나이·성별·체력 등에 상관없이 얻어지는 것으로 밝혀졌다. 최근에는 근력트레이닝에 의한 이러한 효과가 대사증후군의 개선과 예방에 유효하다는 사실이 명확해지고 있다.

❶ 내장지방에 미치는 근력트레이닝의 효과

대사증후군의 근본적인 원인은 에너지의 섭취와 소비의 불균형으로 인한 비만인데, 특히 내장지방형비만이 동맥경화증의 주요원인으로 알려져 있다. 근력트레이닝이 내장지방에 미치는 영향을 검토한 연구는 적지만, 몇 가지 연구에 의해 그 개선효과가 보고되어 있다.

트루스(Treuth, M. S.) 등(1995)은 건강한 고령 여성에게 근력트레이닝을 실시하여 트레이닝 전후의 내장지방량의 변화를 조사했다. 그 결과 트레이닝 후에 내장지방량이 트레이닝 전보다 감소했다(그림 5-5). 더욱이 그들의 근력트레이닝 전후의 안정시대사량을 측정하였더니 트레이닝 후에 안정시대사량이 증가했다는 사실을 보고했다(그림 5-6). 이러한 결과는 근력트레이닝에 의한 근량의 증가가 안정시대사량의 증가와 내장지방량 감소를 일으킬 가능성이 있음을 뜻한다.

최근에는 내장지방과 관련된 호르몬으로 유명한 아디포넥틴(adiponectin)과 렙틴(leptin)도 근력트레이닝에 의해 변화한다는 것이 보고되었다. 아디포넥틴은 혈관벽에 작용하여 동맥경화를 억제시키거나 당대사를 개선하는 역할을 하는 호르몬으로, 내장지방량이 증가하면 아디포넥틴의 분비량은 감소한다. 한편 렙틴은 인슐린저항성(인슐린이 잘 안 들게 되어 혈당을 낮추는 작용이 나빠진 상태)을 초래하는 호르몬이며, 내장지방량이 증가하면 렙틴은 증가한다.

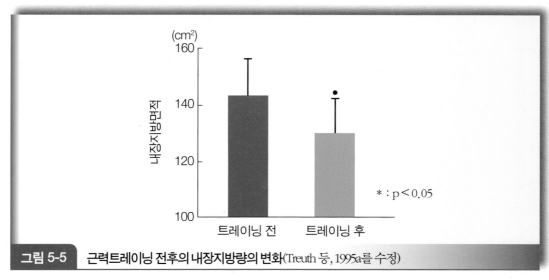

그림 5-5 **근력트레이닝 전후의 내장지방량의 변화**(Treuth 등, 1995a를 수정)

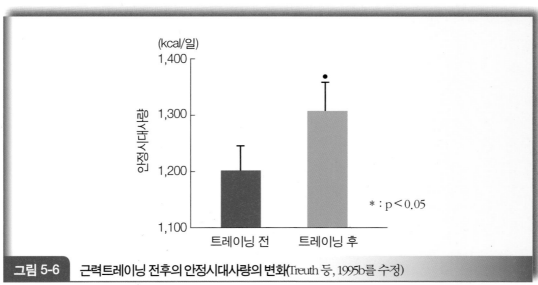

그림 5-6 **근력트레이닝 전후의 안정시대사량의 변화**(Treuth 등, 1995b를 수정)

파트로우(Fatouros, I. G.) 등(2005)은 과체중인 고령 남성을 대상으로 근력트레이닝 전후의 아디포넥틴과 렙틴의 변화를 조사하여 트레이닝 전과 비교하였더니 트레이닝 후에 아디포넥틴이 증가하고, 렙틴은 감소했다고 보고했다.

근력트레이닝이 내장지방에 미치는 영향에 대한 메커니즘은 명확하지 않지만, 근육의 질적·양적 개선이 내장지방량의 감소에 영향을 미친다고 볼 수 있으므로 트레이닝에 의한 그것들의 개선은 대사증후군의 예방에 효과적이다.

❷ 인슐린저항성에 미치는 근력트레이닝의 효과

인슐린저항성은 혈당치를 상승시켜 당뇨병과 동맥경화증의 원인이 된다. 근력트레이닝이

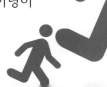

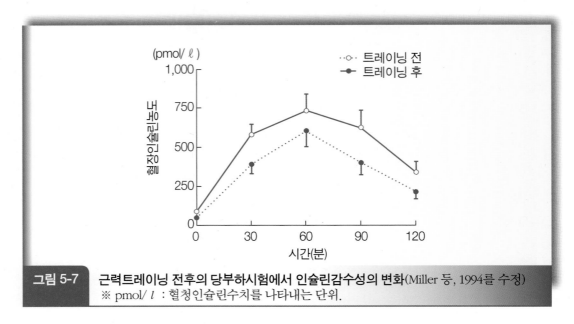

그림 5-7 **근력트레이닝 전후의 당부하시험에서 인슐린감수성의 변화**(Miller 등, 1994를 수정)
※ pmol/ *l* : 혈청인슐린수치를 나타내는 단위.

인슐린저항성에 미치는 영향에 대한 검토가 비교적 많이 시행되어 그 개선효과와 예방효과가 밝혀져 있다.

그림 5-7은 장기간의 근력트레이닝 실시가 인슐린감수성(인슐린이 잘 듣는지 잘 안 듣는지의 지표)에 미치는 영향을 나타내고 있다(Miller 등, 1994). 이 그림은 포도당의 경구부하시험 중 인슐린농도의 실시간 변동을 나타내고 있지만, 트레이닝 전에 비해 근력트레이닝 후에 인슐린농도가 저하되어 있으며, 인슐린감수성이 높아져 적은 인슐린에서도 혈당을 근육으로 거둬들일 수 있다는 사실이 밝혀졌다.

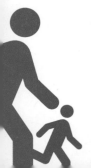

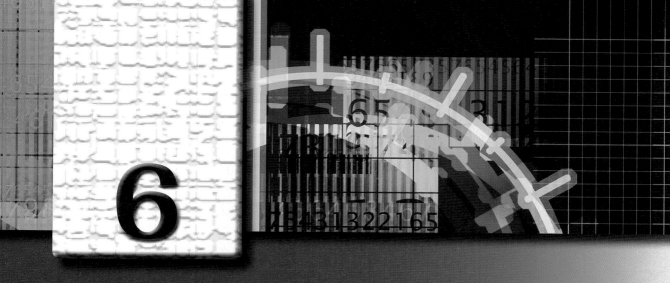

6

뼈 · 관절질환과 운동치료 프로그램

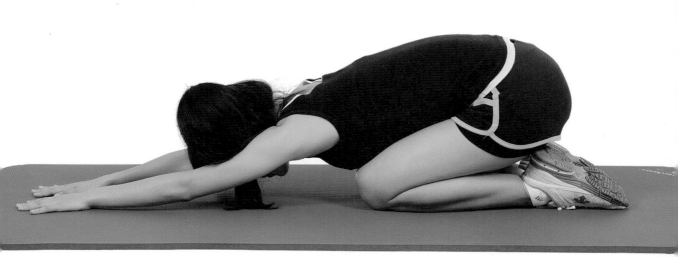

╰ 뼈·관절질환의 종류

여기에서는 중·고령자의 뼈·관절상태에 따른 특징적인 질환을 살펴본다.

(1) 변형관절염

뼈끝은 연골(cartilage)로 덮여 있으며, 마주 대하는 뼈의 연골면끼리는 맞닿아 관절을 형성한다. 관절은 관절주머니가 싸고 있으며, 관절주머니 안쪽에 붙은 윤활막에서 생성되는 윤활액이 연골면 사이에 침윤하여 극히 작은 마찰저항으로도 운동이 가능해진다. 연골에는 신경·혈관이 없기 때문에 아픔을 느끼지 않고 움직일 수 있다. 한편 관절주머니에는 신경종말(nerve ending)이 많이 들어 있어서 가동범위를 넘는 움직임을 억지로 하면 관절주머니가 늘어나 통증을 일으킨다.

관절상해로 연골이 손상되거나, 체중증가·중노동·지나친 스포츠활동 등으로 관절에 과도한 물리적 부하가 가해지면 연골은 손상되어 그 두께가 얇아져간다. 한편 관절염(arthritis)에 의해 연골상해를 일으키는 효소가 분비되어도 연골이 손상된다. 이렇게 연골이 손상되어 그 두께가 얇아져 통증을 일으키는 상태가 초기변형인데, 이때 X-선사진으로 보면 연골두께를 나타내는 관절공간(joint space)이 좁아진 것을 발견할 수 있다.

연골기능이 저하되어 이제까지 연골이 받던 하중부하범위를 넘는 부하가 관절주위의 뼈에 가해지면 그 부하에 따라서 같은 부위에서 뼈는 증식을 일으켜 X-선사진으로 보면 돌기모양의 뼈가 보인다(뼈돌기형성). 또, 연골밑부분의 뼈에도 뼈증식이 발생해서 X-선사진으로 보면

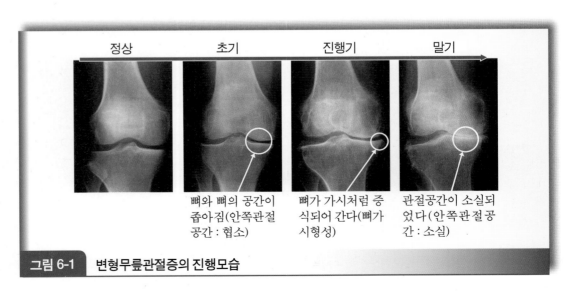

정상　　　　초기　　　　진행기　　　　말기

뼈와 뼈의 공간이
좁아짐(안쪽관절
공간 : 협소)

뼈가 가시처럼 증
식되어 간다(뼈가
시형성)

관절공간이 소실되
었다(안쪽관절공
간 : 소실)

그림 6-1　변형무릎관절증의 진행모습

연골밑부분의 뼈가 굳어진 모습이 보인다. 이러한 변형이 발생하는 과정은 의자에서 일어서거나 계단오르내리기 등에 의해 큰 하중부하가 가해져 통증이 발생하면 변형관절염(arthritis deformans)이 되어 바르게 앉기조차 불가능할 정도로 가동범위가 제한된다.

> ※ **관절공간(joint space, 關節裂隙)**
>
> 　관절에는 일반적으로 일정한 부피의 연골층이 있다. 그러나 이것은 X-선사진에는 나타나지 않으므로 X-선사진으로 보는 관절공간은 실제로 해부에서 보는 관절안(articular cavity, 관절강)보다 넓어져 있다. X-선사진으로 관절공간의 협소화가 보일 때에는 앞서 말한 연골층이 변성 또는 파괴된 것으로 볼 수 있다.

(2) 변형척추증 · 척주관협착증
척추에도 관절과 같은 변형이 일어난다. 척추의 앞쪽은 척추사이원반(intervertebral disc,

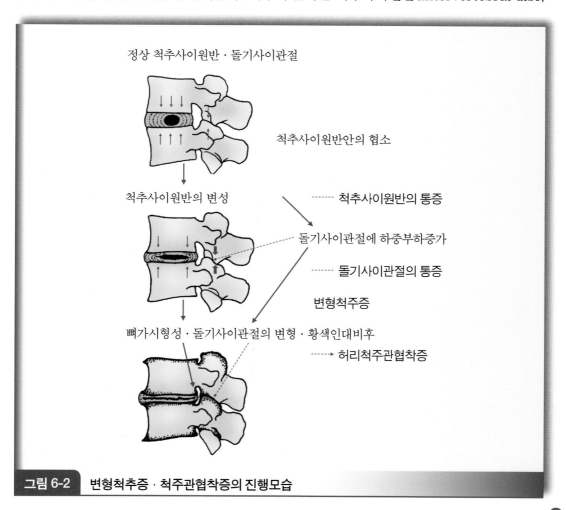

정상 척추사이원반 · 돌기사이관절

척추사이원반안의 협소

척추사이원반의 변성

척추사이원반의 통증

돌기사이관절에 하중부하증가

돌기사이관절의 통증

변형척추증

뼈가시형성 · 돌기사이관절의 변형 · 황색인대비후

허리척주관협착증

그림 6-2　변형척추증 · 척주관협착증의 진행모습

추간판)이, 뒤쪽은 양쪽 돌기사이관절(추간관절)이 하중을 지지한다. 척추사이원반에는 섬유고리(섬유륜)가 있는데, 그 속에 수분을 포함한 겔(gel)상태의 속질핵(수핵)이 들어 있어 척추뼈몸통(추체)과 척추뼈몸통 사이에서 하중을 지지하고 충격을 흡수하는 역할을 한다.

속질핵 속에는 수분유지기능을 하는 프로테오글라이칸(proteoglycan)이 들어 있으나, 유전·연령·중노동·과도한 스포츠활동 등과 같은 물리적 부하 때문에 손상되어 그 생산량이 감소하면 속질핵 속의 수분함유량도 동시에 감소한다. 이 상태를 척추사이원반 변성이라고 한다.

척추사이원반이 변성하면 척추사이원반의 높이가 감소하여 충격흡수기능이 저하되고, 척추뼈몸통 가장자리에 뼈돌기가 형성되어 뒤쪽에 있는 돌기사이관절의 하중부하를 증가시켜 돌기사이관절에 변형관절염(arthritis deformans)을 일으킨다(그림 6-3). 이러한 일련의 변화과정에 의해 척추사이원반이나 돌기사이관절에 통증이 일어나는데, 이러한 증상을 변형척추증(spondylosis deformans)이라고 한다.

변형이 심해져 척주관이 협착되면 척주관(spinal canal) 속의 신경조직이 압박받아 다리에 경련이나 마비증상을 일으킨다. 이러한 증상을 척주관협착증(spinal stenosis)이라고 한다.

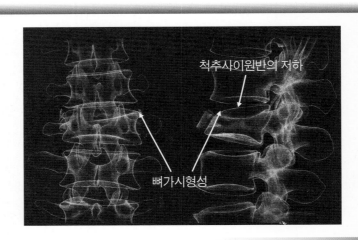

그림 6-3 돌기사이관절의 변형관절염

(3) 골다공증

뼈는 뼈파괴세포(osteoclast, 파골세포)에 의해 흡수되고 뼈모세포(osteoblastic, 골아세포)에 의해 만들어진다. 노령이나 폐경으로 뼈모세포의 기능이 저하되면 뼈의 신생이 적어져 뼈밀도(bone density)가 감소한다. 또, 뼈의 재료가 되는 칼슘은 창자관(장관)에서 흡수되고 콩팥에서 배설되지만, 햇볕을 받아 활성화된 비타민 D에 의해 창자관의 흡수가 촉진된다. 반대로 칼슘섭취량이 저하되어 창자관의 흡수량이 감소하면 혈액 속의 칼슘농도를 일정하게 유지하기

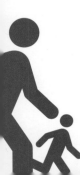

위해 뼈에서 칼슘이 방출되므로 뼈밀도가 감소하게 된다. 이러한 여러 가지 원인에 의해 뼈밀도가 감소하여 골절을 일으키기 쉬운 상태를 골다공증(osteoporosis)이라고 한다.

✔ 뼈·관절질환의 운동치료

1) 뼈·관절질환자의 운동가능여부 판단

(1) 건강검진

운동은 바른 방법으로 하면 유익한 약이 되지만, 잘못된 방법으로 하면 위험한 독이 된다(그림 6-4). 따라서 운동을 처방하고 지도할 때에는 대상자의 뼈와 관절의 상태를 파악하여 그 사람에게 맞는 운동방법과 적절한 양의 운동을 부하해야 한다.

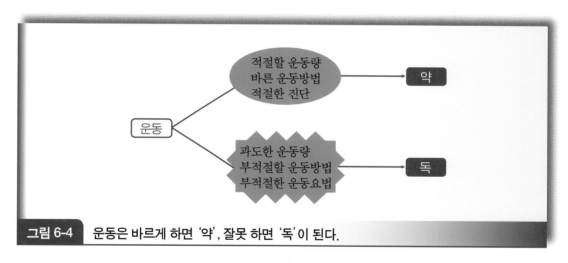

| 그림 6-4 | 운동은 바르게 하면 '약', 잘못 하면 '독'이 된다. |

스포츠경기자는 자신의 몸상태를 알고, 장애여부를 확인하는 정기적인 건강검진이 필요하다. 건강검진으로 자신의 유연성·근력·지구력 등이 그 경기에 적합한지를 확인하고, 부족하면 보충대책을 세운다. 또, 경기수행능력을 높이려면 상당한 운동부하를 가하지 않으면 안되기 때문에 상해를 입지 않을 몸상태를 만들어야 한다. 그에 맞추어 상해를 미연에 방지하기 위한 스트레칭이나 근력트레이닝을 지도한다.

중·고령자는 스포츠선수보다 근력·유연성이 저하되어 있을 뿐만 아니라 뼈나 관절의 노화(변형성노화)에 의해 통증도 일으키기 쉽다. 운동을 지도하기 전에 이러한 상태를 파악해두어야 '약'이 되는 운동을 처방할 수 있다.

2) 운동기능 평가

운동기능을 평가할 때에는 운동에 장애를 주는 질환을 중심으로 생각하는 경향이 있지만, 모든 질환은 기억하여 평가하기란 사실 불가능하다. 모든 질환은 각각 다르기 때문에 현재상태에서 무엇이 가능하고 무엇이 불가능한가를 평가하는 것이 운동지도 시에 중요하다.

물론 질환의 종류, 예를 들어 뇌혈관병(cerebrovascular disease)에 의한 운동기능장애, 변형관절염에 의한 운동기능장애, 관절류머티스에 의한 운동기능장애, 외상 후의 운동기능장애 등을 정확하게 감별하는 지식도 필요하겠지만, 실제로는 '어떤 병인가'라는 정도의 지식만 있어도 충분하다.

3) 관절가동범위 평가

(1) 몸통기능 평가

❶ 목

목(cervix, neck)은 스스로 지지하는 것을 전제로 한다. 일상생활에서 목을 상하좌우로 얼마만큼 돌릴 수 있는가가 중요하다. 목을 굽히거나 펼 때에는 몸통 아래쪽을 움직이지 않고도 바닥이나 천정을 볼 수 있어야 하며, 또 앞으로 굽히거나 뒤로 젖히는 운동을 정상적으로 할 수 있어야 한다(그림 6-5).

목휘돌리기(회선)나 옆으로 굽히기는 몸통을 움직이지 않고 좌우의 물건을 볼 수 있으면 정상으로 볼 수 있다(그림 6-6). 옆으로 굽히기의 정도는 일상생활에 큰 지장을 주는 경우는 적으므로 생략한다.

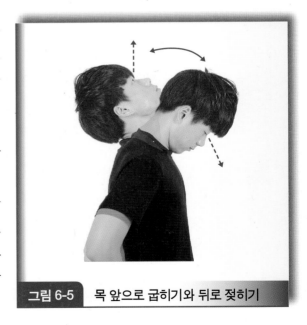

그림 6-5 목 앞으로 굽히기와 뒤로 젖히기

❷ 가슴과 허리

가슴(breast)과 허리(lumbar)는 몸통을 지지한다. 앞으로 굽히기·뒤로 젖히기는 스스로 몸통을 유지하면서 정도는 다르나 움직임이 제대로 되어야 한다. 앞으로 굽히기는 인사를 할 수 있으면 정상범위로 볼 수 있다. 뒤로 젖히기의 가동범위제한은 일상생활에 그다지 지장을 주지 않으므로 생략한다(그림 6-7).

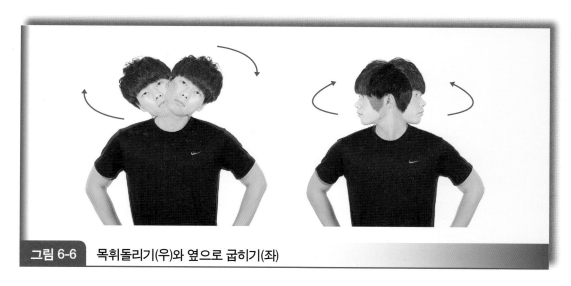

그림 6-6 목휘돌리기(우)와 옆으로 굽히기(좌)

손가락-바닥 간 거리(FFD : finger floor distance, 그림 6-8)는 척추 앞으로 굽히기의 기능 평가로 이용되고 있다. 그러나 등뼈·허리뼈의 움직임이 그다지 없어도 엉덩관절의 가동범위가 정상이라면 손가락이 바닥에 닿을 수 있기 때문에 FFD만으로는 몸통의 움직임을 평가하기가 쉽지 않다. 등뼈는 생명에 관계되는 중요한 장기가 들어 있는 가슴우리의 축이 되기 때문에

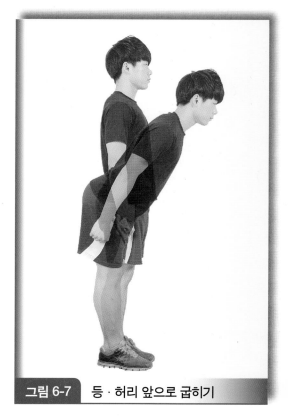

그림 6-7 등·허리 앞으로 굽히기

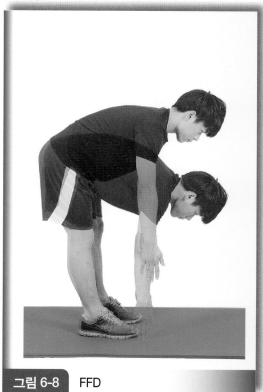

그림 6-8 FFD

몸통을 움직이더라도 등뼈는 그다지 움직이지 않는다. 허리뼈도 앞으로 굽히기 40도, 뒤로 젖히기 30도, 휘돌리기 30도 정도로서 움직임은 그다지 크지 않다. 반대로 엉덩관절질환(변형엉덩관절염)으로 엉덩관절의 가동범위에 제한이 있으면 허리뼈의 움직임에 영향을 준다.

(2) 팔기능 평가

❶ 어깨관절

어깨관절(shoulder joint)은 엉덩관절과 같은 절구관절이기 때문에 움직이는 범위가 넓다. 여러 방향(굽힘, 폄, 벌림, 모음, 가쪽돌림, 안쪽돌림)으로 움직일 수 있고, 복합동작에 의해 어깨를 수평으로 움직이거나 돌릴 수 있다. 일상생활에서는 '만세'를 할 때 제대로 움직일 수 있으면 어깨관절기능은 거의 정상이다(그림 6-9).

❷ 팔꿈관절

팔꿈관절(elbow joint)은 손을 얼굴에 가까이 가져갈 때와 입에 무엇을 넣을 때 중요한 역할을 한다. 세수를 제대로 할 수 있으면 팔꿈관절의 기능은 정상이라고 할 수 있다(그림 6-10). 왜냐하면 세수동작은 팔꿈관절이 120도 이상 굽혀져야 가능하기 때문이다.

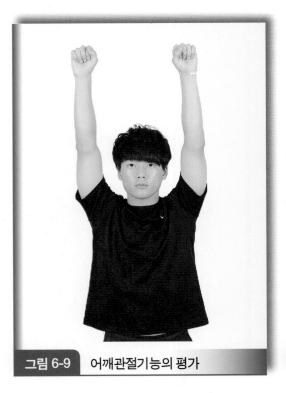

그림 6-9 어깨관절기능의 평가

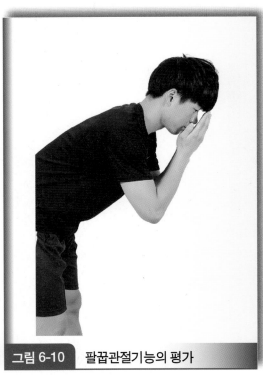

그림 6-10 팔꿈관절기능의 평가

❸ 손목관절

합장을 할 수 있으면 손목관절(wrist joint)의 손등쪽굽힘가동범위는 정상으로 볼 수 있다 (그림 6-11). 손바닥쪽굽힘동작의 제한은 일상생활동작(ADL : activities of daily living) 에는 지장을 주는 일이 드물기 때문에 생략한다.

❹ 손

'가위, 바위, 보'를 제대로 하면 손가락의 기능은 정상에 가깝다고 해도 된다(그림 6-12).

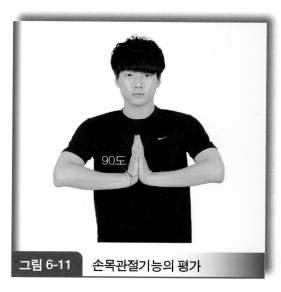

그림 6-11　손목관절기능의 평가

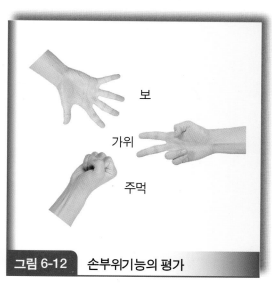

그림 6-12　손부위기능의 평가

(3) 다리기능 평가

다리(leg)는 '서기', '스스로 이동하기'라는 사람들에게는 없어서는 안 될 중요한 기능을 맡고 있다. 인간은 태어나서 서기까지에는 어느 정도의 과정을 거쳐야 한다.

사람은 태어날 때에는 하늘을 올려다보는 누운 자세였다가, 몇 달 지나면 엎드린 상태에서 엎치락뒤치락하는 것만 가능하다. 팔 · 다리를 열심히 움직여 어느 정도의 단계를 지나면 보행이 가능하게 된다. 이러한 동작이 가능한지 어떤지를 보는 것은 서기 위한 동작의 1단계이다.

출생 시부터 보행에 이르기까지 단계별 동작은 다음과 같다.

1단계 : 팔 · 다리를 빈번히 좌우 동시에 움직인다(태어날 때부터).

2단계 : 목을 갸우뚱거린다(생후 3개월). 눈으로는 여러 가지 물건을 쫓고 있지만, 생후 3개월쯤 되면 목을 갸우뚱거린다. 스스로 자유롭게 목을 움직일 수 있게 된다. 이것이 2단계이다. 다음으로 목을 옆으로 뉘여서 팔을 쭉 뻗으면서 몸을 뒤집는 동작을 준비하게 된다.

3단계 : 엎치락뒤치락하는 것이 가능하다(생후 6개월). 생후 6개월쯤 되면 엎치락뒤치락하는 것이 가능해진다. 자유롭게 엎드리거나 바로 눕게 되고, 그 후에는 네 발로 걷는 자세를 취할 수 있게 된다(이것을 잘 못하는 아기도 있다).

4단계 : 일어선다(생후 9개월). 생후 9개월쯤 되면 손으로 물건을 잡고 바로 서기가 가능해진다. 그 후에는 근력이나 운동기능이 향상되어 뒤뚱뒤뚱 걷기 시작하면서 보행능력이 발달되어간다.

5단계 : 걷는다(생후 1세~1세 6개월). 생후 1년 전후가 되면 보행이 가능해지며, 1년 6개월까지 거의 모든 아기들은 걸을 수 있게 된다.

이상과 같이 과정을 거쳐 인간은 걸을 수 있게 된다. 여러 가지 질환 때문에 보행이 가능하지 않는 경우도 있지만, '왜 걸을 수 없는가'를 평가할 때에는 기본적인 지식이 되기 때문에 이들 지식을 이해해두는 것이 필요하다. 특히 뇌혈관병이나 척추질환으로 운동마비가 되면 위의 단계를 고려해서 평가할 필요가 있다.

(4) 다리부위관절의 장애유무 평가

다음에서 다리의 부위별 관절장애를 평가한다.

다리부위관절의 가동범위를 평가할 때에는 '정좌를 할 수 있는지'가 포인트가 된다(그림 6-13). 정좌를 하려면 엉덩관절은 굽힘 60도 이상, 무릎관절은 정상적인 굽힘이 가능해야 하고, 발목관절은 발바닥쪽굽힘 45도 이상 움직일 수 있어야 한다. 따라서 정좌가 가능하다면 다리관절의 기능은 거의 정상이라고 평가해도 좋다. 정좌가 가능하면서 큰절을 할 수 있다면 엉

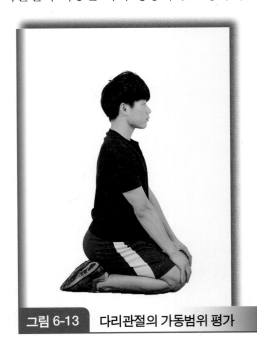

그림 6-13 **다리관절의 가동범위 평가**

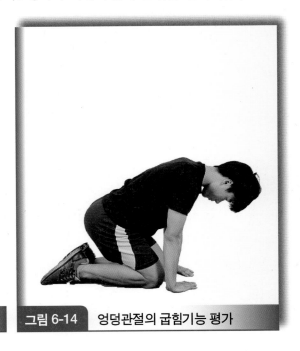

그림 6-14 **엉덩관절의 굽힘기능 평가**

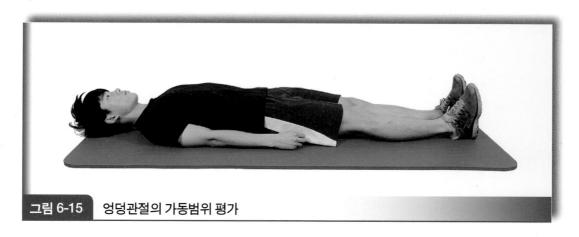

그림 6-15 엉덩관절의 가동범위 평가

덩관절의 굽힘기능은 정상으로 평가할 수 있다(그림 6-14).

❶ 엉덩관절

엉덩관절(hip joint, coxa)의 가동범위는 누운 자세에서 평가한다. 딱딱한 검사대에서 실시하여야 볼기(gluteal region)가 가라앉지 않을 것이다. 머리부터 몸통, 그리고 가능하면 다리까지 일직선이 되게 한다(그림 6-15). 먼저 골반의 위치를 확인하기 위해 양쪽 위앞엉덩뼈가시(상전장골곡)를 촉지(feel ; perceive by touch)하여 몸통에 대해 골반이 기울었는지를 살펴본다. 왼쪽 엉덩관절에 모음(내전)경축이 있다면 골반을 반시계방향으로 회전시켰을 때 오른쪽이 내려간다. 그리고 오른다리가 좀 더 긴 듯이 보인다. 굽힘(굴곡)경축이 있으면 등허리부위가 바닥에 닿지 않고 떠 버린다(그림 6-16A, B). 오른쪽굽힘경축이 있다면 오른쪽을 굽힐 때 떠 있는 허리부위가 바닥에 닿는다(허리뼈의 앞굽이가 소실된다. 그림 6-16C).

엉덩관절을 굽히면 보통은 넙다리앞면이 배에 닿을 위치까지 구부러진다(120도 정도). 엉덩관절이 30도 이상 굽혀지면 보통 의자에 허리를 받치고 앉을 수 있다. 엉덩관절이 60도 이상 굽혀지지 않으면 정좌를 할 수 없게 된다. 이 경우 재래식화장실 사용은 불가능하다. 가쪽돌림을 평가할 때에는 양쪽 위앞엉덩뼈가시를 촉지한 채 골반이 움직일 때까지 다리를 벌려본다(보통 30~45도 정도 벌어진다). 이때 30도 이상 벌어지면 ADL에 지장을 주지는 않는다. 모음은 벌림과 똑같이 하지만, 이번에는 다리를 교차시키고 20~30도 움직여본다. 엉덩관절은 절구관절(spheroidal joint)이어서 가쪽돌리기·안쪽돌리기를 할 수 있다. 다리가 잘 벌려지지 않으면 엉덩관절의 가쪽돌림이 나쁘다는 것을 뜻한다.

❷ 무릎관절

무릎관절(knee joint)은 폄 0도(10~20도로 과잉펴지는 사람도 있다)에서 150도 정도 구부러지면 정상인데, 이때 정좌가 가능하다. 일상생활에서는 폄 0도까지 펴는 자세를 취하지 않으면 보행이 곤란해진다. 무릎이 90도 이상 구부러지면 ADL에 지장을 주지는 않는다. 우리

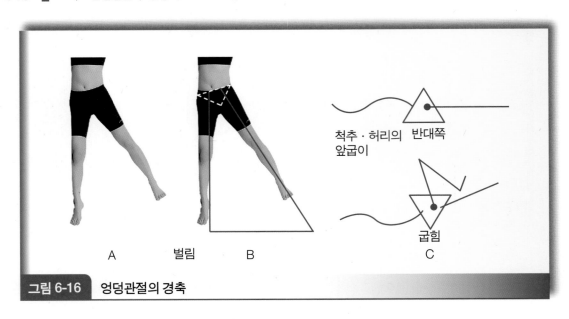

그림 6-16 엉덩관절의 경축

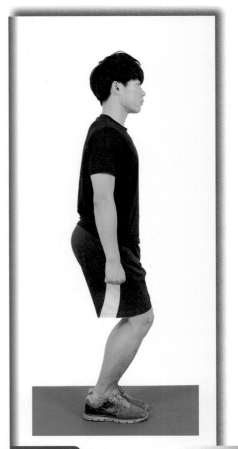

그림 6-17 발목관절의 굽힘가동범위 평가

나라 고유의 좌식생활에서는 무릎이 120도 이상 구부러지지 않으면 부자연스럽고, 재래식화장실 사용도 곤란하다.

❸ 발목관절

발목관절(ankle joint)은 발을 모으고 서서 발꿈치를 들어올리지 않고 그대로 쪼그려 앉을 수 있으면 굽힘가동범위는 정상(0~20도)으로 판단한다(그림 6-17). 발목관절펴기(발바닥쪽굽힘)는 종아리앞면과 발등이 일직선이 되면 정상으로 판단한다(0~45도).

❹ 발

발은 발가락의 움직임에 주의해야 한다. 폄은 0도, 굽힘은 45도 전후이지만, 굽히기가 가능하지 않으면 자세유지에 지장이 있다. 특히 엄지발가락은 안정된 직립자세 유지에 중요하다. 엄지발가락이 바닥을 확실히 바라보는(굽힘) 것이 불가능하면 자세가 불안정해진다.

다리부위관절의 장애는 일상생활동작 중에서 다음의 동작이 가능한지로 평가한다.

▶ 재래식화장실 사용이 가능한지

▶ 정좌가 가능한지

▶ 바지를 입고 벗는 것이 가능한지

▶ 양말 · 스타킹을 신고 벗는 것이 가능한지

▶ 발톱깎기가 가능한지

4) 척추 및 관절의 얼라인먼트 평가

(1) 척추

❶ 목뼈

목뼈(cervical spine)는 앞뒤로 가벼운 앞굽이를 하고 있다. 표면에서 앞굽이 정도를 진단하는 것은 불가능하기 때문에 X선사진으로 확인할 수밖에 없다.

❷ 등뼈

등뼈(thoracic vertebra)는 목뼈와는 반대로 앞뒤로 뒷굽이를 하고 있다. 옆에서 관찰하면 쉽게 판별할 수 있다. 골다공증이 있는 사람의 등뼈가 압박골절되면 뒷굽이의 정도가 더욱 심해진다.

❸ 허리뼈

허리뼈(lumbar vertebra)는 목뼈와 마찬가지로 앞뒤로 앞굽이를 하고 있다. 목뼈와 같이 그 정도를 육안으로 판단하기는 쉽지 않다. 소위 '허리가 휜 상태'는 등뼈와 허리뼈의 연결부위에서 일어나는 경우가 많아서(제12등뼈 또는 제1허리뼈의 압박골절 등) 허리뼈의 얼라인먼트 이상을 나타내는 것은 아니다. 허리뼈의 얼라인먼트도 목뼈와 같이 X선사진으로 확인하는 방법밖에 없다.

(2) 팔꿈관절

팔꿈관절(elbow joint)은 팔을 펼 때 위팔뼈에 대해 아래팔이 가볍게 가쪽을 향하고 있으면 정상이다. 가쪽을 향하고 있는 정도를 '운반각(carrying angle)'이라고 하는데(그림 6-18), 정상범위는 10~15도 정도이다. 팔꿈관절이 유연하면 이 각도보다 크게 될 수도 있다.

(3) 엉덩관절 · 무릎관절 · 발목관절

이 세 관절에서는 다리의 얼라인먼트가 이상하면 O다리 또는 X다리를 만든다(그림 6-19).

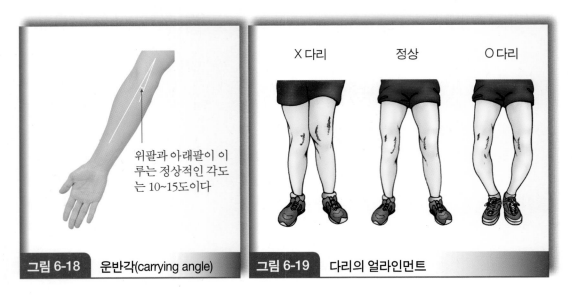

| 그림 6-18 | 운반각(carrying angle) | 그림 6-19 | 다리의 얼라인먼트 |

특히 넙다리뼈와 정강뼈의 얼라인먼트는 중요하다. 양발을 가지런히 모은 자세를 취할 때 무릎의 안쪽이 열려 있으면 O다리, 무릎이 안쪽방향으로는 모아지고 발목관절의 안쪽이 열리면 X다리이다.

(4) 발

특히 발바닥아치를 살펴볼 필요가 있다. 발바닥아치의 오목한 부분이 편평하면 편평발(flat foot)이고, 너무 높이 떠 있으면 오목발(talipes cavus)이다.

5) 근력 및 교치성 평가

(1) 팔

▶ 자신이 원하는 물건쓰기……식탁에 놓인 수저를 스스로 잡고 사용할 수 있는지가 포인트이다.

▶ 잡기……문고리를 잡고 돌리는 것이 가능한지가 포인트이다. 이것이 가능하면 팔의 근력은 적어도 '4' 이상이라고 할 수 있다. 이때 교치성도 정상으로 판단할 수 있다.

▶ 자신이 원하는 물건을 가지고오기(움직인다)……교치성이 저하되면 자신이 원하는 물건을 가져오는 것이 불가능하다. 책상 위에 책을 몇 권 겹쳐놓고 그것들을 다른 장소에 한 권씩 이동시켜 똑같이 겹쳐놓을 수 있으면 교치성이 유지된다고 할 수 있다.

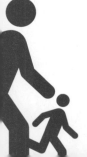

(2) 몸통

앉은 자세나 선 자세를 자력으로 5분 정도 유지할 수 있으면 정상으로 판단한다.

(3) 다리

다리의 기능은 선 자세의 유지와 이동이다.

▶ 앉기⇔서기……마루 또는 의자에서 섰다 앉기가 자력(보조기구나 도움 없이)으로 가능하면 정상으로 판단한다.

▶ 이동하기……2족보행은 간단하게 보여도 지금까지 서술한 운동기능이 모두 정상이어야 비로소 안정적으로 할 수 있다. 이 평가는 최후에 한다. 충분히 안정을 확보한 다음에 할 필요가 있다.

6) 관절통환자 또는 운동기능장애자의 운동지도법

(1) 뼈·관절질환과 운동

생활습관병이나 대사증후군(metabolic syndoome) 예방을 목적으로 운동을 하는 사람 중에 관절이 아프다고 자주 호소하거나 운동기능장애가 있는 사람도 있다. 또, 이러한 증상은 앞으로 발생할 가능성도 있다. 뿐만 아니라 운동하는 것 자체가 관절통(arthralgia)을 일으키거나 악화시켜 신체활동량을 감소시키는 원인이 되기도 한다. 물론 관절통이나 운동기능장애 그 자체에 대한 대책도 필요하지만, 체력유지·향상을 위해서는 관절통이나 운동기능을 악화시키지 않으면서 전신운동을 하여야 한다. 그 결과 대사증후군을 예방하거나 대사증후군을 일으키기 쉬운 동맥경화증(협심증, 심장근육경색, 뇌졸중)을 예방할 수 있게 된다.

관절통이나 운동기능장애가 있는 사람이 운동을 하려면 통증과 기능장애가 운동저해인자가 되어 스무스하게 운동을 할 수 없는 경우가 많다. 이러한 사람에게 운동을 지도할 때에는 운동방법을 약간 수정할 필요가 있다. 여기에서는 관절통이나 운동기능장애가 있는 사람에게 운동을 어떻게 지도하면 좋은지를 알아본다.

(2) 운동지도의 과정

관절통이나 운동기능장애가 있는 사람에게 운동을 지도하는 과정은 그림 6-20과 같다. 처음에 해야할 일은 대상자의 파악이다(대상자에 관한 정보는 표 6-1 참조). 다음은 현재의 건강상태를 중심으로 관절통과 운동기능장애의 정도를 평가한다.

그다음 체력테스트를 실시하여 일반적인 체력상태를 파악한다. 운동을 하기 전에 체력테스트를 하는 것이 일반적이다. 관절통과 운동기능장애가 없는 사람이라도 운동을 실시하기 전에 체력테스트를 할 필요가 있다.

체력테스트의 목적은 다음의 세 가지이다.

▶ 체력의 현재상태를 스스로 파악한다.
▶ 체력의 현재상태를 기초로 해서 스스로 적당한 운동을 한다.
▶ 체력의 현재상태에 따라 스포츠진흥과 건강증진을 위한 기초자료를 얻는다(운동효과의 판정).

체력테스트는 운동을 하는 사람이 어느 정도 체력이 향상되었는가를 아는 지표가 된다. 체력테스트에서 나타난 수치의 향상을 목표로 운동하는 사람도 적지 않다.

그리고 실제로 운동을 지도하여 체력테스트에 문제가 있거나 통증이 있는 부위를 중심으로 평가를 다시하여 운동효과를 판정하고 그 결과를 대상자에게 피드백한다.

표 6-1	운동지도 대상자에 관한 정보
▶ 이름, 생년월일, 연령, 연락처
▶ 신장, 체중, 체지방률
▶ 현재의 건강상태
진단명, 수술유무, 통원치료유무, 통원치료 병원명, 담당의사, 처방약 등
▶ 기타 통증이 있는 부위
▶ 과거병력

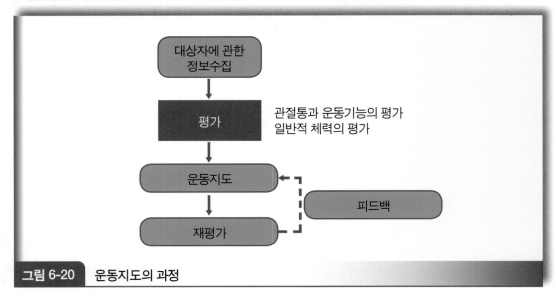

그림 6-20　운동지도의 과정

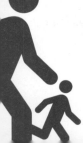

(3) 관절통과 운동기능의 평가

관절통이 있거나 운동기능장애가 있는 사람은 운동을 하기 전에 통증이 있는 관절이나 운동기능을 평가할 필요가 있다. 평가를 하여야 운동에 의해 관절통의 증가나 운동기능의 저하가 발생했는지를 확인할 수 있다. 또, 어떤 운동이 적당하지 않은지를 판단하는 자료로도 쓸 수 있다. 물론 평가를 통해 관절과 운동기능상태를 사전에 파악하여 위험요인을 관리할 수도 있다. 평가항목은 다음과 같다.

❶ 통증상태

통증을 평가하려면 몇 가지 관점에서 통증상태를 파악해야 한다. 운동을 지도할 때 하는 통증상태의 파악은 통증의 원인을 찾아 치료하기 위해서가 아니다. 운동에 의해 통증부위가 변화하지 않는가, 통증이 심해지지는 않는가, 통증의 성질이 변화하지 않는가 등 운동의 영향을 평가하기 위해 통증상태를 한다.

▶ 통증부위……통증부위를 확인하려면 "어디가 아픕니까?"라고 묻지 말고 "아픈 곳을 만져 주십시오."라고 구체적으로 물으면 상세한 정보를 얻을 수 있다. 전자의 질문으로는 '무릎과 허리'라는 대략적인 표현의 답변이 나올 수도 있다. 그러나 후자의 질문은 무릎이라도 안쪽이 아픈지, 가쪽이 아픈지, 앞면이 아픈지, 뒷면이 아픈지 등을 명확하게 파악할 수 있다.

▶ 통증의 정도……통증을 수치화할 때는 자주 '통증의 수치화'(visual analogue scale)가 이용된다(그림 6-21). 통증이 전혀 없는 상태를 '0'(그림의 왼쪽끝)으로 하고, 견딜 수 없을 정도로 심한 통증을 '10'(그림의 오른쪽끝)으로 하여 현재의 통증정도를 선 위에 표시한다. 왼쪽끝에서 표시된 곳까지의 거리를 정확하게 재서 통증의 정도를 수치로 변환시킨다.

▶ 통증의 종류……통증을 표현하는 방법은 여러 가지이다. 그중에서도 '욱신욱신'거리는 통증이나 '쑤시고 아픈 느낌이 드는' 통증처럼 급성기 염증을 생각하게 만드는 통증이라면

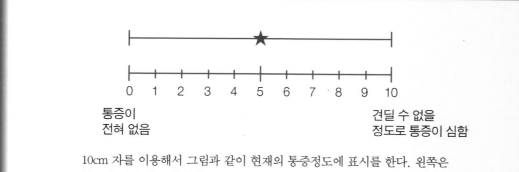

0 1 2 3 4 5 6 7 8 9 10

통증이
전혀 없음

견딜 수 없을
정도로 통증이 심함

10cm 자를 이용해서 그림과 같이 현재의 통증정도에 표시를 한다. 왼쪽은
통증이 전혀 없는 상태이고, 오른쪽은 견딜 수 없을 정도로 심한 통증이다.

그림 6-21 통증의 수치화

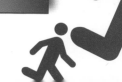

운동을 해서는 안 된다. 또, 예리한 통증이나, 고통 또는 견디기 힘든 통증도 운동에는 장애가 되므로 운동을 중지해야 한다.

▶ 안정 시 통증인가, 운동 시 통증인가⋯⋯어떠한 상황에서 통증이 발생하는가를 파악하여야 운동여부를 판단하거나 운동부하량을 결정할 수 있다. 염증에 의한 통증은 안정 시에도 아픈 경우가 많다. 이러한 경우에는 그 부위를 주로 사용하는 운동은 중지한다. 염증이 있을 때 운동을 하면 염증이 악화되어 통증이 심해진다.

한편 운동할 때 발생하는 통증은 운동기관(locomotorium ; 관절, 근육, 힘줄 등 운동에 관련된 신체조직)의 역학적인 스트레스로 인해 생기는 경우가 많다. 이러한 통증의 발생원인은 조직에 걸리는 압축·견인·비틀림 등의 역학적인 스트레스가 통증수용기에 자극을 주기 때문이다. 운동을 할 때 통증이 발생하면 다음과 같은 관점에서 상세하게 평가해야 한다. 상세한 평가는 운동선택의 지표가 되기도 한다.

▶ 어떠한 운동이 통증을 유발하는가?

▶ 그 운동을 시작하고 어느 정도에서 통증이 발생하는가?

▶ 그 운동을 중지하면 어느 정도까지 통증이 유지되는가?

❷ 관절가동범위

관절가동범위가 좁으면 여러 가지 동작의 수행에 지장을 준다. 어느 정도의 운동이 가능한 가동범위인지는 대상자 혼자서 움직이게 하여 파악한다.

어느 관절에 어떠한 움직임이 발생하는지는 각각의 관절마다 이미 결정되어 있다. 팔꿈치라면 굽힘, 팔을 쭉 펴기 등의 움직임이 가능하다. 스스로 움직여봐서 그 방향으로 어느 정도 움직이는가를 관찰하는 것이 좋다. 상세한 내용은 부록 참조.

❸ 근력

간단한 근력평가방법은 관절가동범위의 최종점에서 관절의 움직임을 억제하려는 관절보다 말초에 가벼운 저항을 주는 것이다. 의료현장에서는 도수근력검사법(MMT : manual muscle testing)이 이용되고 있다(Hislop과 Montgomery, 2008).

❹ 일상생활동작

일상생활동작은 서기·허리구부리기·걷기·잘 때 몸을 뒤집기·일어나기 등과 같은 기본적인 동작인데, 이는 음식먹기·옷입기·머리빗기·용변보기·목욕하기 등 일상생활을 위한 동작이다. 그러나 통증, 관절가동범위의 제한, 근력저하 등으로 이러한 동작을 하기 어려울 수도 있다. 어떤 동작이 가능하고, 또 할 수 없는가를 파악하여야 운동을 할 때에 고려해야할 동작이 명확해진다.

먼저 대상자에게 동작이 가능한지 어떤지를 물어본다. 가능한 동작은 실제로 해보도록 하

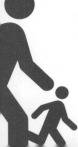

는 것이 좋다. 또, 평소의 생활에서 충분히 관찰을 한다. 그때에는 어떠한 동작을 어떤 자세로 하는지를 중점적으로 살펴본다.

(4) 프로그램수립과 운동지도

❶ 프로그램수립

운동프로그램은 크게 나누어 2개의 프로그램으로 생각할 수 있다. 첫째는 전신을 타겟으로 하는 운동이고, 둘째는 통증부위를 타겟으로 하는 운동이다.

❷ 운동방법의 교정

일반적인 운동프로그램을 실시할 때 통증이나 운동기능장애 때문에 운동방법의 교정이 필요한 경우가 있다. 통증이나 기능장애가 없는 사람이 운동을 할 때에는 그 사람의 운동방식에 맞추어 부하를 조절하여야 운동효과를 얻을 수 있다. 그러나 그렇지 않은 사람인 경우에는 운동방법을 그 사람에게 맞도록 교정할 필요가 있다.

운동방법의 교정 포인트는 다음과 같다.

▶ 의자를 이용한 교정(그림 6-22)……앉아서 운동을 할 때에는 의자의 형태에 주의한다. 바퀴가 달린 의자나 파이프의자처럼 쉽게 움직이거나 중량이 가벼운 의자는 운동할 때에 불편할 뿐만 아니라, 앉았다 일어설 때 굴러 넘어질 위험성이 있으므로 사용해서는 안 된다. 가능하면 무겁고 안정된 의자를 사용한다. 앉은 자세가 불안정한 사람이라면 등받이가 달린 의자를 사용한다.

한편 의자의 높이는 특히 주의해야 한다. 낮으면 운동을 하기 힘들 뿐만 아니라 서고앉는 동작에 지장을 준다. 특히 무릎관절 · 엉덩관절 · 허리통증이 있는 사람은 의자의 높이에 주의해야 한다.

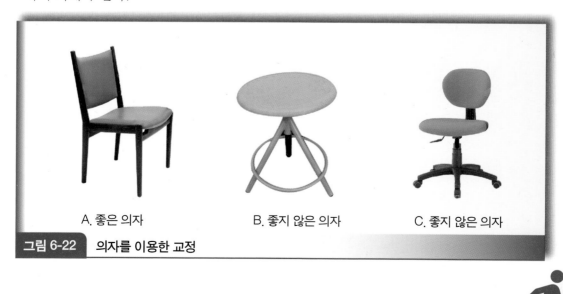

A. 좋은 의자　　　　　B. 좋지 않은 의자　　　　　C. 좋지 않은 의자

그림 6-22　　**의자를 이용한 교정**

▶ 자세의 교정……무릎과 엉덩관절에 변형관절염이나 관절류머티스가 있는 사람은 관절에 체중이 부하되지 않는 자세로 운동을 해야 한다. 선 자세에서는 보통 체중의 반 정도가 관절에 부하된다. 체중부하 때문에 통증이 있다면 체중이 걸리지 않는 자세로 같은 효과를 얻을 수 있는 운동을 선택한다.

운동 시 자세를 취할 때에는 중력부하도 고려해야 한다(그림 6-23). 그림 6-23A의 자세에서는 무릎 아래에서부터 중력이 거슬러올라오는 형태로 운동을 하게 된다. 무릎 아래쪽의 무게가 무릎을 펴주는 근육인 넙다리네갈래근에 부하된다. 한편 그림 6-23B의 자세로 운동을 하면 무릎 아래로부터 중력이 거슬러올라오지 않고 사라지기 때문에 넙다리네갈래근의 부하가 가벼워진다. 중력에 거스르는 형태의 운동을 하려면 상당한 노력이 필요하다. 또, 통증이 있다면 중력을 거스르지 않는 자세에서 하는 운동으로 바꾸어보자. 부하가 부족하다면 세라밴드 등으로 저항을 주어 부하를 보충할 수도 있다.

관절류머티스환자는 일어나는 동작과 엎드린 자세가 통증을 초래하거나 관절의 부하를 증대시킬 수도 있다(그림 6-24). 이러한 사람은 엎드려서 하는 운동해서는 안 된다.

▶ 도구를 이용한 교정……운동 시의 부하를 증가시키기 위해 세라밴드나 페트병을 사용하기도 한다. 관절류머티스가 있는 사람은 밴드를 잡기 어렵고, 또 작은 관절에 밴드의 탄력스트레스가 작용되면 변형이나 통증을 조장할 수도 있다. 손과 손목에 변형이나 통증이 있는 사람은 밴드로 고리를 만들어 손목이나 팔꿈치에 걸고 운동하는 것이 좋다(그림 6-25).

페트병은 내용물의 양을 증감시킴으로써 부하를 조정할 수 있다는 점에서 우수하다(그림 6-26). 관절류머티스인 사람은 악력이 약하므로 덤벨처럼 잡는 부분이 작은 것보다도 페트병이 쥐기 쉽다. 덤벨을 사용할 때에는 잡는 부분을 타월로 감싸서 굵게 해준다.

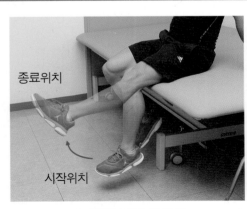
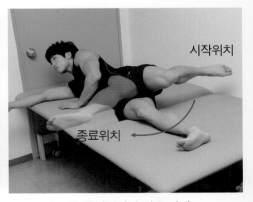

A. 중력부하가 큰 자세   B. 중력부하가 작은 자세

그림 6-23   자세의 교정

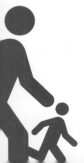

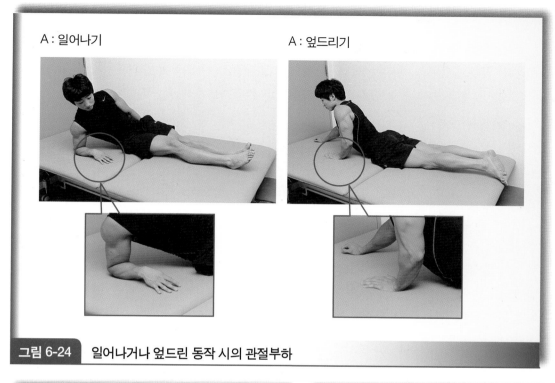

A : 일어나기   A : 엎드리기

| 그림 6-24 | 일어나거나 엎드린 동작 시의 관절부하 |

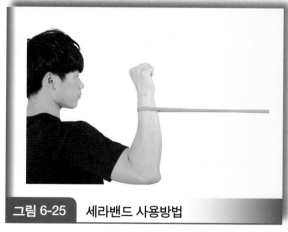

| 그림 6-25 | 세라밴드 사용방법 |

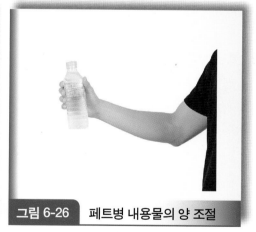

| 그림 6-26 | 페트병 내용물의 양 조절 |

❸ 통증발생 시의 대응방법

　운동을 할 때 통증이 발생하면 통증의 정도·종류, 운동 시 통증의 평가항목 등에 따라 운동 지속여부를 판단한다. 통증은 주관에 좌우되기도 하고, 운동의욕 등 심리적인 영향을 받는 경우도 있다. 그러나 운동방법을 교정하면 통증이 있어도 운동을 지속하게 될 수도 있다. 무리하게 운동을 해서는 결코 안 되지만, 운동을 해도 상관없는 통증인지 아닌지를 판단하여 참가자를 잘 격려하면서 운동을 추진한다.

❹ 지도상의 유의점

관절통이나 운동기능장애가 있는 사람을 지도할 때에는 질환과 장애의 이해가 무엇보다도 중요하다. 질환과 장애를 이해하여야 어떤 동작과 운동을 하면 통증이 발생하는지, 어떤 동작과 운동이 서투른지를 예측할 수 있다. 또, 관절염이나 운동기능장애가 악화되지 않도록 하는 위험요인도 관리하게 된다.

7) 중 · 고령자의 뼈 · 관절질환에 약이 되는 운동

(1) 변형관절증에 약이 되는 운동

관절연골이 감소하여 관절공간이 좁아지는 초기의 변형관절염은 관절주위근육을 강화하고 관절의 안정성을 높이면 그 진행을 효과적으로 억제할 수 있다. 그 때문에 변형무릎관절염은 넙다리네갈래근을 강화시키면 통증경감과 진행방지에 효과가 있다. 한편 변형을 진행시키는 위험요인(risk factor)인 체중의 감소에는 유산소운동이 좋다.

(2) 변형척추증 및 척주관협착증에 약이 되는 운동

이들 증상은 척추사이원반 변성에 의해 발생하지만, 척추사이원반 변성의 진행에는 체중부하와 척추불안정성이 관여하고 있다. 이 때문에 유산소운동으로 체중을 감소시키고, 배와 등부위의 근육을 강화하여 척추의 안정성을 향상시켜야 한다.

척추안정성의 향상에는 척추에 직접 부착된 깊은층근육(core muscle)이 중요한 역할을 한다. 이들 근육군의 근력향상을 위한 트레이닝방법은 많은 종류가 보급되어 있다. 그림 6-27에 트레이닝방법을 예시했다. 또, 척추의 밑바탕이 되는 골반의 경사를 조정하기 위한 엉덩관절주위근군의 유연성향상도 요통경감을 위해 중요하다. 이러한 운동은 요통체조로서 임상현장에서 이용되고 있다.

(3) 골다공증에 약이 되는 운동

뼈를 강하게 하려면 적당한 물리적 자극이 필요하다. 따라서 골다공증에는 조깅이나 걷기와 같이 뼈에 하중이 부하되는 운동과 비타민 D를 활성화시키는 햇볕이 필요하다. 또, 뼈밀도(bone density)는 20대를 피크로 연령에 따라 감소되다가 폐경기가 되면 감소속도가 빨라진다. 그 때문에 노년기에 뼈밀도를 유지하기 위해서는 피크기에 뼈밀도를 높여두고, 그 감소속도를 줄여야 한다. 따라서 청년기와 중년기에 뼈를 자극하는 운동을 해두어야 한다.

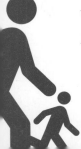

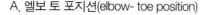

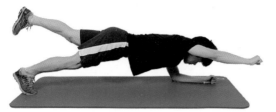

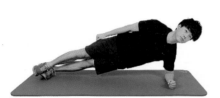
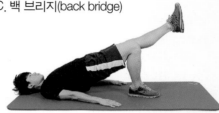

A : 양쪽 팔꿈치끝으로 신체를 지지하고, 약 30초 동안 일직선 자세를 유지한다. 이 자세를 취하
  는 것이 가능하면, 다음에는 그 자세를 유지하면서 한쪽 팔을 지면과 평행이 되도록 들어올린
  다. 이어서 반대편 팔을 드는데, 이때 신체의 균형을 무너뜨리지 않고 자세를 유지해야 한다.
B : 옆으로 누워 팔꿈치와 발로 신체를 지지하고, 약 30초 동안 일직선 자세를 유지한다.
C : 누워서 발바닥과 어깨로 신체를 지지하고, 약 30초 동안 일직선자세를 유지한다.

그림 6-27　**깊은부위근육을 강화하기 위한 트레이닝방법**

8) 뼈·관절질환자의 운동 시 발생하는 위험요인과 그 대책

(1) 변형관절염환자의 운동 시 위험요인

변현관절염환자의 관절은 연골량이 감소되어 있어서 너무 큰 하중이 부하되면 통증이 발생
하기 쉽다. 또, 가동범위가 좁아져 있기 때문에 보통사람은 아무 문제없이 하는 유연체조라도
변형관절염환자에게는 통증의 원인이 되기도 한다.

따라서 변형관절염환자가 운동을 할 때에는 가벼운 부하에서 시작하여 천천히 증가시켜야
한다. 만약 통증이 발생했다면 통증이 없는 정도까지 부하를 줄이는 것이 중요하다.

(2) 변형척추증 및 척주관협착증환자의 운동 시 위험요인

변형척추증도 변형관절염과 같이 과도한 하중이 부하되거나 몸통을 앞뒤로 움직일 때 통증
이 생길 위험성이 있다. 특히 변형척추증은 허리뼈를 펼 때(허리를 뒤로 돌리는 동작) 통증이

발생하기 쉽다. 이 때문에 운동량을 점증시켜야 하며, 통증이 발생하면 운동량을 줄여야 한다.

(3) 골다공증환자의 운동 시 위험요인

골다공증이 있으면 가벼운 충격에도 골절을 일으킬 수 있으므로 운동을 할 때에는 특히 주의해야 한다. 골절이 자주 일어나는 경우는 다음과 같다.

▶ 넘어질 때 손을 짚어서 발생하는 노뼈먼쪽끝골절(아래팔의 뼈가 손목관절 가까운데서 부러지는 것)

▶ 엉덩관절의 강타나 비틀림에 의한 넙다리뼈목골절

▶ 엉덩방아를 찧어서 발생하는 척추압박골절

뼈밀도가 같은 연령대의 평균보다 현저히 저하되어 있는 사람은 특히 주의할 필요가 있다. 또, 과거병력 때문에 경미한 압력에도 척추압박골절 등을 일으킨다면 골다공증 상태이므로 주의해야 한다.

9) 뼈 · 관절질환자의 운동에서 부작용발생 시의 대처방법

뼈 · 관절질환자의 특징을 알고나서 운동을 처방하여야 약이 될 수 있다. 그러나 때때로 다음과 같이 부작용이 나타날 수도 있는데, 이때 대처방법은 다음과 같다.

(1) 운동 시 무릎에 통증이 있는 경우

무릎이 약간 변형되고 관절공간의 압통도 없어서 가동범위가 제한받지 않더라도 운동강도가 높거나, 운동량이 많거나, 과체중자라면 관절주위의 근력부족으로 관절이 받는 부하가 증가되어 통증이 발생할 수 있다. 이러한 증상이 나타나면 운동량을 줄이는 것이 원칙이지만, 일정강도 이상으로 부하하지 않으면 운동요법의 효과는 기대할 수 없다. 이때에는 하중부하가 적은 수영이나 수중보행부터 시작하여 체중을 감소시키거나 관절주위근력을 향상시킨 다음에 육상에서 운동을 하게 한다.

(2) 수중운동 시 엉덩관절에 통증이 있는 경우

수중운동은 관절에 미치는 중력부하가 적을 뿐만 아니라 육상운동으로는 하기 어려운 넓은 관절가동범위의 운동도 할 수 있다. 그러나 변형관절염 초기로서 관절가동범위제한이 심하지 않더라도 수중운동에서 가동범위를 크게 하기 위하여 무리하게 관절에 부하를 주면 통증을 일

으킬 수 있다. 이러한 경우에는 가동범위가 큰 운동은 하지 않도록 지도해야 한다.

(3) 보행 중에 다리에 경련이 일어나는 경우

허리척주관협착증(lumbar spinal stenosis)의 특징적인 증상은 보행 중에 다리에 경련이 일어나고, 의자에 앉거나 앞으로 굽힌 자세로 있다가 일어나면 가벼운 간헐파행(intermittent claudication)증상의 발생이다. 이 경우에 허리뼈를 펴면(뒤로 굽히기) 척주관이 더욱 좁아지므로, 앞으로 굽힌 자세에서 운동을 하게 된다. 보행 시에는 허리뼈를 편 자세로 하기 때문에 자전거타기 등 앞으로 굽힌 자세에서 하는 운동으로 체중감소·유산소능력 향상을 도모한다.

10) 의사의 진단이 필요한 뼈·관절질환

지금까지 살펴본 바와 같이 뼈·관절질환자에 대한 운동요법은 대부분 통증이 악화되지 않도록 운동강도를 조절하거나 운동방법을 개선함으로써 대처할 수 있었고, 운동을 금지하는 상황이 적었다.

그러나 다음과 같이 증상이 있으면 의사의 진단과 필요한 검사를 하여 운동가능여부를 판정받아야 한다.

(1) 관절에 종창·발적·열이 있는 경우

관절염증이 심하면 관절주머니 속에 윤활액이 축적되어 종창(swelling)·발적(flare)·열감 등을 일으킨다. 심한 염증을 일으키는 질환은 관절류머티즘·감염관절염(infeetious arthritis) 등인데, 이 경우에는 정형외과의사의 진단을 받아야 한다.

(2) 몇 주 동안 지속되는 심한 통증

변형관절증이나 변형척추증으로 나타나는 변성에 의한 통증은 처음에는 매우 심하더라도 통상 몇 주 경과하면 서서히 경감된다. 통증이 경감되지 않거나 더 심해지는 경우에는 뼈·관절의 종창이나 감염도 의심해야 하기 때문에 병원에 가야 한다.

(3) 요통이 지속되어 다리에 경련이나 근력저하현상이 생기는 경우

허리척추뼈사이원반 헤르니아나 척주관협착증에 의해 신경이 압박받으면 다리에 통증·경련·근력저하 등이 나타나고, 증상이 심해지면 방광곧창자장애(dystunction of urinary bladder and rectum)에 의한 빈뇨(frequent uriantion)와 요도폐쇄(urethratresia)가 나타난다. 이 경우에는 운동요법을 실시해서는 안 된다. 전문적인 치료가 필요하므로 병원에 가야 한다.

(4) 원인불명의 체중감소

이 경우에는 어떤 질환이 있을 가능성이 높기 때문에 병원에 가서 확실한 진단을 받아야 한다.

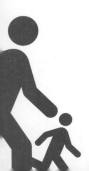

7

노화와 운동치료 프로그램

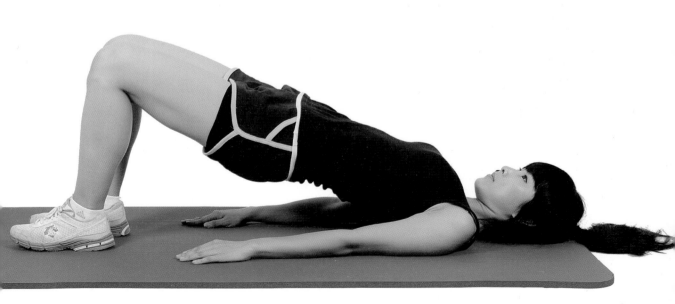

↷ 노화에 의한 신체기능의 변화

1) 노화에 따른 근기능저하

(1) 생활기능과 근기능저하

근기능은 체력의 구성요소에서 중요한 위치를 차지하고 있으므로 스포츠과학에서도 관심있는 연구분야이다. 그러나 건강의 유지·증진이라는 관점에서는 유산소기능에 비해 그 중요성이 명확히 밝혀진 것은 아니다. 최근 근기능에 대한 연구가 진행되어 건강증진 및 대사증후군 예방 관점에서 평생 동안 근기능의 유지가 중요한 테마가 되었다. 여기에서는 노화에 따른 근기능의 저하가 어떠한 생활기능의 저하로 이어지는지, 그리고 그것을 예방하기 위한 운동프로그램 수립에 관한 기본적인 사고방식을 설명한다.

근육은 노화되면 위축되어 근육량이 감소하고, 이에 따라 근력이 저하된다. 근육량의 감소요인은 노화에 따른 활동량감소이다. 노화에 따른 근위축이 근육감약증(sarcopenia)인데, 이것의 발병기전은 아직 명확하게 밝혀지지 않고 있다. 노년기 근위축의 또 한 가지 원인은 노화에 의한 근육섬유의 재생능력저하이다. 이는 근위성세포(myosatellite cell ; 골격근세포와 그 바닥막 사이에 있는 가늘고 긴 세포)의 감소와 증식능력의 저하에 의해 근육섬유가 손상되면 이에 대한 재생능력이 쫓아가지 못하게 되는 데 기인한다. 또, 비활동은 근육을 가속도적으로 쇠약하게 만드는데, 이는 무중력상태의 우주생활이나 침상안정 등의 연구에서 밝혀졌다.

(2) 전도나 골절의 원인이 되는 근기능저하

노화에 따른 근기능저하는 몸을 움직일 수 없는 상태로 만드는 요인의 하나이다. 노년기에 몸을 움직일 수 없게 하는 요인의 제1순위는 뇌졸중·심장근육경색 등이지만, 전도나 골절도 큰 비중을 차지한다.

특히 노년기 여성에서 전도나 골절의 발생위험은 남성보다 2~3배 높다고 한다. 즉 전도로 인하여 골절을 일으키고, 그 결과 급격하게 활동량이 저하되어 근위축이 보다 빨리 진행되어 결과적으로는 몸을 움직일 수 없는 상태가 된다. 따라서 몸을 움직일 수 없게 하는 요인을 예방하기 위해서는 노화에 의해 발생빈도가 높아지는 전도를 예방해야 한다.

전도원인의 한 가지는 노화에 따른 다리근력저하인데, 이는 근육량의 감소에 기인한다. 왜냐하면 근력은 근육량과 비례관계에 있기 때문이다. 따라서 전도나 골절을 예방하기 위해서는 노화에 따라 근력저하를 일으키는 요인인 근육량의 감소를 억제시키는 노력이 필요하다.

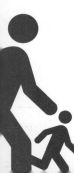

노화에 의한 근육량감소를 예방하기 위해서는 세포수준에서 근위축을 일으키는 움직임을 억제해야 한다. 근육은 세포수준의 특성에 의해 속근섬유(FG : fast glycolytic twitch fiber)와 서근섬유(SO : slow oxidative twitch fiber)로 분류된다. 전자는 빠른 수축특성을 가지고 있어서 쉽게 피로해지는 특성이 있다. 후자는 완전히 반대되는 특성을 가지고 있다. 노화에 따른 근위축의 특징은 속근섬유가 선택적으로 위축된다는 것이다. 노화에 의한 근횡단면적은 속근섬유와 서근섬유가 같은 비율로 감소되는 것이 아니라, 속근섬유가 보다 선택적으로 위축되어 전체 근육량의 감소에 많은 영향을 미친다. 따라서 전도예방을 위해 근력을 유지하려면 노화에 따르는 속근섬유의 위축을 억제시켜야 효율적인 토털 근육량유지로 이어질 수 있다.

노화에 의한 속근섬유의 위축을 억제시킬 수 있는 운동방법으로 운동강도가 낮은 걷기 등의 유산소운동은 바람직하지 않다. 왜냐하면 걷기 등은 운동지속시간은 1시간이라고 해도 그 운동에서 주요하게 단련시킬 수 있는 근육은 속근섬유가 아니라 서근섬유이기 때문이다. 따라서 속근섬유를 단련시킬 수 있는 운동방법, 예를 들어 고령자라고 해도 유산소운동보다 근육에 강한 부하를 줄 수 있는 근력트레이닝과 같은 운동방법이 필요하다.

2) 노화에 의한 혈관의 변화

(1) 혈관의 역할과 분류

혈관은 혈액을 순환시키는 다기능기관(장기)으로 전신에 분포되어 있다. 대순환(심장, 뇌, 배속기관, 근육 등의 사이를 왕복하는 혈액순환으로 온몸순환이라고도 한다. 반대로 심장과 허파 사이를 왕복하는 혈액순환은 소순환 또는 허파순환이라 한다)하는 혈관계통을 구성하는 것은 대동맥과 그것에 이어지는 목동맥과 같은 중심동맥(대형동맥), 동맥(중형동맥), 소동맥, 세동맥, 모세혈관, 정맥 등이다. 중심동맥은 안쪽에서 속막(제일 안쪽의 내피세포를 포함한다) 및 중간막과 바깥막이라고 하는 층모양의 구조를 이루고 있다.

중심동맥의 조직에는 탄성섬유가 많이 포함되어 있어서 혈관벽은 매우 낭창낭창하다. 그 때문에 중심동맥은 혈액을 운반하는 도관 역할뿐만 아니라 왼심실의 수축에 의한 혈압상승에 반응해서 탄력을 유지하고, 혈압과 혈류의 급속한 상승과 하강을 완충하는 역할도 담당하고 있다.

팔다리 등에 있는 민무늬근육이 대부분을 차지하는 중형동맥은 주로 혈액운반을 위한 도관 역할을 한다. 또, 소동맥과 세동맥은 혈관안지름을 변화시켜 혈류량을 조절하는 저항혈관 역할을 하고, 모세혈관은 조직과 산소 · 영양소 · 대사산물 등을 교환하는 영양혈관 역할을 하며, 정맥은 혈액저류기관(장기) 역할을 한다.

노화나 트레이닝에 대한 적응은 혈관의 종류에 따라 다르다. 여기에서는 최근 주목받고 있는 중심동맥을 중심으로 노화에 따른 변화와 운동(신체활동과 트레이닝)의 영향을 알아보기로 한다.

(2) 중심동맥의 탄력성과 순환기능

대순환에서 혈류 및 혈압이 항상 일정하다고 가정하면 혈압과 혈류량 사이에는 '혈압＝혈류량×총혈관저항'이라는 관계가 성립된다. 이 관계식에서 혈압과 혈류의 관계는 혈관저항(주로 소동맥과 세동맥으로 규정된다)에 의존한다. 그러나 혈압과 혈류는 일정하지 않고 심장의 박동에 따라서 율동적으로 상승하거나 하강을 반복한다. 따라서 혈압과 혈류의 관계를 검토할 때에는 혈관저항 이외의 요소도 고려할 필요가 있다.

혈관저항 이외의 혈관요인 중에서 혈압과 혈류의 관계에 미치는 영향이 큰 것은 중심동맥의 탄력성이다. 조직 중에 탄성섬유를 많이 가지고 있는 중심동맥은 탄력성이 풍부한 낭창낭창한 혈관벽을 가지고 있어서 왼심실로부터 혈액이 단속적으로 유입되면 펴지면서 왼심실수축기의 혈압상승을 완화시킨다. 또, 왼심실수축기에는 왼심실에서부터 유입되는 혈액의 일부가 탄력성이 있는 중심동맥에 저류된다. 저류된 혈액은 왼심실확장기에 중심동맥이 원래의 용적으로 되돌아갈 때에 말초쪽으로 밀려나간다.

이러한 순환모델을 최초로 논한 사람은 동물의 혈압을 처음 측정한 영국의 수의사인 헤일스(Hales, Stephen)이다(1733). 이 모델은 후에 동맥계통의 윈드케셀이론(Windkessel theory)으로 발전하지만, 처음에는 중심동맥의 압력은 심장박동에 일치해서 변동한다고 가정한 극히 단순한 이론이었다.

그러나 이러한 단순한 모델에 의해서도 중심동맥탄력성이 수축기혈압의 상승과 맥압(수축기혈압과 확장기혈압의 차)의 증대에 크나큰 영향을 미치는 것은 쉽게 이해할 수 있다(그림 7-1). 다시 말해 혈관저항의 증대는 수축기 및 확장기 양쪽의 혈압을 상승시키지만, 중심동맥탄력성의 저하는 왼심실수축기의 혈압상승을 크게 하는 한편, 수축기에 저류된 혈액을 확장기에 말초에 내보내 혈액량의 감소에 의해, 그리고 확장기혈압을 저하시키기 위해 맥압을 증대시킨다. 수축기혈압만이 높은 수축기고혈압증상과 맥압의 상승이 심장혈관질환과 뇌졸중의 독립된 위험요인인 것은 대순환에서 중심동맥탄력성의 영향이 크다는 것을 시사한다.

왼심실수축기에 박출되는 혈액의 일부는 대동맥 등의 대형동맥(중심동맥)에 저류되고, 확장기에 동맥벽이 원래대로 돌아가려할 때에 말초에 보내진다. 동맥의 탄력성이 작아지면 왼심실부터의 혈액박출량(가로방향의 화살표)이 같더라도 수축기혈압은 높고 맥압(수축기혈압과 확장기혈압의 차, 세로방향의 화살표)은 커진다.

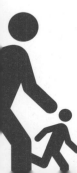

❋ **윈드케셀이론(Windkessel theory)**

> 왼실심수축에 따른 심박출이 간헐적인데도 연속적인 혈압이 생기고 연속적인 말초혈류가 생기는 이유는 대동맥 등의 탄력성에 의해 수축기에 혈액이 축적되고, 이완기에는 혈액이 말초쪽으로 방출되기 때문이라는 이론.

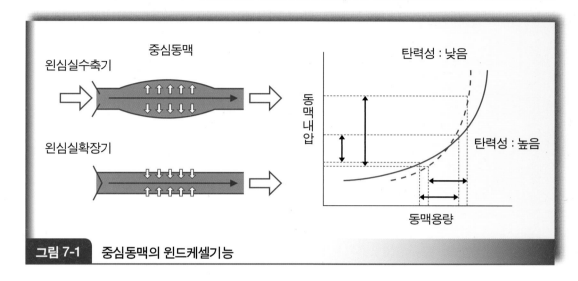

그림 7-1 중심동맥의 윈드케셀기능

(3) 중심동맥의 변화와 중심동맥탄력성의 저하

① 노화에 의한 중심동맥의 변화

죽상경화증(atherosclerosis)과 같은 병적인 동맥경화는 발증하는 사람과 하지 않는 사람이 있다. 한편 대동맥과 목동맥 등의 중심동맥에서 발생하는 기질적 변화(동맥을 구성하는 소재 그 자체의 변성), 형태적 변화(동맥벽이 두꺼워진다), 기능적 변화(동맥의 긴장도가 높아진다) 등은 노화에 의해 일어난다. 이 때문에 발생하는 동맥탄력성의 저하는 대부분의 사람들에게서 일어나는 현상이다(그림 7-2).

동맥벽에는 엘라스틴(elastin ; 탄성섬유로 구성된 경화단백질탄력소)이라는 단백질에서 생긴 낭창낭창한 섬유가 원통모양의 탄성판을 형성시켜 민무늬근육과 교대로 겹쳐져 층을 이루면서 동맥을 감싸고, 그사이는 콜라겐섬유(collagen fiber)가 꽉 채우고 있다. 엘라스틴은 탄력성이 높지만 콜라겐섬유는 탄력성이 낮다.

콜라겐섬유는 그물모양으로 되어 있어서 혈압이 낮고, 탄력성이 낮은 동맥은 그물모양의 구조가 변형되어 동맥의 탄력성에 대응하기 위해 콜라겐섬유 자체가 늘어나는 경우는 드물다. 이때 동맥의 탄력성은 주로 엘라스틴의 탄력성에 의해 결정된다. 그러나 혈압상승에 의해 그물모양 구조의 대응력을 넘어서 동맥이 탄력하면 콜라겐섬유 자체가 늘어나 동맥의 탄력성

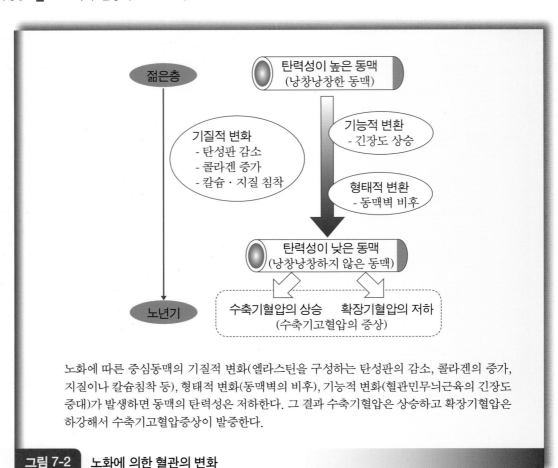

노화에 따른 중심동맥의 기질적 변화(엘라스틴을 구성하는 탄성판의 감소, 콜라겐의 증가, 지질이나 칼슘침착 등), 형태적 변화(동맥벽의 비후), 기능적 변화(혈관민무늬근육의 긴장도 증대)가 발생하면 동맥의 탄력성은 저하한다. 그 결과 수축기혈압은 상승하고 확장기혈압은 하강해서 수축기고혈압증상이 발증한다.

그림 7-2 노화에 의한 혈관의 변화

이 저하된다.

　성장기 이후는 중간막의 엘라스틴(elastin)은 감소하고, 균열(fragmentation, 조각남) · 배열의 직선화 등이 나타나 중간막의 탄성판과 속막아래층의 안쪽탄성판이 얇아진다. 엘라스틴은 재생시키기 어렵고, 그대신 콜라겐의 생합성이 늘어나기 때문에 나이를 먹으면 탄성섬유대신 콜라겐섬유가 동맥의 탄력에 대응하게 된다. 이것이 동맥벽에서 칼슘과 지질의 침착, 아미노산성분의 변화 등에 관여하여 정상적인 혈압을 가진 사람도 노화에 따라 동맥벽의 탄력성을 저하시키는 원인이다.

　동맥의 중간막에서 콜라겐섬유가 증가하면 동맥벽의 두께를 증가시킨다. 또, 대동맥내막벽의 두께는 생후 빠르게 비후하기 시작하여 노화에 의해 비후(thickening)부위가 넓어지면서 진행이 빨라진다. 이러한 동맥벽의 비후도 동맥의 탄력성을 저하시킨다.

　동맥벽중간막 민무늬근육의 탄력성이 증대하면 민무늬근육과 직렬로 이어지는 콜라겐섬유가 늘어나서 동맥탄력성을 저하시킨다. 혈관내피세포가 생성하는 일산화탄소(NO : nitric oxide)는 민무늬근육의 긴장도를 저하시키고, 엔도셀린(endothelin)-1은 민무늬근육의 긴장도를 증대시킨다. 자율신경계통의 기능도 민무늬근육의 긴장도에 영향을 끼치고, 카테콜아민(catecholamine)이 민무늬근육의 α-수용체와 결합되면 민무늬근육의 긴장도가 증대한다. 연령에 따른 NO 생성력의 저하, 엔도셀린-1 생성량의 증가, α-수용체의 감수성항진 등이 보고되고 있다. 한편 혈관내피나 자율신경계통의 기능에서 발생하는 노화에 따른 변화에 의한 민무늬근육의 긴장도항진에 의한 동맥탄력성의 저하기능도 고려해야 한다.

(2) 노화에 의한 중심동맥탄력성의 저하

노화에 의한 중심동맥의 기질적 변화 · 형태적 변화 · 기능적 변화 등은 50~60대 이후에 특히 현저하게 나타나고, 동맥탄력성저하에 의해 윈드케셀(Windkessel)기능을 저하시킨다. 윈드케셀기능의 저하는 심실수축기의 최고혈압을 크게 하고, 반대로 수축기에 저류되었다가 확장기에 말초로 내보내는 혈액량을 감소시켜 확장기혈압을 저하시킨다. 따라서 노화에 따라 수축기혈압은 상승하지만, 확장기혈압은 50~60대까지 상승한 뒤에 하강한다.

우리나라에서 60대는 고혈압이 많지만, 이들은 수축기고혈압증상(수축기혈압만 높고 확장기혈압은 정상범위 내)이 대부분이다. 이것은 노화에 따른 동맥탄력성의 저하로 볼 수 있다.

⚡ 노년기의 운동치료

1) 근기능저하를 방지하는 운동

(1) 노년기 근력트레이닝의 효과

근육은 매우 가소성이 높은 조직이다. 통상적으로 근력트레이닝을 지속적으로 실시한 사람은 노화에 따라 감소하는 큰허리근의 횡단면적은 증가하지만, 운동을 하지 않은 사람은 저하한다.

연구에 의하면 고령자가 자기체중부하에 의한 근력트레이닝(5종목, 주 3~5회 실시)을 6개월 동안 실시한 결과는 다음과 같다. 즉 넙다리부위폄근군 · 굽힘근군 및 큰허리근은 모두 1개월 후에 근횡단면적이 증대되었고, 그 후 3개월까지 더욱 증대해서 3개월부터 6개월 후에 이르러서는 3개월 후의 수준을 유지하였다.

(2) 근력트레이닝이 고령자의 보행기능에 미치는 효과

고령자라도 근력트레이닝에 의해 근육을 효과적으로 증대시킬 수 있는데, 이것은 노년기에 원활한 일상생활유지를 위한 중요한 요인의 하나인 보행기능과 관련되어 있다. 고령자에게 1년 간 지속적인 근력트레이닝을 실시한 결과 보행 시의 보폭결정에 결정적으로 기여하는 큰허리 근횡단면적의 증가로 보폭이 넓어져 보행속도가 향상되었다.

노년기가 되면 보행속도의 지연 때문에 외출에 대한 두려움이 생겨 일상생활이 제한받게 된다. 다시 말해서 노년기의 보행속도유지는 생활기능유지의 관점에서도 중요한 요인이다. 따라서 노화에 따른 근기능의 감소는 모든 사람에게 적용되는 현상이므로 노년기의 생활기능유지를 위해 일상적으로 근력트레이닝을 할 수 있는 환경을 만들어주는 것이 필요하다.

2) 중심동맥탄력성과 운동

(1) 운동에 의한 중심동맥탄력성의 변화

노화에 따른 중심동맥탄력성의 저하를 운동으로 예방 또는 억제할 수 있다면 중 · 고령자의 순환계통(circulatory system)질환의 발증도 예방할 수 있을 것이다. 과거에는 중심동맥탄 력성의 저하는 불가피한 노화현상으로 간주하였기 때문에 지속적인 운동이 그 진행을 억제시 킬 수 있는지에 대해서는 주목하지 않았다. 그러나 중심동맥탄력성과 운동의 관련성을 검토 한 일련의 연구에 의해 운동에는 노화에 의한 중심동맥탄력성의 저하를 늦추는 효과가 있다 는 것이 밝혀졌다.

고강도의 유산소운동을 계속하여 지구력이 단련된 사람의 동맥탄력성은 운동습관이 없는 사람보다 크다고 한다. 또, 고강도 근력트레이닝을 지속하고 있는 지구력단련자뿐만 아니라 보통 건강한 사람이라도 일상생활에서 신체활동량이 많으면 연령에 따른 중심동맥탄력성 저 하가 억제된다. 나아가 건강한 사람은 비교적 단기간의 유산소운동을 하여도 중심동맥탄력성 은 증대한다고 한다.

한편 수축기고혈압환자나 고지질혈증환자를 대상으로 한 연구에서는 단기간의 유산소운동 으로는 동맥탄력성의 개선효과를 얻을 수 없었다고 보고하고 있다. 고혈압증이나 고지질혈증 은 동맥벽의 기질적 변화에서부터 진행되기 때문에 유산소운동으로 동맥탄력성을 개선시키려 면 운동기간과 운동량을 보다 많이 할 필요가 있다. 따라서 수축기고혈압증이나 고지질혈증환 자에게는 운동의 강도와 양 또는 기간을 고려하는 연구가 필요하다고 본다.

최근에는 이들에게 유산소운동과 함께 근력트레이닝을 실시할 것이 권장되고 있다. 근력트 레이닝이 동맥탄력성에 미치는 영향을 보면 고강도 근력트레이닝을 실시하고 있는 근력단련 자에게서 중심동맥탄력성의 저하현상이 보이고 있다. 또, 유산소운동과 근력트레이닝의 병행 실시(복합트레이닝)에 관한 연구에서도 두 트레이닝을 병행하여 실시하면 동맥탄력성의 저하를 억제시키는 효과가 있다고 한다.

(2) 중심동맥탄력성을 개선시키는 운동

유산소운동은 중심동맥탄력성을 증대시키는 효과가 있다. 지속적인 유산소운동에서는 중간막이 기질적 또는 형태적으로 경화변성(sclerotic degeneration)하는 것을 개선시킬 가능성이 있다. 그러나 이때에는 기능적 요인인 민무늬근육의 탄력성에 영향을 미칠 뿐만 아니라 중심동맥탄력성도 증대시킨다고 볼 수 있다. 특히 단기간 유산소운동을 중심동맥탄력성 증대의 메커니즘으로 보고 혈관민무늬근육의 탄력성저하를 상정하는 것이 중요하다.

동맥벽의 중간막에 있는 민무늬근육이 긴장하거나 이완하면 말초동맥의 안지름이 작아지거나 커지지만, 중심동맥에서는 탄력성이 저하하거나 증대한다. 혈관민무늬근육의 탄력성은 자율신경계통이나 체액요인에 더해 혈관내피세포가 생성하는 혈관작동물질에 영향을 끼친다. 다시 말해 혈관벽 제일안쪽에 있는 혈관내피세포는 민무늬근육층과 혈액 사이에서 물리적인 장벽역할을 할 뿐만 아니라 혈관이완물질인 NO나 혈관수축물질인 엔도셀린(endothelin)-1을 생성해서 혈관민무늬근육의 탄력성을 조절한다.

젊은층에서는 중심동맥탄력성을 증대시키는 8주간의 유산소운동 후에 혈중NO농도는 증가한 반면, 혈중엔도셀린-1 농도는 저하한 것으로 나타났다. 더욱이 중심동맥탄력성이 저하된 중·고령자에서도 유산소운동을 지속하면 젊은층과 같은 효과가 나타났다. 따라서 유산소운동이 중심동맥탄력성을 증대시키는 메커니즘에는 NO과 엔도셀렌-1 생성의 변화, 다시 말해 혈관내피기능의 변화가 관여되어 있다고 볼 수 있다.

(3) 운동에 의한 중심동맥탄력성 개선의 개인차

운동이 중심동맥탄력성에 미치는 효과에는 유전적인 요인에 따른 개인차가 있다. 일상생활의 신체활동량과 엔도셀린수용체(엔도셀린은 동맥의 엔도셀린수용체와 결합해서 작용하여야 그 효과가 발휘된다)의 유전자다형태가 동맥탄력성에 미치는 영향을 검토한 결과, 엔도셀린수용체의 유전자형이 다르면 동맥탄력성에 대한 운동효과도 다른 것으로 밝혀졌다.

 유전자다형태(genetic polymorphism, 유전자뭇형태, 유전자여러형태)

두 종류 이상의 멘델성 형질이 존재하는 집단에서 1개의 유전자 내의 여러 대립유전자들 중에서 가장 낮은 빈도를 지닌 대립유전자가 재발돌연변이만으로 유지되지 않고 다른 어떤 기전에 의해 전체 유전자급원 내에서 지속적으로 그 빈도를 유지할 수 있는 경우를 말한다.

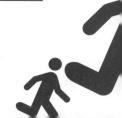

3) 운동이 정신건강에 미치는 효과

(1) 운동과 정신건강

정신건강(mental health)이란 마음의 건강을 의미하며, 신체뿐만 아니라 정신적·사회적으로도 양호한 상태가 건강하다고 정의되는 것처럼 사람이 건강하기 위해서 빠질 수 없는 요소의 하나이다. 정신건강은 불안, 억울, 기분, 행복감, 자존심 등과 같은 여러 심리적인 상태나 특성에 의해서 평가받거나 이들을 포괄한 마음의 건강상태로 평가받는다.

WHO에서 발표한 중·고령자의 신체활동촉진을 위한 가이드라인을 보면 운동은 생리적 효과뿐만 아니라 심리적·사회적 효과도 준다고 하였다. 심리적 효과의 예는 단기적으로는 스트레스 및 불안을 감소시키는 것이며, 장기적으로는 전반적 행복감·정신건강 및 인지기능의 개선 등이다(그림 7-3). 한편 국제스포츠심리학회(ISSP : International Society of Sport Psychology, 1992)에서는 성별·연령별을 불문하고 운동은 심리적 효과가 있다고 하였다(표 7-1).

표 7-1　　운동이 주는 심리적 효과(ISSP, 1992년을 수정 게재)
▶ 상태불안을 경감시킨다.
▶ 경도에서 중간강도의 억압감을 경감시킨다.
▶ 장기적으로는 신경증과 특성불안을 경감시킨다.
▶ 장기적으로는 중(重)증 우울증환자의 전문적 치료를 보조한다.
▶ 여러 가지 스트레스지표를 경감시킨다.
▶ 성별·연령별을 불문하고 정서적인 효과를 준다.

생리적
단기적 : 카테콜아민 활성, 혈당수준 조절, 수면 촉진
장기적 : 지구력, 근력, 유연성, 평형성, 동작속도

심리적
단기적 : 이완, 기분고양, 스트레스나 불안경감
장기적 : 전반적 행복함, 정신건강, 인지기능, 운동제어, 운동기능

사회적
단기적 : 사회적 능력, 교류
장기적 : 사회적 역할, 사회공헌, 친구만들기, 세대 간 접촉, 사회적 네트워크

사회에 미치는 효과
▶ 의료비·간호비의 절감
▶ 생산성 향상
▶ 활동적인 이미지 창출

그림 7-3　정기적인 신체활동의 영향(Chodzko-Zajko, 1997년을 수정 게재)

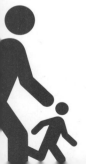

운동에 의한 심리적 상태나 특성의 변화에 관한 연구에서 보고된 내용은 다음과 같다.

▶ 운동습관이 있거나 신체활동량이 많은 사람은 불안과 억압감이 낮고, 좋은 기분이나 감정 (활기, 건강, 행복, 자존심 등)을 가진 사람이 많다.

▶ 신체적으로 활동적인 사람은 억압감이 별로 없지만, 앉은 자세로 생활하는 사람은 억압감을 유지하기 쉽다.

▶ 신체활동량을 높게 유지하면 인지기능을 유지하고 치매를 예방할 수 있다.

▶ 1회의 운동이라도 불안과 억압감의 경감효과를 볼 수 있을 뿐만 아니라 스트레스에 대한 생리적·심리적 반응이 경감된다.

▶ 운동을 장기적으로 지속하면 불안과 억압감이 저하되고, 좋은 기분과 감정을 유지하고 스트레스대처능력이 향상된다.

(2) 중년기의 운동과 정신건강

다음에서는 중년기 및 노년기의 정신건강과 운동의 관련성뿐만 아니라 중년기의 스트레스와 노년기의 상실감에 주목하고, 운동이 스트레스나 상실감을 완화시키고 정신건강의 악화를 예방하는 효과를 살펴본다.

❶ 스트레스가 많은 중년기

스트레스라는 말은 스트레스상태를 일으키는 여러 가지 자극(stress)과 그것에 대한 대응으로 나누어지지만, 일반적으로는 자극과 반응을 구별하지 않고 스트레스(stress)라고 하는 경우가 많다.

현대는 스트레스의 시대라고 한다. 고민이나 스트레스의 주원인은 자신의 건강상태·질병·수입·지출 등이고, 자신의 건강과 질병에 관련된 고민이나 스트레스는 연령에 따라 증가하는 경향이 있다. 특히 중년기는 스트레스나 고민을 떠안고 사는 사람이 많기 때문에 신체뿐만 아니라 정신적인 건강도 손상되기 쉬운 시기이다. 스트레스악화를 미연에 방지하여야 몸과 마음의 건강상태를 양호하게 유지할 수 있고, 나아가 고령기의 생활의 질(QOL : quality of life)을 높일 수 있다.

❷ 스트레스에 의한 몸과 마음의 건강상태 악화

현대사회에서는 건강상태, 수입과 지출, 일, 가정생활, 인간관계, 주거환경, 사고·재해 등의 요인이 스트레스로 직결되고 있다. 이러한 스트레스에 직면하면 일반적으로 혈압상승·심박수증가 등의 생리적 반응, 긴장·분노·불안·억압감 등의 심리적 반응, 폭력, 도피, 흡연·음주·과식 등의 생활습관이 흐트러지는 행동적 반응이 일어난다. 결국 이러한 것들이 스트레스증상을 나타내는 건강상태를 악화시키는 질환으로 이어진다.

스트레스는 억압감이나 우울증과 같은 정신장애를 일으킬 뿐만 아니라 순환계통의 기능에도 영향을 미친다. 더욱이 스트레스상태가 만성화되면 흡연량과 음주량의 증가, 과식이나 편식, 신체활동량의 저하 등 부적절한 라이프스타일로 이행된다. 그 결과 비만, 고혈압, 고지질혈증, 당뇨병, 동맥경화 등 생활습관병(life style disease)이 발생하게 된다.

그런데 이들 여러 가지 스트레스반응과 그 반응으로 인해 질환의 발병으로 이어지는 과정에는 개인의 특성, 스트레스 인지방법, 스트레스 대처능력과 방법, 사회적 지원(social support) 등의 요인들이 복잡하게 영향을 미친다. 같은 스트레스에 대해서 모든 사람이 같은 반응이나 증상을 보이지 않는 것은 이 때문이다. 스트레스상황에서도 건강을 유지하기 위해서는 개인별로 스트레스에 대한 인지방법을 변화시키고 주위에서 서포트를 얻으면서 대처하는 능력을 높여가는 것이 중요하다. 스트레스를 완화시키기 위해서는 운동이 효과적이다.

❸ 스트레스를 경감시키는 운동

운동에 의한 스트레스 경감효과는 먼저 '마음의 안정'을 들 수 있다. 운동은 실시할 때나 종료할 때에 즐거움과 상쾌감을 주기 때문에 일상생활의 스트레스상황에서 마음을 안정시키고 일시적인 휴식을 준다는 것은 많은 사람들이 알고 있다.

또, 적당한 운동은 자기효능감(self efficacy)을 높이고, 스트레스반응인 불안·억압감 등을 저감시킨다. 여기에서 자기효력감이란 자신이 어떤 상황에 놓여 있더라도 수행할 수 있는 적절한 행동의 예측 내지 확인을 말한다. 다시 말하면 '가능하다'라는 자신감이다. 자기효능감을 향상시키면 스트레스를 위협요소로 보지 않도록 인지방법을 변화시키기 때문에 불안감을 저감시킬 수 있다.

불안과 억압감을 저하시켜 스트레스 경감효과를 발생시킬 수 있는 운동조건은 20~30분간의 운동시간, 중간강도의 운동강도가 일반적이다. 운동양식은 반복성과 리듬을 가진 조깅·수영·사이클링 등과 같은 유산소운동이 효과적이다. 최근에는 근력트레이닝, 요가와 같은 유연트레이닝 등의 효과도 확인되고 있다.

또, 운동 중에 자신이 하고 있는 운동을 즐김으로써 기분이 좋다고 느끼게 되면 억압감, 불안, 기분 등에 좋은 영향을 준다. 따라서 지정된 강도보다도 실시자가 선호하는 강도나 쾌적하다고 느낄 수 있는 강도가 운동 중과 운동 후에 좋은 느낌을 준다. 다시 말해서 개인의 기호나 특성에 맞추어 즐겁고 기분 좋게 운동을 하여야 스트레스경감을 위한 운동이 된다는 것이다.

한편 불안과 억압감을 저감시키는 자기효능감 향상을 위한 운동은 다음과 같다.

▶ 운동에 의해 목표를 달성한 성공체험을 느끼게 한다(예를 들어 1일 30분 걷기와 같이 달성가능한 목표를 세워서 실현시키는 것).

▶ 타인의 성공체험을 관찰시킨다(예를 들어 운동에 의해 불안감을 저감시킨 사람의 체험을

들거나, 활발하게 운동하고 있는 사람의 모습을 관찰시킨다).

▶ 운동 중의 신체반응에 주의를 기울여서 몸상태의 변화를 느끼게 한다(예를 들어 운동실시에 의해서 기분과 몸상태의 양호함을 실감하게 한다).

❹ 중년기의 정신건강을 개선하는 라이프스타일형 운동프로그램

다음은 대사증후군 예방을 목적으로 발증위험성이 높은 중년근로자 남성에게 주안점을 두고 근로자가 운동을 실시하는 데 어려움을 고려한 라이프스타일형 운동프로그램을 제공하고 그 효과를 검증한 것이다. 운동프로그램의 내용은 각자의 라이프스타일에 맞추어 걸음 수의 증가와 자기체중부하 운동에 의한 근력트레이닝이다.

운동프로그램에 참가한 중년근로자 남성 97명(평균연령 47.7세) 중에서 프로그램 시작 전에 정신건강(GHQ28)이 좋은 사람(66명)들에서는 3개월 동안 변화를 보이지 않았지만, 정신건강이 악화경향을 보인 사람(31명)들은 정신건강의 하위척도에 있는 신체적 증상, 불안과 불면증, 사회적 활동장애 및 우울증 경향 등이 3개월 후에 확실하게 개선된 것으로 나타났다(그림 7-4). 또, 프로그램실시 전에 정신건강이 악화경향을 보이던 사람들에게서 개선된 정신건강의 변화량과의 관련성을 검토해 보았더니 프로그램실시 중에 걸음 수가 많아지고, 또 자기효력감의 향상될수록 정신건강이 개선될 가능성을 시사했다(久野譜也, 2009).

즉 라이프스타일형 운동프로그램은 일상생활에서 실시하기 쉽기 때문에 걸음 수의 증가와

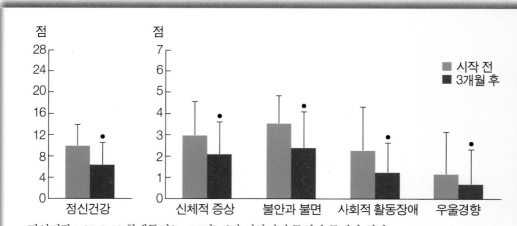

정신건강 : GHQ 28 합계득점(0~28점), 6점 이상이면 무언가 문제가 있다.
신체적 증상, 불안과 불면증 : GHQ 28 하위척도(0~7점), 2~3점이면 경도, 4점 이상이면 중간강도 이상의 증상이 있다.
사회적 활동장애, 우울증경향 : GHQ 28 하위척도(0~7점), 1~2점이면 경도, 3점이상이면 중간강도 이상의 문제가 있다.
n=31, 평균치±표준편차
*p<0.05 vs 시작 전

그림 7-4 정신건강 악화경향이 있는 사람에게 3개월간의 운동프로그램 실시에 따른 변화

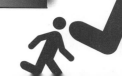

실시에 대한 자기효력감 향상을 가져오고, 나아가 정신건강을 개선시킬 가능성이 있다. 앞으로 다양한 증상을 가진 많은 대상자의 장기적 효과를 검토할 필요가 있지만, 운동실시방법으로서 라이프스타일형 운동프로그램을 선택할 기회를 주면 보다 많은 사람들이 운동을 습관화하고 신체적인 면뿐만 아니라 정신적인 건강도 얻게 될 것이다.

그런데 라이프스타일형 운동프로그램은 운동의 실시 및 관리가 어렵고, 효과를 얻을 만큼의 운동량 달성이 불가할 수도 있다. 또, 사회적 교류나 서포트를 얻기 어렵고, 즐거움이 부족하거나 의욕적으로 지속하기 힘든 점도 지적되고 있다. 따라서 이들을 바탕으로 해서 서포트 체제를 정비하거나 교실형에서 시작해서 라이프스타일형으로 이행하는 것 등으로 운동프로그램을 교정할 필요가 있다.

※ 일반정신건강(GHQ : general health questionnaire)

David Goldberg에 의해 1972년 최초로 개발되었다. 개발 당시에는 의사들이 진료하는 가운데 정신적 병리상황을 파악하기 위한 용도였다. 처음에는 GHQ-60으로 개발되었다가, 이후 1979년에 GHQ-30, GHQ-28, GHQ-12 등이 개발되어 활용되고 있다.

▶ GHQ-60 : 가장 자세한 내용을 포괄하고 있음.
▶ GHQ-30 : 신체적 질병상황(phsysical illness)를 제외하고 개발됨.
▶ GHQ-28 : 신체화 증상(somatic symptoms), 불안(anxiety), 불면증(insomnia), 사회적 역기능(social dysfunction), 심각한 우울(severe depression) 등의 4개 차원으로 구성됨.
▶ GHQ-12 : 빨리 작성할 수 있도록 만들어졌으며, 연구에 가장 적합함. 2개의 요소로 구성되어 있음.
  출처 : Institute of Psychiatry www.gl-assessment.co.uk 중 Goldberg의 GHQ 관련 자료 참조.

---

(3) 노년기의 운동과 정신건강

❶ 상실감에 직면하는 노년기

노년기는 배우자나 친한 친구와의 사별·퇴직 등과 같이 스트레스가 큰 사건을 경험하는 일이 많고, 노화에 따르는 신체 및 정신건강·경제적 자립·가족과 사회와의 연결·살아가는 목적 등에서 '상실감'에 직면하는 시기라고 한다. 이런 상실감에 의해 활동수준의 저하뿐만 아니라 고독감이나 무력감, 나아가 자존심과 행복감마저 저하되어 삶의 질(QOL : quality of life)이 손상되기 쉽게 된다. 몸과 마음 모두 건강한 상태를 유지하고, 동시에 건강수명의 연장이 노년기의 가장 중요한 과제이다. 또한 자립생활 영위에 필요한 생활활동능력을 가능한 한 유지하는 것은 개인의 자존심 유지와 의지력 내지 기력을 잃지 않는 기본조건이라고 할 수 있다.

❷ 상실감이 가져오는 악순환

라크만(Lachman, M. E.) 등(1997)은 노화에 따른 신체적·정신적 상실감을 불안감이나 억울감 같은 정신건강을 저하시키는 전형으로 보았다(그림 7-5). 노화에 따른 신체기능이나

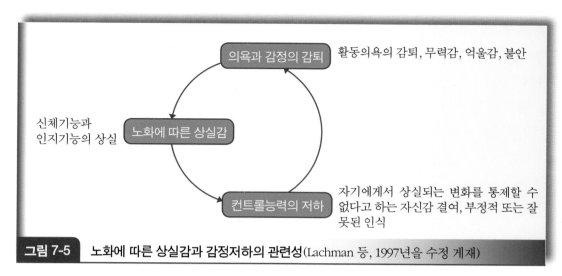

그림 7-5　**노화에 따른 상실감과 감정저하의 관련성**(Lachman 등, 1997년을 수정 게재)

인지기능을 잃어버리는 상실감은 고령자에게 '상실감과 노화는 자기 스스로 제어할 수 없다'라는 감정(컨트롤감의 저하)을 준다. 이 컨트롤감의 저하는 일상생활에서 의욕을 잃게 하고, 불안감과 억울감과 같은 감정을 악화시킨다. 그리고 의욕상실과 감정저하는 활동량을 더욱 저하시켜 신체적 기능과 정신적 기능의 저하를 촉진시키는 악순환으로 이어진다.

또, '운동의 노화사이클'모델(Berger, 1989)에서도 노화에 따라 일상생활에서 운동량이 감소하면 비만·근력저하·활력감퇴 등을 일으켜 노화를 느끼게 할 뿐만 아니라 스트레스·불안·억울감 등을 증대시키고 자존심의 저하시킨다고 하였다. 이러한 심신상태는 더욱 신체활동량을 저하시켜 통증·고혈압·심장질환 등과 같은 만성질환을 발생시킨다.

노년기에 느끼는 고민과 불안의 최대요인은 자신의 건강상태와 질병인데, 특히 노년기에는 만성질환에 걸릴 확률도 높다. 따라서 만성질환을 앓고 있으면서도 신체적인 건강과 체력을 가능한 한 유지하면서 정신적인 건강을 잃지 않도록 하는 것이 중요하다.

❸ 자신감을 주고 QOL을 개선시키는 운동

다음은 라크만(Lachman, M. E.) 등(1997)이 지적한 노화에 따른 악순환을 막기 위한 운동의 중요성이다.

▶ 운동은 노화에 따른 상실감을 예방하고 지연시키는 효과가 있다는 인식을 준다.

▶ 주위에서 서포트를 얻으면서 운동목표를 달성하고 운동효과를 실감해서 자기도 할 수 있다는 자기효력감을 높임으로써 컨트롤감(상실과 노화는 자신이 제어할 수 없다는 감정)을 강화시킨다.

▶ 컨트롤감의 강화는 불안과 억울감을 저감시키고 활동의욕을 높여준다.

그런데 운동을 한다고 해서 무조건 의욕감퇴·억울감 등의 감정이 개선되는 것은 아니다. 개인의 체력과 건강상태에 맞추어 운동목표를 설정하고, 단계적으로 부하를 증대시키고, 동시에 피드백을 통해서 효과를 확인시켜야 자신감이 회복되어 노화에 대한 불안감 등을 개선시킬 수 있다. 특히 노년기에는 체력과 건강상태의 개인차가 크기 때문에 개별화된 운동프로그램을 실시하여야 안전성뿐만 아니라 신체적 건강과 정신적 건강에 유익할 것이다.

한편 운동에 의해 얻는 자기효능감(self efficacy)은 일상생활 전반에 걸쳐 자신감을 높여준다(Sonstroem 등, 1991). 운동을 정기적으로 실시하면 체성분의 개선, 유산소능력이나 근력향상, 성취감(할 수 없던 운동을 할 수 있게 되었다) 등이 초래된다. 따라서 하고 있는 운동에 대해 자신감이 향상되고, 그것이 자신의 신체적 능력과 기능에 대한 자신감을 가져다주고, 마지막으로는 전체적인 자존심을 높여준다.

노년기가 되면 신체기능이 현저히 저하되고, 일상생활에서 얼마 전까지 가능했던 것이 이제는 가능하지 않다는 상실감도 느끼게 된다. 그 결과 신체능력에 대한 자신감을 잃어버려 불안감과 억울감을 일으킴으로써 생활 전체의 만족감을 저하시켜버린다. 운동은 고령자에게 새로운 것에 도전하는 기회를 부여할 뿐만 아니라 신체기능과 체력향상에 의해 상실감도 채워준다. 따라서 운동은 자신감을 높여주고 노화에 대한 부정적인 이미지나 노화에 따른 고독감이나 불안감을 개선시켜 QOL을 높여준다.

❹ 사회적 네트워크를 부여하고 QOL을 좋게 유지시키는 운동

주관적 행복감(subjective well-being)은 노년기의 QOL을 구성하는 요인이면서 행복한 노화(successful aging)의 지표 중 하나이다. 이것은 주관적인 행복감 및 충실감을 의미하면서 일상생활동작(ADL : activities of daily living)을 수행할 수 있는 건강상태, 원만한 인간관계, 나아가 경제상태와도 관련되어 있다. 특히 자신은 건강하다고 느끼는 사람, ADL를 유지하고 있는 사람, 더욱이 운동을 습관적으로 하고 있는 사람 등은 행복감이 높다고 한다.

한편 원활한 인간관계도 행복감과 관련되어 있기 때문에 여러 가지 상실감을 경험하는 노년기에 주관적 행복감을 좋게 유지하려면 새로운 친구를 만들고 사회적 네트워크를 도모하는 것이 중요하다. 사회적 네트워크는 크나큰 스트레스가 되는 생활상의 사건에 의한 악영향을 완화시키는 데 도움을 준다. 운동참가는 노화에 따른 신체기능의 저하나 상실감을 지연시킬 뿐만 아니라 동년대 또는 세대 간의 교류기회를 부여하고, 새로운 사회적 역할의 획득과 네트워크 형성에 매우 유익하다.

노년기의 운동습관과 주관적 행복감의 관계는 다음과 같다.

▶ 습관적으로 하는 운동은 ADL을 유지시킨다.
▶ ADL의 유지는 활동수준을 유지시키기 때문에 가족과 친구로부터 사회적 서포트를 얻거나 자각적인 건강을 향상시킬 수 있다.
▶ 사회적 서포트의 확보와 자각적인 건강의 유지는 주관적 행복감을 높이는 역할을 한다.

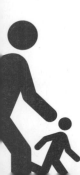

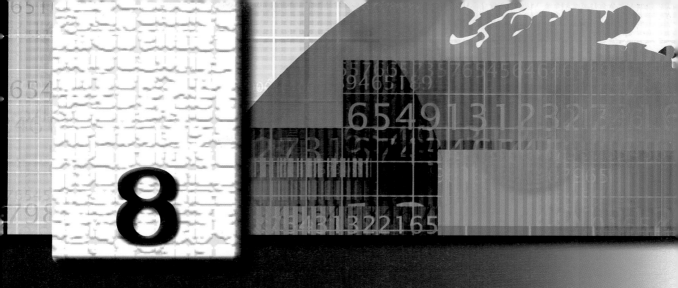

8

운동치료 프로그램의 실제

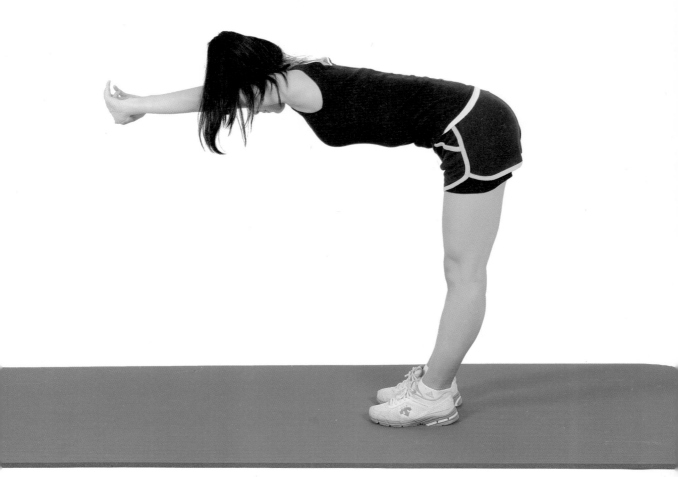

ᔙ 운동치료 프로그램의 수립

1) 운동기준의 설정

운동기준을 설정하려면 신체활동량, 운동량, 체력의 3요소에 관한 기준치를 설정해야 한다.

(1) 신체활동량의 기준치 : 1주당 23메트×시/주

신체활동량의 기준치인 '1주당 23메트×시/주'는 신체활동량이 가장 낮은 집단에 비해 생활습관병 발병률이 유의하게 낮아지는 경계치이다. 따라서 이 기준치를 상회하면 생활습관병 발병위험이 줄어든다고 볼 수 있다. 생활습관병을 예방하려면 이 기준치보다 높은 신체활동량을 유지하는 것이 바람직하다.

신체활동이란 '일상생활활동＋운동'이므로, 운동·스포츠뿐만 아니라 일상생활활동을 증가시켜도 기준치에 도달할 수 있다. 이것은 기준치이용의 선택폭을 넓힌다는 의미에서 의의가 있다. 또한 1주간의 신체활동총량을 기준으로 하므로 1회 신체활동의 강도·시간·빈도·연속성 등에 관계없이 개인의 라이프스타일이나 체력상태에 맞춰 조정해도 된다.

신체활동량의 기준치에 사용한 '메트×시'를 운동프로그램을 작성할 때 활용하면 매우 편리하다. '메트(MET)'는 활동강도의 지표이고 '시'는 시간인데, 그들을 곱한 값이 신체활동량이므로, 신체활동의 강도와 시간의 조합에 의해 총량이 정해진다.

예를 들어 12메트×시의 신체활동은 '3메트×4시간', '4메트×3시간', '6메트×2시간' 등이며, 다른 것은 표 8-1이나 표 8-2와 같이 각각의 강도에 해당하는 신체활동이나 운동을 개인의 취향과 형편에 맞게 선택하면 된다. 보통 걷기나 실내청소는 3메트에 해당하므로 1주일 중 쇼핑을 하거나 청소하는 시간을 4시간 모으면 '12메트×시'를 확보할 수 있다. 또, 이를 단시간에 확보하고 싶다면 조깅과 걷기를 조합시킨 운동이나 수영과 같은 6메트의 운동을 주에 2시간 하면 달성할 수 있다. 속보(95~100m/분 정도)는 4메트에 해당하기 때문에 출퇴근이나 보행으로 이동할 때 평소보다 약간 빨리 걷기를 1주일에 3시간 하면 '12메트×시'가 된다.

일상생활활동이나 운동을 2~4시간 계속해서 하기는 어려울 수도 있으나, 1주 동안 달성한다면 실시 가능한 숫자일 것이다. 또한 1회의 생활활동·운동이 몇 분 이상 연속되지 않으면 안 된다는 조건은 없으므로 1분이든 10분이든 합쳐진다고 생각하면 좀 더 실현 가능한 숫자로 느껴질 것이다.

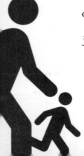

표 8-1	3메트 이상의 일상생활활동(신체활동량 기준치의 계산에 포함됨)
메트	활동내용
3	보통 걷기(평지에서 66m/분, 어린이나 강아지를 데리고 걷기, 쇼핑 등), 배에 앉아서 낚시, 실내청소, 가재도구 정리, 목수 일, 짐 꾸리기, 기타 연주(선 자세로), 차에 물건 싣고 내리기, 계단 내려가기, 어린아이 돌보기(선 자세로)
3.3	걷기(평지에서 80m/분, 출퇴근 시 등), 카펫 청소, 마루바닥 청소
3.5	대걸레질, 청소기사용, 상자포장작업, 가벼운 물건 나르기, 전기관련 일(배관공사)
3.8	약간 속보(평지에서 약간 빠르게=95m/분), 마루바닥 닦기, 목욕탕 청소
4.0	속보(평지에서 95~100m/분 정도), 자전거타기(15km/시 미만), 출퇴근, 오락, 동물 돌보기(도보/달리기, 중강도), 고령자나 장애인 간호, 드럼치기, 휠체어 밀기, 어린아이와 놀기(걷기/달리기, 중간강도)
4.5	묘목 옮겨심기, 정원 풀 뽑기, 가축에게 먹이 주기
5.0	어린아이와 놀기, 동물 돌보기(걷기/달리기, 활발하게), 어느 정도 속보(평지에서 빠르게=105m/분)
5.5	잔디 깎기(전동 잔디깎기기계를 사용하여 걸으면서)
6.0	가구·가재도구 이동·운반, 삽으로 눈 치우기, 계류낚시
8.0	운반(무거운 것), 농사일(건초 모으기, 창고 청소, 닭 돌보기), 활발한 활동, 계단 올라가기
9.0	물건 나르기(윗층으로 옮기기)

주: 각각의 값은 해당활동 중의 값이며, 휴식 등은 포함하지 않는다.

그런데 이러한 제안에 대해서 "10분 이상 실시하지 않으면 운동의 효과가 나타나지 않는 것은 아닌가요?"하는 의문이 있을 수도 있다. 그러나 생활습관병 발병예방을 위한 신체활동이라는 관점에서 보면 신체활동총량이 기준을 채우면 되기 때문에 신체활동시간이나 그 연속성에 대한 제한은 없다. 체력향상을 위한 신체활동이라면 강도·시간·연속성 등이 논의되어야 하지만, 생활습관병예방을 위한 신체활동에서는 신체활동의 총량을 늘리는 것이 중요하다고 보면 된다.

한편 운동기준에서 신체활동으로 계산되는 것을 3메트 이상의 일상생활활동 및 운동이라고 되어 있다. 따라서 표 8-1이나 표 8-2에는 3메트 이상의 일상생활활동과 운동밖에 나타나 있지 않다. 표에서는 3메트 미만의 일상생활활동·운동(설거지, 세탁물 정리, 스트레칭, 요가 등)은 계산하지 않았지만, 이러한 신체활동이 생활습관병예방에 아무런 도움이 안 되는 것은 아니다.

표 8-2	3메트 이상의 운동(운동량 기준치의 계산에 포함됨)
메트	운동내용[주1]
3.0	자전거에르고미터(50와트), 간단한 운동, 웨이트 트레이닝(경·중간강도), 볼링, 원반 던지기, 배구
3.5	체조(집에서, 경·중간강도), 골프(카트를 이용하되 기다리는 시간은 제외)[주2]
3.8	약간 속보(평지에서 약간 빠르게=95m/분)
4.0	속보(평지에서 95~100m/분 정도), 수중운동, 수중에서 유연체조, 탁구, 아쿠아빅스, 수중체조
4.5	배드민턴, 골프(카트를 이용하지 않되, 기다리는 시간은 제외)
4.8	발레, 모던댄스, 트위스트, 재즈댄스, 탭댄스
5.0	소프트볼, 야구, 어린이와 놀기(피구, 도구를 사용하는 놀이, 구슬치기 등), 꽤 속도를 내며 걷기(평지에서 빠르게=108m/분)
5.5	자전거에르고미터(100와트), 가벼운 운동
6.0	웨이트 트레이닝(고강도, 파워리프팅, 보디빌딩), 미용체조, 재즈댄스, 조깅과 보행의 조합(조깅은 10분 이하), 농구, 수영(여유로운 스트로크)
6.5	에어로빅
7.0	조깅, 축구, 테니스, 수영(배영), 스케이트, 스키
7.5	등산(1~2kg의 짐을 메고)
8.0	사이클링(약 20km/시), 달리기(134m/분), 수영(자유형으로 천천히=약 45m/분), 경도~중간강도의 운동
10.0	달리기(160m/분), 유도, 태권도, 럭비, 수영(평영)
11.0	수영(접영), 수영(자유형으로 빠르게=약 70m/분), 활발한 운동
15.0	달리기(계단 올라가기)

주1 : 같은 활동에 복수의 값이 있는 경우에는 경기가 아닌 레크리에이션적 활동 시의 값으로 하는 등, 빈도가 많다고 여겨지는 값이다.
주2 : 각각의 값은 해당활동 중의 값이며, 휴식 중 등은 포함시키지 않는다. 예를 들어 카트를 이용하는 골프의 경우 4시간 중 2시간을 기다린다면 '3.5메트×2시간=7메트×시'가 된다.

(2) 운동량의 기준치 : 주당 4메트×시간(주당 2메트×시간~주당 10메트×시간)

운동기준에서 운동이란 '신체활동의 일종이며, 체력의 유지·향상을 목적으로 계획적·의도적으로 실시하는 것'으로 정의되며, 신체활동과 마찬가지로 '3메트×시' 이상의 운동을 대상으로 한다. 이 정의에서 보면 운동량은 신체활동량의 기준인 '주당 23메트×시'에도 포함되지만 운동기준에는 신체활동량의 많고적음에 관계없이 '주당 4메트×시'의 운동이라야 독립적으로

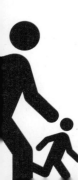

생활습관병 발병위험을 저하시킬 수 있다.

　기준이 되는 '주당 4메트×시'는 운동량이 가장 낮은 집단에 비해 생활습관병 발병률은 의미있게 낮추는 경계치이다. 또한 운동량의 기준치에는 '주당 2메트×시~주당 10메트×시'라는 기준치의 범위도 설정되어 있다. 이것은 현재의 운동량이 낮으면 먼저 '주당 2메트×시'에서 시작하고, 기준치 이상의 수준으로 운동을 하고 있으면 '주당 10메트×시'를 목표로 각자의 상황에 맞춰 계층화할 수 있도록 되어 있다.

(3) 체력의 기준치

　체력이란 인간의 신체활동이나 생명활동의 기초가 되는 신체능력을 말한다. 체력의 고저와 건강검진 등에 의해 질병이나 이상 유무의 관련성이 명확해진 이후, 체력은 건강을 평가하는 하나의 지표로 간주되고 있다. 즉 체력을 평가하면 개인의 건강도를 어느 정도 알 수 있으며, 거기에 덧붙여 체력에 따른 개인별 운동프로그램 작성도 가능해진다. 또한 운동기준에 체력의 기준이 정해져 있으면 운동기준을 운동지도의 도구로 이용할 때 중요하다. 운동기준에는 체력요소 중에서 건강과 관련성이 높은 전신지구력과 근력의 기준치가 정해져 있다.

　전신지구력을 평가할 때 최대산소섭취량이 자주 이용된다. 최대산소섭취량이 높을수록 많은 에너지를 생성할 수 있게 되어 보다 높은 강도의 운동을 보다 오랜 시간 실시할 수 있다.

　근력의 경우에는 생활습관병 예방관점에서 보는 연구보고가 적고, 세계적으로 통일된 근력 평가법이 없기 때문에 최대산소섭취량과 같은 구체적인 평가기준치는 아직 없다. 다만 근력의 기준을 '성·연령별 평균치'로 보는 정성적인 표현만 있을 뿐이다. 이 기준은 총사망률을 결과로 한 연구보고를 근거로 하고 있으므로 근력을 성·연령별 평균치로 유지함으로써 생활습관병을 포함한 많은 질환에 의한 사망위험요인이 저하하는 경계치라고 해석할 수 있다. 또한 기준을 정할 때 근거가 된 몇 가지 연구에서는 악력, 윗몸일으키기, 팔굽혀펴기, 수직뛰기 등 근력의 지표가 다양하게 이용되고 있다는 점으로부터 전신근력의 기준이라기보다는 다양한 기법으로 평가한 근력의 기준이라는 해석이 맞을 것이다.

(4) 운동기준의 한계와 유의점

　❶ 건강한 성인 이외의 대상자에게는 그대로 사용할 필요가 없다

　운동기준의 대상자는 20~69세의 건강한 성인(고혈당·고혈압·고지질혈증 등은 있어도 일상생활을 자유롭게 영위하고 있는 사람 포함)이며, 질환자와 고령자에게 적당한 기준이 아니기 때문에 그들에게는 운동기준·운동지침을 그대로 사용할 필요는 없다. 이것은 건강을 위한 운동기준이기는 하지만, 어디까지나 생활습관병 예방을 목적으로 하는 기준이므로 요양

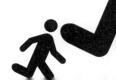

보호를 위한 건강지도 도구로 사용하는 것은 적당하지 않다. 어쨌든 운동지도를 할 때 지도자는 대상자의 특성을 평가·판단한 후에 이 운동기준과 운동지침이 어느 정도 적용될 수 있는지 살펴보아야 한다.

❷ 성차와 연령차

성별과 연령에 따라 신체활동과 운동기준치가 다를 수도 있으나, 여기에서는 성 및 연령차는 설정하지 않았다. 앞으로 많은 연구에 의해 성 및 연령별 기준이 설정되겠지만, 이 운동기준에서는 성·연령을 무시한 하나의 기준치로 나타냈다.

❸ 신체활동량 및 운동량의 상한치는 나타내지 않았다

과도한 신체활동 내지 운동은 상해나 면역기능저하와 같은 장애를 초래할 가능성이 지적되고 있으며, 반대로 운동을 계속하지 못하도록 방해하는 요인이 되기도 한다. 따라서 신체활동량 및 운동량의 상한치를 설정할 필요성은 있지만, 운동기준을 설정하는 과정에서 상한치 설정의 필요성이 대두되지 않았기 때문에 상한치는 정하지 않았다. 운동을 지도할 때에는 이 점에도 충분히 유의하면서 신체활동량을 증가시켜가야할 것이다.

❹ 생활습관병은 운동기준의 충족만으로 예방되는 것이 아니다

운동기준을 충족시킨다고 해서 절대 생활습관병에 걸리지 않는다고는 볼 수 없다. 운동습관만으로는 생활습관병을 예방할 수 없으며, 식습관만으로도 마찬가지이다. 생활습관병의 위험요인에는 신체활동부족뿐만 아니라 나쁜 식습관과 흡연·음주와 같은 요인도 포함되어 있으므로 생활습관병 예방을 위한 신체활동을 계획할 때에는 다른 위험요인들의 경감과 밸런스를 맞추어야 한다.

2) 운동지침의 활용

운동기준은 운동지도 전문가들이 운동지도현장에서 사용할 기준으로 설정한 것이다. 그리고 운동지침은 일반인들이 스스로 이용할 수 있도록 그 기준을 제시한 것이다. 따라서 생활습관병의 일차예방이 요구되고 있는 오늘날 운동지도 전문가들은 운동기준과 운동지침을 둘다 충분히 이해하고 같은 콘셉트를 기반으로 하여 운동실시를 서포트해가는 것이 중요하다.

(1) 운동지침의 대중화

운동지침은 생활습관병의 일차예방을 위한 운동의 보급·계발을 근본목적으로 한다. 특히 적극적으로 운동에 참여하지 않는 사람을 어떻게 하면 적극적으로 참여하게 만들 것인가가 중요과제로 자리매김한다. 이러한 과제를 수행하려면 많은 연구가 필요하다. 그중 한 가지가 '운

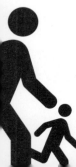

동지침'인데, 이는 신체활동이라는 표현으로 사용되고 있다. 즉 "운동을 합시다"가 아닌 "신체활동량을 늘립시다"라고 부르도록 되어 있다. 다시 말하면 "신체활동량을 늘리는 것만으로도 생활습관병 예방이 됩니다"라고 말하는 것이 운동지침의 메시지이다.

한편 운동지침에서는 신체활동을 어느 정도 증가시킬지 그 '양'의 기준은 제시되어 있지만, 어떠한 내용의 신체활동을 증가시켜야 할지에 대해서는 정해지지 않았다. 어떠한 신체활동도 상관없으므로 총량을 증가시키는 방식을 채택하고 있다. 그것은 집안일이든, 회사일이든 혹은 스포츠활동이든, 개인의 상태나 상황에 맞는 방법으로 신체활동량을 늘리면 된다는 뜻이다.

(2) 운동지도 시 운동지침의 활용

운동지침은 운동이나 신체활동을 스스로 증가시킬 것을 목적으로 정해지지만, 운동에 흥미가 없거나 운동을 실행으로 옮기지 않는 대상자에게 운동지침만 준다면 실시하지 않을 것이다. 반면에 운동실시에는 적극적이어도 운동기준을 충족시키기 위해서는 '무엇을', '어떻게', '얼마만큼' 실시해야할지를 고민하는 대상자도 있을 것이다. 따라서 적절한 운동프로그램을 작성하여 이러한 대상자들로 하여금 실행으로 옮기게 하는 것이 운동지도 전문가의 역할이다.

다음은 내장지방감소를 위한 운동지침의 활용사례이다.

내장지방량을 반영하는 허리둘레를 1cm 줄이기 위해서는 약 7,000kcal가 필요한데, 에너지량을 이만큼 줄이려면 운동요법과 식이요법 모두 충족시킬 수 있는 프로그램이 필요하다. 예를 들어 1개월에 1cm 감소를 목표로 한다면, 운동과 식사로 하루에 약 233kcal를 줄여야 한다. 체중 80kg의 대사증후군인 사람을 지도할 때에는 일상생활에서 어느 정도 운동을 실시할 수 있을지 대상자와 이야기해보고, 1일 15분간의 걷기(속보) 정도는 할 수 있을 것 같다면, 속보 15분간으로 63kcal〔(4메트-1메트)×80kg×15분/60분×1.05＝63kcal: 안정 시(1메트분)의 에너지소비량을 뺀〕의 에너지가 소비되므로, 나머지 170kcal는 하루 식사로 줄일 수 있도록 프로그램을 작성한다. 이것은 반대로 식사쪽부터 생각하면 식사로 200kcal를 줄일 수 있다면 나머지 약 30kcal를 운동으로 소비하도록 신체활동 프로그램을 작성할 수도 있다.

위에서는 하루 단위로 계산하는 방법을 썼지만, 이것은 1주 단위로 바꿀 수도 있다. '운동'은 주 10단위(1단위＝1메트×시) 실시를 기준치로 하지만, 예를 들어 출퇴근할 때 한 개 역을 걷거나 자동차를 자전거 타기로 바꾸는 식으로 일상생활활동에서도 주 10단위의 운동에 해당하는 에너지소비량을 획득하는 방법도 있으므로, 운동이라고 한정시키지 말고 대상자에 따라 보다 실시가능하며 지속가능한 방법을 우선적으로 지도하는 것이 중요하다.

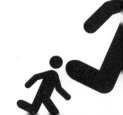

[목표]　　　　　　　　　　　　　　　　내장지방감소

허리둘레가 남성 90cm 이상, 여성 85cm 이상인 사람은 다음 ①~⑤의 순서로 계산하여 자신에게 맞는 허리둘레 감소법을 작성한다.

① 당신의 허리둘레는?

①　　　　　cm

② 목표로 하는 허리둘레는?

②　　　　　cm

대사증후군의 기준이 되는 허리둘레는 남성 90cm, 여성 85cm이지만, 그것을 많이 초과하면 무리하지 말고 단계적인 감소목표를 세운다.

③ 목표달성기간은?

확실하고 꾸준하게 하는 코스　　①-②　　　　cm　　÷1cm/월=　③　　　　cm

단기간에 노력하는 코스　　①-②　　　　cm　　÷2cm/월=　③　　　　cm

④ 목표달성까지 줄여야할 에너지량은?

①-②　　　　cm　　×　　7,000kcal*　　=　　④　　　cm

④　　　kcal　　÷　　③　　개월　　÷ 30 =　　하루에 줄여야할 에너지　kcal

※ 허리둘레를 1cm 줄이려면(=체중 1kg을 줄이는 것) 약 7,000kcal가 필요하다.

⑤ 에너지량은 어느 정도 줄일 것인지?

하루에 줄여야할 에너지　kcal　→ 운동으로 →　　　　kcal

→ 식사로 →　　　　kcal

그림 8-1　내장지방감소를 위한 운동지침

(3) 운동프로그램의 작성과 실천

운동지침은 신체활동량과 운동량을 늘릴 뿐만 아니라 체력을 향상시킬 수 있어야 한다. 또, 체력을 향상시키려면 각자의 체력에 맞는 운동이 필요하므로 그것을 선택하여 실시해야 한다. 다시 말해서 운동지침에는 개별성을 고려한 체력향상을 위한 운동프로그램 작성이라는 콘셉트가 있어야 한다는 것이다.

체력에는 여러 가지가 있지만 운동지침에서 말하는 체력은 건강과 관련성이 높은 지구력과 근력이다. 각자의 체력에 맞는 지구력을 향상시키는 운동(지구력트레이닝)과 근력을 향상시키는 운동(근력트레이닝)의 실시가 생활습관병 예방에 보다 효과적이다. 한편 생활습관병 예방에 대한 직접적인 증거는 없지만 체력요소의 하나인 유연성을 향상시킬 수 있는 스트레칭은 운동프로그램의 안전한 실시를 위하여 빠뜨려서는 안 된다.

이러한 내용들을 정리하면 운동지침에서는 생활습관병 예방에 효과적인 운동 트레이닝으로 지구력트레이닝, 근력트레이닝, 스트레칭의 3가지를 강조하고 있다. 지도자는 대상자의 특성에 맞게 이러한 3가지를 균형있게 프로그램에 도입하는 것이 지도의 포인트가 된다.

운동지침을 이용한 운동프로그램의 작성과 실천에서의 키워드는 '개인별 평가'이다. 신체활동량과 체력을 개인별로 올바르게 평가하고, 그 평가에 기반한 프로그램 작성과 실천, 그리고 재평가사이클이 일반적인 운동지도의 흐름이 된다.

운동지침의 흐름과 그 구체적 방법은 다음과 같다.

❶ 신체활동량의 평가

일상적인 걸음수, 표 8-1, 표 8-2 등을 참고로 하여 1주간의 신체활동을 평가하고, 목표로 하는 신체활동량(주 23단위)과 운동량(주 4단위)의 달성정도를 확인한다.

❷ 체력의 평가

체력은 운동기준에서 기준치로 나타나 있는 지구력과 근력으로 평가한다. 지구력을 평가할 때에는 최대산소섭취량을 직접적으로 측정하는 것이 바람직하지만, 어렵다면 필드 테스트나 앙케이트를 이용한 간접적인 계측도 가능하다. 측정된 최대산소섭취량을 성 · 연령별 기준치와 비교하여 지구력이 뛰어난지, 떨어지는지를 판단한다. 근력을 평가할 때에는 트레이닝기구를 이용한 최대 들어올리기 중량(1RM)이 많이 이용된다. 근력평가법은 다양하기 때문에 어떤 방법을 사용할지 망설이게 되지만, 유지 · 향상시키고 싶은 부위의 근력평가가 기본이다.

❸ 신체활동량과 체력에 맞춘 운동프로그램의 작성

평가된 신체활동량과 운동량이 기준에 미치지 못할 때에는 주 23단위의 신체활동에서 주 4단위의 운동을 목표로 하여 부족한 부분을 보충한다. 기본적으로는 1주를 1사이클로 생각하여 일일 생활활동량을 늘려가면서 1주마다 며칠씩 운동을 집어넣는 것이 바람직하다. 그러나 각자 라이프스타일이 다르므로 신체활동량을 늘릴 수 있도록 대상자의 라이프스타일을 검토한다. 예를 들어 이동수단을 걷기 중심으로 한다, 걸어서 집에 갈 때에는 약간 멀리 돌아간다, 휴식시간에 5분이라도 걷도록 한다, 휴일에는 반드시 30분 이상 걷는다, 자동차를 자전거로 바꾼다 등과 같은 일상생활 다시보기를 통해 가능한 부분에서 신체활동량이나 운동량을 증가

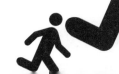

시킨다. 다만 신체활동량이 현저히 적거나 체력이 낮다면 처음부터 주 23단위의 목표는 달성하기 어려울 수도 있으므로 우선 '일일 1,000보라도 걷자'는 식의 달성가능한 목표를 정하고, 서서히 주 23단위를 달성할 수 있도록 지도한다.

정기적인 운동을 프로그램에 포함시킬 때에는 평가한 체력에 맞도록 운동의 강도 · 시간 · 종류를 선택하여 설정한다. 체력이 기준치보다 현저하게 낮거나 운동에 익숙하지 않은 상태에서 운동을 시작하면 부상발생 위험이 높아지므로 높은 강도나 장시간의 운동은 피하고, 저~중간강도의 운동을 택해서 1회의 운동을 단시간이라도 계속하는 것을 첫 번째 목표로 한다. 운동에 익숙해지면 '약간 힘듦'을 느끼는 강도로 주 2단위부터 시작하여 서서히 주 4단위를 달성할 수 있도록 한다. 체력이 기준치에 달성해 있거나 그 이상인 사람에게는 주 4단위를 목표로 하고, 보다 높은 체력향상을 바란다면 주 10단위를 목표로 운동량을 늘리도록 지도한다.

운동종류를 선택할 때에는 계속할 수 있느냐가 중요하므로 개인의 취향과 상황에 맞는 것으로만 구성할 수는 없으나, 운동지침에서는 지구력트레이닝과 근력트레이닝 및 스트레치를 병용한 프로그램을 추천하고 있다. 지구력 트레이닝이나 근력트레이닝이라고 하면 고정식 자전거타기나 웨이트 트레이닝을 이용한 트레이닝을 상상한 나머지 실행으로 옮기는 것을 주저하는 사람도 있을 수 있다. 그러나 걷기와 윗몸일으키기처럼 특별한 기기를 필요로 하지 않는 운동이라도 충분한 효과를 기대할 수 있다. 근력트레이닝에는 여러 가지가 있으며, 단련부위에 따라서도 방법이 다르고, 하는 방법이 잘못되면 효과를 기대할 수 없거나 부상으로 이어질 가능성도 있다. 따라서 지도자는 어느 정도 전문적 지식을 가지고 근력트레이닝을 지도하는 것이 바람직하다.

대사증후군 해소를 목적으로 한다면 주 10단위의 운동량이 필요하다. 이에 대해서는 10단위에 해당하는 에너지를 운동요법과 식이요법 두 가지를 이용하여 마이너스하는 것이 보다 현실적인 방법이다. 운동프로그램 작성방법은 생활습관병 예방을 위한 운동프로그램 작성방법과 같으며, 대사증후군 해소를 목적으로 하더라도 특별히 작성방법을 바꿀 필요는 없다. 그러나 식사제한에 의한 대폭감량은 근육량이 감소되거나 체력을 저하시킬 가능성이 있으므로 식사제한에 의한 섭취에너지의 억제와 운동에 의한 소비에너지의 증가 밸런스는 적절하게 관리해야 한다. 식사조절에만 의지하는 감량이 되지 않도록 주의해가면서 지구력트레이닝에 의해 에너지소비량을 늘리고, 나아가 근육량을 유지하기 위한 근력트레이닝 프로그램의 도입이 이상적이다. 한편 대사증후군인 사람은 과체중일 가능성이 높으므로 운동 시에 관절과 근육에 걸리는 부하가 비교적 클 것으로 예상된다. 따라서 관절통 등에 충분히 주의해가면서 프로그램을 진행할 필요가 있다.

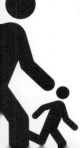

❹ 신체활동량 및 체력의 정기적인 평가와 프로그램 경신

안전하고 효과적인 운동프로그램을 작성하려면 정기적인 신체활동량 및 체력의 평가가 중요하다. 신체활동을 정기적으로 평가하면 목표달성이 습관화되어 있는지를 확인할 수 있고, 나아가 목표가 적절한지, 혹은 과도하게 행하고 있지는 않은지도 판단할 수 있다. 활동 중에 무릎 · 허리 · 발목 등에 위화감이 생기면 목표활동량을 줄이고, 강한 통증이 있으면 운동강도나 운동량을 조절한다. 한편 한 단계 높은 체력향상을 목표로 한다면 그때의 체력에 맞도록 프로그램으로 수시로 변경해갈 필요가 있다.

↘ 체력향상을 위한 근력트레이닝 프로그램

트레이닝을 안전하고 효과적으로 실시하려면 트레이닝을 하는 사람의 특성(연령, 성별, 장애유무, 체력, 활동량, 체형 등)을 고려하여 특성에 맞게 트레이닝 프로그램을 작성하고 지도해야 한다. 개인별 특성을 고려한 프로그램을 계속 실시하면 생활기능과 체력의 향상, 비만해소 등의 효과가 나타난다. 그 결과를 지속시키려면 항상 현재의 체력과 특성에 맞는 트레이닝을 계속 실시할 필요가 있다. 따라서 체력테스트는 3~6개월 주기로 정기적으로 실시하고, 체력의 향상정도에 맞게 트레이닝 프로그램을 수정하여 제공해야 한다(그림 8-2). 또한 정기적인 체력테스트의 실시 · 평가는 운동을 계속하게 하는 동기부여 내지 유지에 도움이 된다.

1) 근력트레이닝의 원칙

근력트레이닝 프로그램을 작성할 때에는 다음과 같은 5가지 트레이닝원칙을 고려해야 한다.

❶ 개별성의 원칙……개인별 상황과 트레이닝 목적을 명확하게 하여 개인의 특성, 신체능력, 적응능력 등에 맞춘 프로그램을 실시하여야 한다.

❷ 의식성의 원칙……트레이닝을 실시할 때에는 트레이닝의 목적과 의의를 이해하고 실시해야 한다. 특히 허약고령자의 경우 필요성을 간과한 채 트레이닝을 시작하면 계속해서 실시하기 어려울 수도 있다.

❸ 과부하의 원칙……트레이닝에 의해 새롭게 신체적 적응을 기대할 때에는 트레이닝 전에 받던 신체적 자극(부하)보다 더 큰 부하가 필요하다.

❹ 점증부하의 원칙……신체기능 · 체력수준의 향상에 따라 운동의 강도(부하) 및 양(횟수나 빈도)은 차츰차츰 높여야 한다. 트레이닝이 진행되면 일반적으로는 신체기능과 체력수준이 향상되기 때문에 개별성의 원칙과 과부하의 원칙을 고려한 후에 적응상황에 따라

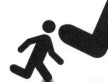

트레이닝의 질과 양을 점진적으로 높일 필요가 있다.

❺ 계속성의 원칙……트레이닝효과는 트레이닝을 계속적으로 실시함으로써 유지되며, 반대로 트레이닝을 중단·중지함으로써 소실되어버린다. 실시한 트레이닝내용이 고빈도·고강도일수록 트레이닝을 중지할 때의 영향이 크며, 저부하·저강도라 하더라도 트레이닝효과는 서서히 소실된다. 따라서 트레이닝은 계속적으로 실시해가는 것이 중요하다.

①~⑤의 트레이닝원칙은 신체기능이 높은 운동선수든, 일반고령자든, 허약고령자든 트레이닝프로그램을 작성할 때 고려해야할 공통된 원칙이다. 그러나 허약고령자의 경우 트레이닝목적은 신체기능의 저하억제에 있으며, 현재의 신체기능·체력수준 향상을 기대하고 있지 않을 수도 있다. 이 경우에는 현상유지가 트레이닝의 목적이 되기 때문에 트레이닝 시의 부하도 일반적인 경우보다 낮게 설정된다.

따라서 이러한 목적으로 트레이닝을 실시할 때에는 과부하의 원칙이나 점증부하의 원칙을 그대로 적용하면 부상 등의 위험뿐만 아니라 의욕저하나 계속성에도 영향을 미칠 수 있기 때문에 주의해야 한다.

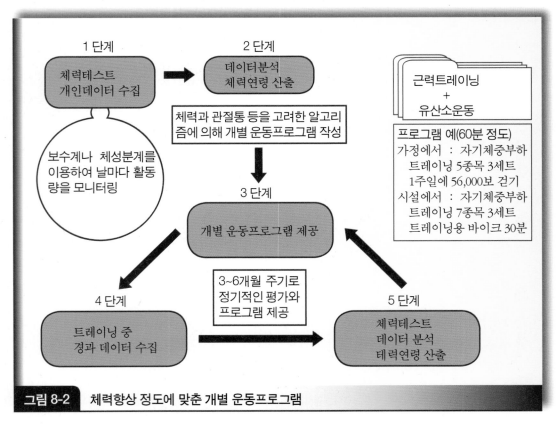

그림 8-2 체력향상 정도에 맞춘 개별 운동프로그램

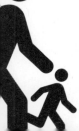

2) 저체력자를 위한 근력트레이닝 프로그램작성법

(1) 저체력자를 위한 근력트레이닝 프로그램작성 시 주의사항

근력트레이닝을 안전하고 효과적으로 하려면 트레이닝을 하는 사람의 특성이 배려되어야 한다. 특히 체력수준이 낮은 허약고령자가 대상이라면 표 8-3과 같은 사전평가가 필요하다. 신체기능을 평가할 때에는 특정 고령자의 스크리닝 체크리스트(표 8-4)나 질문지에 의한 ADL평가(표 8-5~7)를 이용한다. 영양상태에 대한 평가에는 저영양예방을 위한 평가(표 8-8)를 이용한다.

또, 체력은 트레이닝을 계속함에 따라 향상되기 때문에 정기적인 체력평가와 체력향상에 맞도록 근력트레이닝 프로그램을 수정 및 재작성할 필요가 있다.

(2) 저체력자의 근력트레이닝방법

근력트레이닝에는 자기체중부하 근력트레이닝법, 부하조절기구를 이용하는 방법, 머신을 이용하는 방법 등이 있다. 허약고령자는 자기체중부하나 세라밴드를 이용한 저강도부하에 의한 근력트레이닝이 효과가 있다. 또한 저강도(40%1RM 정도)의 동적 근력트레이닝은 혈압상승률이 낮으므로 고혈압치료 중인 고령자라 하더라도 적절한 호흡법을 익힌 다음 실시하면 혈압의 급상승을 제어할 수 있다.

표 8-3 근력트레이닝 프로그램작성에 필요한 개인별 특성	
항목	주의점 · 평가방법
성별/연령	▶ 트레이닝부하를 결정할 때의 평가기준은 연령이나 성별에 따라 다르다.
체격	▶ 체질량지수(BMI : body mass index)와 같은 평가방법을 이용하여 비만도나 야윔의 정도를 파악한다.
과거병력/장애유무	▶ 만성 및 급성 질환의 유무, 트레이닝 시 고려해야 할 요통·무릎통 등의 관절질환 유무를 파악한다. ▶ 뇌경색후유증 등에 의한 마비의 정도, 관절가동범위 제한 유무 등을 파악한다.
체력	▶ 트레이닝부하를 결정할 때에는 체력측정치, 질문지를 이용한 평가 등으로 체력수준을 파악한다.
신체기능/ADL	▶ 특정고령자의 스크리닝(표 8-4)이나 질문지에 의한 ADL평가(표 8-5~7)를 이용하여 신체기능이나 자립도를 파악한다.
영양상태	▶ 저영양예방을 위한 평가(표 8-8), 알부민농도나 헤모글로빈농도의 측정 등에 의해 저영양위험 유무를 파악한다. 자립고령자의 경우 평가의 필요성은 그만큼 높지 않다.

| 표 8-4 | 특정 고령자의 스크리닝 체크리스트 |

질문항목	회답 1	회답 2
1. 버스나 지하철을 이용하여 혼자 외출합니까?	예	아니오
2. 일용품 쇼핑을 하고 있습니까?	예	아니오
3. 은행에서 입·출금을 하고 있습니까?	예	아니오
4. 친구의 집을 방문하고 있습니까?	예	아니오
5. 가족이나 친구의 상담을 들어주고 있습니까?	예	아니오
6. 계단을 손잡이나 벽을 짚지 않고 올라가고 있습니까?	예	아니오
7. 의자에 앉은 상태에서 아무것도 잡지 않고 일어날 수 있습니까?	예	아니오
8. 15분 정도 계속해서 걸을 수 있습니까?	예	아니오
9. 최근 1년간 넘어진 적이 있습니까?	예	아니오
10. 넘어지는 것에 대한 불안은 큽니까?	예	아니오
11. 6개월간 2~3kg 이상의 체중감소가 있었습니까?	예	아니오
12. BMI=체중(kg)/신장(m²)이 18.5 미만입니까?	예	아니오
13. 반년 전에 비해 딱딱한 것을 먹기 어려워졌습니까?	예	아니오
14. 차나 국물 등을 마시다 사레들린 적이 있습니까?	예	아니오
15. 목마름이 신경쓰입니까?	예	아니오
16. 주 1회 이상 외출하고 있습니까?	예	아니오
17. 작년에 비해 외출횟수가 줄어들었습니까?	예	아니오
18. 주변 사람으로부터 '항상 똑같은 걸 찾는다'는 등 물건을 잘 잃어버린다는 이야기를 듣습니까?	예	아니오
19. 스스로 전화번호를 찾아서 전화를 거는 일이 있습니까?	예	아니오
20. 오늘이 몇 월 몇 일인지 모를 때가 있습니까?	예	아니오
21. (최근 2주간) 매일매일의 생활에 충실감이 없다.	예	아니오
22. (최근 2주간) 지금까지 즐겁게 해왔던 일들을 즐길 수 없게 되어버렸다.	예	아니오
23. (최근 2주간) 이전에는 편하게 할 수 있었던 일이 지금은 힘겹게 느껴진다.	예	아니오
24. (최근 2주간) 스스로를 도움이 되는 인간이라고 여기지 않는다.	예	아니오
25. (최근 2주간) 이유도 없이 피곤한 느낌이 든다.	예	아니오

주 : 운동기능의 5항목(6~10) 중 3항목, 영양의 2항목(11, 12), 구강기능의 3항목(13~15) 중 2항목 등에서 어느 것이든 충족시키면 운동지도 시 특별배려가 필요하다.

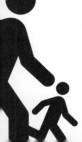

| 표 8-5 | 바텔척도 |

항목	평가		
식사	자립	부분적 도움	완전 도움
휠체어 또는 침대로 이동	자립	부분적 도움	완전 도움
몸가꾸기	자립	부분적 도움	완전 도움
화장실 이용	자립	부분적 도움	완전 도움
목욕	자립	부분적 도움	완전 도움
보행	자립	부분적 도움	완전 도움
계단 오르내리기	자립	부분적 도움	완전 도움
옷 갈아입기	자립	부분적 도움	완전 도움
배변	자립	부분적 도움	완전 도움
배뇨	자립	부분적 도움	완전 도움

※ 바텔척도(Barthel index)는 Mahoney와 Barthel(1965)이 일상생활동작을 도움을 받아서 할 수 있는 사람과 그렇지 않은 사람을 구별하기 위하여 고안한 것이다.

| 표 8-6 | 노년기 활동운동지표 |

일상생활에 관한 다음의 질문에 각각 '예' 또는 '아니오'로 대답하여 주십시오

▸ 버스나 지하철을 이용하여 혼자 외출이 가능합니까?	예	아니오
▸ 일용품 쇼핑이 가능합니까?	예	아니오
▸ 스스로 식사준비가 가능합니까?	예	아니오
▸ 공과금 납부가 가능합니까?	예	아니오
▸ 은행 등에서 입·출금이 가능합니까?	예	아니오
▸ 연금 등의 서류를 작성할 수 있습니까?	예	아니오
▸ 신문을 읽고 있습니까?	예	아니오
▸ 책이나 잡지를 읽고 있습니까?	예	아니오
▸ 건강에 관한 기사나 프로그램에 관심이 있습니까?	예	아니오
▸ 친구 집을 방문하는 경우가 있습니까?	예	아니오
▸ 가족이나 친구의 상담을 들어주는 경우가 있습니까?	예	아니오
▸ 병문안이 가능합니까?	예	아니오
▸ 젊은 사람에게 먼저 말을 걸 수 있습니까?	예	아니오

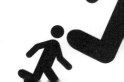

표 8-7	요양보호가 필요한 고령자용 ADL 지표		
일상생활에서 다음과 같은 것들이 가능하면 '1'에, 불가능하면 '2'에 표시해주십시오.		가능하다	불가능하다
▸ 도움없이 좌우 양쪽으로 돌아누울 수 있다.		1	2
▸ 누운 상태에서 일어나 앉을 수 있다.		1	2
▸ 앉은 자세에서 아무것도 잡지 않고 일어날 수 있다.		1	2
▸ 도움없이 한 동안(1분 정도) 선 자세를 유지할 수 있다.		1	2
▸ 폴라티를 입을 수 있다(30초 정도에).		1	2
▸ 고무줄바지를 선 자세로 입을 수 있다.		1	2
▸ 바지를 입을 수 있다(단추, 벨트도 포함. 1~3분 정도).		1	2
▸ 서양식 화장실이라면 혼자서 용변을 볼 수 있다.		1	2
▸ 혼자서 화장실에 가서 용변을 볼 수 있다.		1	2
▸ 혼자서 전신을 씻을 수 있다.		1	2
▸ 도움없이 욕조를 넘어서 입욕할 수 있다.		1	2
▸ 콩류 등 작은 것이라도 젓가락을 이용하여 먹을 수 있다.		1	2
▸ 보통 크기의 글씨를 쓸 수 있다.		1	2
▸ 혼자서 보조기구를 이용하지 않고 걸을 수 있다.		1	2
▸ 난간을 잡지 않고 계단을 한 걸음에 한 계단씩 올라가거나 내려갈 수 있다.		1	2
▸ 비교적 가벼운 물건(세탁물, 화분, 냄비)이라면 들어서 이동시킬 수 있다.		1	2
▸ 근처까지 산보로 갈 수 있다.		1	2

한편 머신에 의한 근력트레이닝은 가동범위를 설정한 후에 저부하로 실시할 수 있으며, 자기체중을 지지할 수 없을 만큼 허약한 고령자에게는 유효한 방법이다. 그러나 머신을 이용한 근력트레이닝은 전문지도자에 의한 1대1 지도가 필요하며, 머신의 설치에 비용이 많이 드는 문제점이 있다.

자기체중부하를 중심으로 하는 근력트레이닝은 안정된 의자가 있으면 장소와 상관없이 실시할 수 있으며, 지도자 혼자서 여러 명의 대상자도 지도할 수 있다. 나아가 자기체중부하를 이용한 근력트레이닝은 실시속도를 바꾸거나 자기체중을 손으로 지지하게 하여 부하를 좀 더 경감시킬 수 있다.

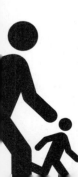

(3) 근력트레이닝의 종목 및 실시횟수

고령자 및 허약고령자의 요양보호생활을 예방하기 위한 근력트레이닝의 실시목적은 신체기
능을 일상생활에 필요하도록 유지·향상시키는 것이다. 따라서 보행능력 유지를 위해 일상생
활에서 필요한 이동능력과 관련이 높은 다리 및 큰허리근을 중점적으로 트레이닝한다.

근력트레이닝 실시빈도는 계속해오던 고강도 트레이닝이라면 주 2~3회 하고, 그사이에 트
레이닝을 실시하지 않는 휴식일을 설정한다. 그러나 고령자가 실시하는 근력트레이닝은 안전
성을 고려하여 1회당 강도를 낮게 설정하는 것이 바람직하며, 트레이닝효과를 얻기 위해서는
일정한 빈도가 필요하다. 선행연구에 의하면 저강도의 자기체중부하 근력트레이닝을 주 5회

표 8-8 **저영양예방을 위한 평가**	
일상생활에서 다음과 같은 사항이 있으면 체크(v)해 주십시오.	체크란
▶ 최근 6개월간 이전에 비해 체중이 감소해가고 있습니까?(_개월에 약 _kg 감소)	▢
▶ 최근 6개월간 이전에 비해 근육이나 지방이 떨어지고 있습니까?	▢
▶ 치아나 구강, 음식물 삼키기에 문제가 있습니까?	▢
▶ 설사가 계속되거나, 변비에 잘 걸려서 변비약을 항시 복용하고 있습니까?	▢
▶ 변비가 계속되고 있습니까?	▢
▶ 최근 입원, 수술 등의 경험이 있습니까?	▢
▶ 하루에 5종류 이상의 약을 복용하고 있습니까?	▢
▶ 하루에 2끼 이하로 먹습니까?	▢
▶ 주식(밥이나 빵, 면 등)을 먹는 양이 적어지고 있습니까?	▢
▶ 주요리(고기, 생선 등의 반찬)를 먹는 양이 적어지고 있습니까?	▢
▶ 우유, 유제품을 별로 먹지 않습니까?	▢
▶ 매일 혼자 식사를 하고 있습니까?	▢
▶ 경제적인 이유로 좀 더 충분한 식사를 하지 못할 때가 있습니까?	▢
▶ 일상적으로 신체를 움직이지 않게 되었습니까?	▢
▶ 식사자세나 먹는 동작에서 불편함을 느낍니까?	▢
▶ 스스로(혹은 요리담당자가) 식료품을 사러가는데 불편함을 느낍니까?	▢
▶ 스스로(혹은 요리담당자가) 식사준비를 할 때 불편함을 느낍니까?	▢
▶ 식욕이 사라지고 있습니까?	▢
▶ 먹는 즐거움을 느끼지 못하게 되어가고 있습니까?	▢

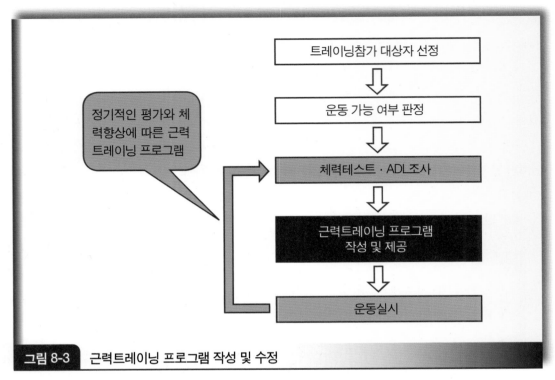

트레이닝참가 대상자 선정

운동 가능 여부 판정

체력테스트 · ADL조사

근력트레이닝 프로그램
작성 및 제공

운동실시

정기적인 평가와 체
력향상에 따른 근력
트레이닝 프로그램

그림 8-3 **근력트레이닝 프로그램 작성 및 수정**

씩 6개월간 실시하였더니 효과가 있었다고 한다.

근력트레이닝은 안전하게 실시하면 나이에 관계없이 효과를 얻을 수 있다. 개인차가 확대되는 고령자나 질병의 유무 등 개인이 갖는 프로파일이 다른 경우에는 트레이닝 프로그램은 보다 개별화시켜야 한다. 또, 개인에 맞는 프로그램이기 때문에 부상이나 컨디션변화를 일으키지 않고 계속해서 할 수 있을 것이다.

3) 근력트레이닝의 실시 및 지도법

(1) 근력트레이닝의 지도 포인트

근력트레이닝은 연령과 감량 시의 식사제한에 따른 근육량저하억제를 위하여 실시한다. 여기에서는 대사증후군과 요양보호생활의 예방효과가 확인되었으며, 자택이나 직장 등 아주 약간의 공간만 있어도 실시가능한 자기체중부하 근력트레이닝의 지도 포인트를 설명한다.

▶ 트레이닝부위……다리, 허리, 배, 등, 가슴 등과 같이 큰근육군을 위주로 한 트레이닝을 실시한다.

▶ 트레이닝빈도……주 3회 이상으로 하되, 주 5회 실시가 바람직하다.

▶ 종목수와 세트수……5~8종목의 10회 실시를 1세트로 하여 1~3세트 실시한다. 종목 ·

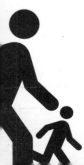

세트수 모두 체력에 따라 설정하고, 트레이닝효과를 확인해가면서 증가시킨다.

▶ 근력트레이닝 진행방법⋯⋯자기체중부하 트레이닝종목 중에서도 강도가 낮은 종목부터 시작하여 서서히 강도가 높은 종목을 실시한다. 그 후 트레이닝효과에 따라 밴드나 덤벨을 이용하는 트레이닝을 실시한다. 뒤에 설명할 근력트레이닝종목은 강도순으로 나열되어 있다.

▶ 호흡방법⋯⋯트레이닝을 할 때에는 호흡을 멈추지 않는다. 숨을 참으면 혈압이 상승하기 때문에 호흡은 자연스럽게 한다. 호흡정지를 유발하는 종목(윗몸일으키기, 팔굽혀펴기 등)을 실시할 때에는 숨을 참지 않도록 소리를 내어 숫자를 세면서 하게 한다. 고령자를 지도할 때에는 세트 사이에 호흡이 안정될 정도의 휴식시간을 넣는다.

▶ 통증이 없는 범위에서 실시⋯⋯기본적으로는 통증과 위화감이 없는 범위에서 관절을 최대한 움직이면서 실시한다.

▶ 컨디션 체크⋯⋯트레이닝을 실시할 때에는 컨디션을 체크하고, 컨디션이 좋지 않으면 트레이닝을 중지하거나 트레이닝종목과 세트수를 줄인다.

▶ 동작 스피드⋯⋯동작은 천천히 크게 한다. 예를 들어 윗몸일으키기를 할 때에는 3초에 걸쳐 윗몸을 일으키고, 3초에 걸쳐 원래자세로 돌아온다. 무리하게 힘을 주거나 반동을 주면 부상의 원인이 되므로 피한다.

▶ 강화할 부위의 의식⋯⋯단련하고 있는 근육을 의식하면서 실시하면 바른 자세의 습득으로 이어진다. 강화하려는 부위에 손을 올리면 근육을 의식하기 쉽다.

▶ 근육통⋯⋯근력트레이닝을 시작한 초기단계에서는 근육통이 발생할 수 있다. 통증이 심하지 않게 하려면 근력트레이닝 전후에 스트레칭을 실시한다. 심한 근육통이 생겼다면 그것은 근육량이 증대하기 위해 필요한 과정이라는 사실을 이해해두는 동시에 통증이 매우 심하면 통증이 가라앉은 다음 실시하도록 지도한다. 가벼운 근육통인 경우에는 거의 무시해도 된다.

(2) 관절의 움직임과 근육의 작용

근력트레이닝을 효과적으로 실시하려면 관절의 움직임과 근육의 관계를 알아두어야 한다. 근력트레이닝을 하면 여러 개의 근육이 작용한다. 근력트레이닝을 할 때 주로 작용하고 있는 근육을 주동근, 보좌적으로 작용하는 근육을 협동근이라고 한다. 다음에 근력트레이닝의 하나인 윗몸일으키기를 예로 들어 주동근과 협동근의 구체적인 작용관계를 설명한다.

누워서 무릎을 세우고 윗몸을 일으키면 배부위의 근육을 단련할 수 있다. 등을 바닥에 붙인 자세에서 윗몸을 일으킬 때에는 수축하는 배곧은근이 주동근이 되고, 배곧은근의 작용을 돕는 배빗근이 협동근이 된다. 또한 윗몸을 일으키려면 골반을 바닥에 고정시켜야 하는데, 이때 작용하는 근육을 고정근이라고 한다. 윗몸일으키기의 경우 엉덩관절굽힘근이 그 역할을 맡고 있다. 주동근과 협동근으로 작용하는 배의 근육은 수축상태이지만, 등근육인 척주세움근은 윗몸을 일으키는 동작이 스무스하게 수행되도록 이완한다. 이러한 작용을 하는 근육을 길항근이라고 한다(그림 8-4). 근력트레이닝으로 밸런스 좋게 근육을 단련하려면, 그 근육의 반대쪽 근육인 '길항근'도 단련해야 한다.

근육은 관절에 부착되어 뼈와 뼈가 이어지게 하고 관절을 움직이게 한다. 몸의 중심부위에 가까운 끝을 이는곳이라 하고, 반대쪽 끝을 닿는곳이라 한다. 근력트레이닝은 부하를 걸어가면서 근육의 이는곳과 닿는곳을 가까이 하거나 멀리 떨어지게 하며 관절을 움직여준다(그림 8-5). 윗몸일으키기의 경우 누워 있을 때에는 배곧은근의 이는곳과 닿는곳이 떨어져 있고, 윗몸을 일으키면 가까워진다. 이때 윗몸의 무게가 부하되어 근력트레이닝이 된다.

관절의 움직임과 근육의 관계를 알아두면 관절이 아파서 취할 수 없는 자세가 있을 때 같은 효과를 얻을 수 있는 자세로 바꿔줄 수 있다. 예를 들어 윗몸일으키기를 실시하고 싶지만 천

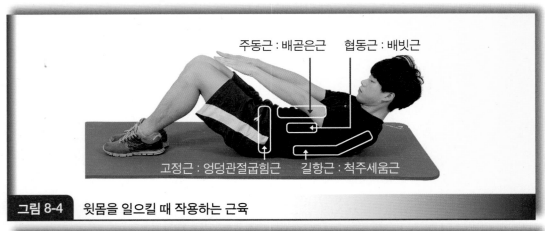

주동근 : 배곧은근 협동근 : 배빗근

고정근 : 엉덩관절굽힘근 길항근 : 척주세움근

그림 8-4 윗몸을 일으킬 때 작용하는 근육

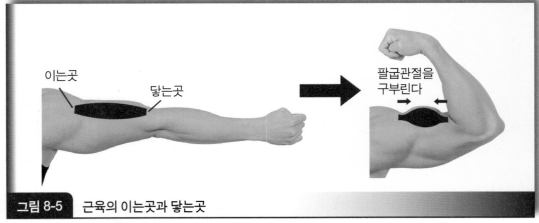

이는곳

닿는곳

팔굽관절을 구부린다

그림 8-5 근육의 이는곳과 닿는곳

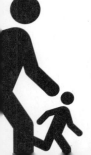

장을 바라보는 자세를 취할 수 없다면, 의자에 앉아서 윗몸일으키기를 하여 같은 관절을 움직이게 하는 것이다.

(3) 근력트레이닝의 종목과 지도방법

지금부터 기본적인 근력트레이닝 종목과 지도방법을 설명한다. 고령자나 체력·근력이 낮은 사람을 지도하는 것으로 가정하여, 강도가 낮은 종목에서 시작하여 서서히 강도를 높여가는 방법을 중심으로 설명한다.

1 윗몸일으키기(그림 8-6)

윗몸일으키기는 큰허리근과 배부위의 근육을 강화시킨다. 엉덩관절을 구부리는 자세에서 골반을 고정하고, 자신의 윗몸무게를 부하로 하여 윗몸을 다리쪽으로 가깝게 움직여준다.

> **주의점**

> ▶ 숨을 내쉬면서 윗몸을 일으킨다(움직임에 맞게 수를 센다).
> ▶ 허리에 부담이 가지 않도록 무릎을 세워서 실시한다.
> ▶ 의욕을 앞세워 윗몸을 일으키지 않는다.

> **지도방법**

근력이 약하여 윗몸일으키기를 할 수 없으면 등에서 머리까지 쿠션을 받치고 해도 상관없다. 근력이 향상되면 즐겁게 윗몸을 일으킬 수 있으므로 쿠션의 두께를 서서히 줄여간다.

바닥에 바로 눕기가 힘든 사람은 의자에 앉아 행하는 종목(넙다리들어올리기, 그림 8-8A)으로 바꿔도 된다. 또, 부하를 올리고 싶으면 팔짱을 끼거나 윗몸을 크게 일으킨다. 그림 8-6C의 크런치(crunch)는 강도가 높은 종목이다. 고령자의 경우 반년 이상 트레이닝을 계속하여 그림 8-6A나 그림 8-6B로는 부족함을 느끼는 고령자에게 지도하면 좋다. 이때 올바른 자세로 실시하지 못하면 그림 8-6A와 그림 8-6B로 되돌아간다.

윗몸일으키기는 호흡이 멈추기 쉬운 종목이기 때문에 움직임에 맞춰 수를 세는 것을 철저하게 하도록 지도한다. 초기단계에는 목이 뻣뻣하거나 통증을 호소하는 사람도 있지만, 이러한 현상은 근력이 강화됨에 따라 개선된다. 윗몸을 가볍게 일으키거나, 등에 쿠션을 받치고 실시하면 통증을 덜 느낄 것이다.

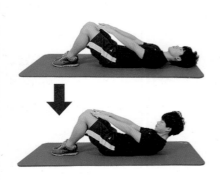

A. 어깨를 바닥에서 들어올린다.
▶ 양무릎을 세우고 다리는 허리너비로 벌린다.
  * 처음에는 등에 베개나 쿠션을 받쳐도 좋다.
▶ 양팔을 앞으로 뻗고, 손가락끝이 넙다리에 닿도록 해
  가면서 목을 길게 빼서 배꼽을 보듯이 윗몸을 천천히
  일으킨다.
  * 어깨가 바닥에서 떨어질 때까지 일으킨다.
▶ 천천히 원래자세로 돌아온다.
  * 편하게 할 수 있게 되면 팔짱을 끼고 실시한다.

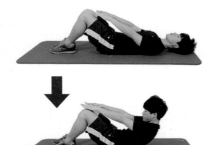

B. 등을 바닥에서 들어올린다.
▶ 양무릎을 세우고 다리는 허리너비로 벌린다.
▶ 양팔은 앞으로 뻗고, 손가락끝이 넙다리에 닿도록 해
  가면서 목을 길게 빼서 배꼽을 보듯이 윗몸을 천천히
  일으킨다.
  * 등이 바닥에서 떨어질 때까지 일으킨다.
  * A보다도 윗몸을 크게 일으킨다.
▶ 천천히 원래자세로 돌아온다.
  * 편안하게 할 수 있게 되면 팔짱을 끼고 실시한다.

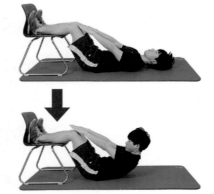

C. 크런치(의자에서)
▶ 양다리를 의자에 올리고 허리너비로 벌린다.
▶ 양팔은 앞으로 뻗고, 손가락끝이 넙다리에 닿도록 해
  가면서 천천히 윗몸을 일으킨다.
  * 머리부터 일어나지 않도록 한다.
  * 다리를 가까이 끌어당기지 않도록 한다.
▶ 천천히 원래자세로 돌아온다.
  * 편안하게 할 수 있게 되면 팔짱을 끼고 실시한다.

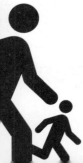

그림 8-6 윗몸일으키기

2 등근육강화운동(그림 8-7)

이 운동은 등뼈를 떠받드는 근육과 엉덩이근육을 주로 단련할 수 있다. 이 종목은 엎드린 자세에서 팔과 다리를 조금 들어올리는 동작이다.

주의점

▸ 팔이나 다리를 너무 많이 들어올려 허리에 너무 많은 부담이 가지 않도록 한다.

▸ 턱을 올리지 않도록 한다(얼굴은 바닥 혹은 옆을 향하게 한다).

▸ 등에 부하가 무리없이 걸리도록 팔꿈치나 무릎은 구부리지 않는다.

▸ 부하량이 많은 종목이므로 좌우 교대로 실시한다.

▸ 네 발로 기는 자세에서는 허리를 뒤로 젖히지 말고, 팔꿈치를 쭉 잡아늘이지 않는다.

지도방법

팔과 다리를 너무 많이 들어올리지 않도록 팔·다리를 동시에 들어올리게 한다. 또, 팔과 다리를 '들어올리는 것'이 아니라 '대각선으로 잡아늘이는 것'처럼 하도록 지도하면 너무 많이 들어올리지 않게 된다. 부하를 가볍게 하고 싶으면 그림 8-7B와 같이 엎드려 다리만 들어올린다. 다리를 들어올리면 허리에 통증이 와서 넙다리를 들어올리기 힘들면 팔만 들어올려도 상관없다.

엎드리는 자세를 하기 힘든 사람은 등을 단련하는 종목인 풀업(pull-up, 그림 8-14)을 해도 좋다. 네 발로 기는 자세에서 할 때 허리를 뒤로 젖히거나, 팔꿈치를 잡아늘리면 허리나 팔꿈치에 부하가 너무 많이 걸릴 수 있다. 따라서 이 경우에는 네 발로 기는 자세가 적절한지를 확인하고 나서 실시해야 한다.

등근육강화운동도 윗몸일으키기와 마찬가지로 호흡이 멈추기 쉬운 종목이므로 움직임에 맞춰 수를 세어가며 하도록 지도한다. 한편 엎드린 자세에서 하므로 실시자의 얼굴표정을 확인할 수 없기 때문에 고령자, 체력이 약한 사람, 트레이닝 초보자 등에게 실시할 때에는 충분한 배려가 필요하다.

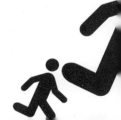

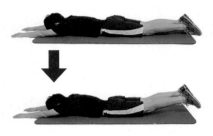

A. 엎드리기
▶ 팔꿈치와 무릎을 펴고 엎드린 자세를 취한다.
  * 얼굴은 항상 바닥 혹은 옆을 향한다.
▶ 오른팔과 왼다리를 전방과 후방으로 천천히 가볍게 들어올린다.
▶ 천천히 원래자세로 돌아오고, 반대쪽 팔과 다리를 마찬가지로 천천히 가볍게 들어올린다.
  * 팔과 다리를 너무 많이 들어올리지 않도록 주의한다.
  * 팔과 다리를 동시에 들어올린다.

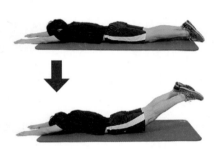

B. 엎드려서 다리만 들어올리기
▶ 팔꿈치와 무릎을 뻗어서 엎드린 자세를 취한다.
  * 얼굴은 항상 바닥 혹은 옆을 향하게 둔다.
▶ 한쪽 다리를 천천히 가볍게 들어올린다.
  * 다리를 저 멀리까지 벌린다는 생각으로 너무 많이 들어올리지 않도록 한다.
▶ 천천히 원래자세로 돌아오고, 반대쪽 다리를 똑같이 천천히 가볍게 들어올린다.
  * 다리를 너무 많이 들어올리지 않도록 주의한다.

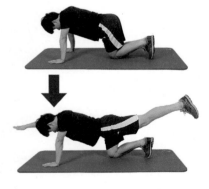

C. 네 발로 기기
▶ 양무릎을 허리너비로 벌려 네 발로 기는 자세를 취한다.
  * 팔꿈치는 너무 많이 뻗지 말고 여유를 둔다.
  * 허리가 뒤로 젖혀지지 않도록 한다.
▶ 오른팔은 앞으로, 왼다리는 뒤로 천천히 뻗는다.
  * 얼굴은 바닥을 향한 채 실시한다.
▶ 천천히 원래자세로 돌아오고, 반대쪽 팔과 다리도 똑같이 천천히 뻗는다.

그림 8-7 등근육강화운동

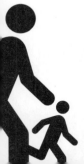

3 넙다리들어올리기(그림 8-8)

넙다리들어올리기에서는 큰허리근과 넙다리의 앞쪽 및 배근육을 단련할 수 있다. 이들 근육을 단련하기 위해서는 다리무게를 부하할 수 있는 자세에서 다리를 들어올리게 한다.

주의점

▶ 윗몸이 뒤로 젖혀지지 않아야 적절하게 부하가 걸린다.

▶ 선 자세로 할 때에는 한쪽 발로 서야 하므로 밸런스가 무너져 넘어지지 않도록 반드시 손으로 보조의자를 짚고 실시한다.

지도방법

서서 하기 힘들면 그림 8-8A와 같이 의자에 앉아 무릎을 가슴에 댄다. 그림 8-8A와 같이 할 때에는 처음에는 윗몸을 세운 자세에서 무릎을 가슴쪽으로 당기지만, 익숙해지면 무릎을 가슴에 가까이 댐과 동시에 목을 길게 빼서 배꼽을 보듯이 등을 둥글게 한다. 이때 호흡을 멈추기 쉬운 사람은 수를 세어가면서 하도록 지도한다. 한쪽 다리를 연속으로 하기 어려운 사람은 좌우 교대로 실시한다.

어느 정도 근력이 붙어서 편안하게 좌우 교대로 할 수 있게 되면, 한쪽 다리를 연속으로 실시한다. 연속으로 할 때에는 갑자기 10회 연속으로 하는 것이 아니라, 처음에는 3회부터 시작하여 5회, 8회, 10회로 필요에 따라 단계적으로 진행한다. 한편 밴드나 덤벨을 이용하여 부하를 높일 수도 있다.

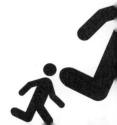

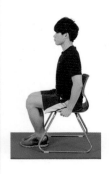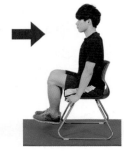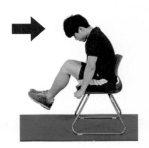

A. 의자에 앉은 자세

▶ 의자에 걸터앉아 등근육을 펴고 양손으로 의자의 앉는 면을 잡는다.

▶ 한쪽 무릎을 천천히 가슴쪽으로 끌어당긴다.

▶ 천천히 원래자세로 돌아온다.

* 익숙해지면 무릎을 가슴 가까이 끌어당김과 동시에 목을 길게 빼서 배꼽을 보듯이 등을 구부려 무릎과 가슴을 좀 더 가깝게 한다.

* 한쪽씩 실시하지만, 힘든 경우에는 양다리를 교대로 실시한다.

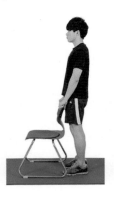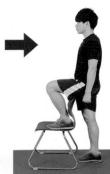

B. 선 자세

▶ 등근육을 펴고 일어나 한 손으로 의자를 짚는다.

▶ 넙다리가 바닥과 평행히 될 정도까지 천천히 들어올린다.

▶ 천천히 원래자세로 돌아온다.

* 의자에 너무 많이 기대지 않도록 주의한다.

* 넙다리를 들어올렸을 때 윗몸이 뒤로 기울어지지 않도록 주의한다.

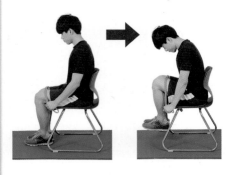

C. 의자에 앉은 자세 : 밴드 이용

* A를 밴드를 이용하여 하는 종목

▶ 밴드를 양손으로 잡고 양무릎 위쪽을 누르듯이 댄다.

* 밴드는 손으로 감아 떨어지지 않게 한다. 밴드 양끝에 고리를 만들어 고리를 잡아도 된다.

▶ 손으로 누르는 밴드에 역행하듯이 넙다리를 몸쪽으로 끌어당긴다.

* 윗몸을 약간 앞으로 구부린 자세에서 실시한다.

* 한쪽씩 실시하지만, 힘든 경우에는 양다리를 교대로 실시한다.

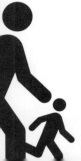

그림 8-8 넙다리들어올리기

4 스쿼트(그림 8-9)

스쿼트를 하면 큰허리근과 하반신의 근육을 단련할 수 있다. 서서 웅크리는 듯한 자세를 취하면 단련하려는 근육에 윗몸무게가 부하된다.

주의점

▶ 등을 구부리지 말고 펴야 허리에 너무 많은 부하가 가지 않는다.

▶ 발끝보다 무릎을 앞으로 내밀지 않아야 무릎에 너무 많은 부하가 가지 않는다.

▶ 허리를 내릴 때나 원래자세로 돌아갈 때에도 무릎이 안쪽이나 바깥쪽을 향하지 않도록(무릎과 발끝이 향하는 곳은 같도록) 한다.

지도방법

스쿼트 초보자에게는 먼저 그림 8-9E의 의자에서 일어나고 앉기부터 지도한다. 의자에 앉으면 엉덩관절과 무릎관절이 동시에 자연스럽게 구부러지기 때문에 무릎이 발끝보다 앞으로 나가는 자세를 피할 수 있다. 고령자가 근력트레이닝을 할 때에는 호흡이 가빠지지 않을 정도로 하는 것이 바람직하지만, 체력이 좋지 않은 사람은 1회의 스쿼트동작으로도 호흡이 가빠질 수 있다.

의자에서 일어나고 앉기는 1회 동작 후에 의자에 앉아 휴식을 취할 수 있기 때문에 체력이 좋지 않은 사람도 무리없이 실시하기 쉬운 종목이다. 또, 관절통 등으로 실시하기 어려운 사람은 손잡이가 달린 의자를 이용하거나, 앉는 면이 높은 의자를 이용하는 등 알맞은 도구를 사용하도록 유도할 수 있다.

의자에서 일어나고 앉는 동작이 익숙해지면 의자의 앉는 면에 엉덩이가 닿기 전에 일어날 수 있도록 하여 스쿼트 동작으로 이행시킨다. 올바른 자세가 몸에 붙은 단계에서 그림 8-9A를 실시한다. 근력이 붙으면 그림 8-9B처럼 엉덩관절과 무릎관절을 구부리는 각도를 깊게 한다. 나아가 강도를 높이려면 밴드나 덤벨을 이용하는데, 그림 8-9B를 보조의자 없이 할 수 있게 되면 그다음부터 실시한다. 보조의자 없이 할 때에는 양쪽 팔을 앞으로 뻗은 채 하면 밸런스를 잡기 쉽다.

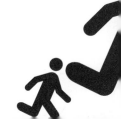

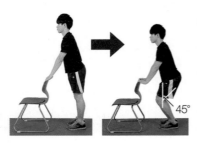

A. 무릎관절 45도 굽히기
▶ 양손은 의자 위를 짚고, 다리를 어깨너비로 벌려 등을 편다.
  * 양팔에 체중을 너무 많이 싣지 않도록 한다.
▶ 천천히 의자에 앉듯 무릎을 발끝과 같은 방향으로 굽힌다.
  * 굽히는 무릎의 각도는 45도 정도로 한다.
  * 무릎이 발끝보다 앞으로 나오지 않게 한다.
▶ 천천히 원래자세로 돌아온다.

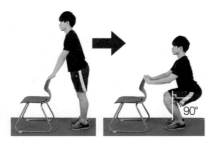

B. 무릎관절 90도 굽히기
▶ 양손은 의자 위를 짚고, 다리를 어깨너비로 벌려 등을 편다.
  * 양팔에 체중을 너무 많이 싣지 않도록 한다.
▶ 천천히 의자에 앉듯 무릎을 발끝과 같은 방향으로 굽힌다.
  * 무릎을 굽히는 각도는 90도 정도로 한다.
  * 무릎이 발끝보다 앞으로 나오지 않게 한다.
▶ 천천히 원래자세로 돌아온다.

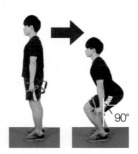

C. 밴드 이용
▶ 밴드의 양끝을 양손으로 잡고, 다리를 어깨너비로 벌리고 서서 양발로 밴드를 밟고 누른다.
▶ 손을 똑바로 편 채 무릎을 90도 정도까지 굽힌다.
  * 무릎을 굽힐 때 밴드가 느슨해져 있지 않은 것을 확인한다.
▶ 천천히 원래자세로 돌아온다.
  * 손으로 밴드를 팽팽하게 당기지 않는다.
  * 밴드 때문에 자세가 흐트러지면 밴드 없이 실시한다.

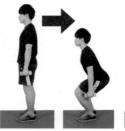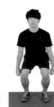

D. 덤벨 이용
▶ 덤벨을 양손으로 잡고, 다리를 어깨너비로 벌리고 선다.
▶ 손을 똑바로 편 채 무릎을 90도 정도 구부린다.
▶ 천천히 원래자세로 돌아온다.
  * 덤벨 때문에 자세가 흐트러지면 덤벨 없이 실시한다.

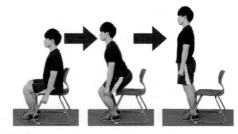

E. 의자에서 일어나고 앉기
▶ 의자에 앉아 등을 편다.
▶ 천천히 일어난다
▶ 무릎이 발끝보다 앞으로 나오지 않도록 주의하면서 천천히 의자에 앉는다.

그림 8-9 스쿼트

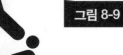

5 무릎펴기(그림 8-10)

무릎펴기는 주로 넙다리앞쪽의 근육을 단련할 수 있다. 의자에 앉아서 무릎을 구부리거나 펴는 것만으로도 무릎부터 발끝까지의 무게가 부하된다.

주의점

▶ 의자의 등받이에는 기대지 않은 채 가볍게 걸터앉아 등을 편다.
▶ 윗몸을 뒤로 젖히지 않는다.

지도방법

근력이 약하여 가볍게 걸터앉아 실시하기가 어려운 사람은 깊게 앉거나, 등받이에 기댄 채 실시해도 상관없다. 서서히 등받이에 기대지 않고 할 수 있도록 지도한다.

한쪽 다리를 연속으로 하기 힘든 사람은 좌우 다리를 교대로 실시하고, 근력이 붙어 편안하게 좌우 교대로 할 수 있게 되면 한쪽 다리를 연속으로 하도록 한다. 연속으로 할 때에는 갑자기 10회 연속이 아니라, 처음에는 3회부터 시작하여 5회, 8회, 10회 하는 식으로 단계를 늘려간다. 또, 밴드를 사용하여 부하를 높일 수도 있다.

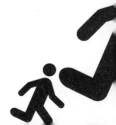

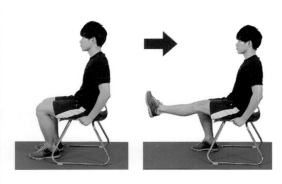

A. 의자에 앉은 자세
▶ 의자에 살짝 걸터앉아 등을 편다.
  * 등받이에 기대지 않는다.
▶ 천천히 한쪽 다리를 똑바로 편다.
▶ 천천히 원래자세로 돌아온다.
▶ 좌우 마찬가지로 위의 동작을 순서대로 실시한다
  * 익숙해지면 무릎을 펼 때 발끝이 얼굴쪽을 향하게 한다.

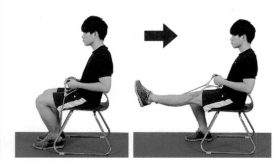

B. 의자에 앉은 자세 : 밴드 이용
  * A를 밴드를 이용하여 하는 종목
▶ 다리에 밴드를 감는다.
▶ 의자에 앉아 양다리를 허리너비로 벌리고 등을 편다.
▶ 천천히 한쪽 무릎을 똑바로 편다.
▶ 무릎이 펴지면 발끝이 천장을 향하게 된다.
▶ 천천히 원래자세로 돌아온다.
  * 움직임을 개시하기 전에 발목과 의자 사이의 밴드가 느슨해지지 않게 한다.

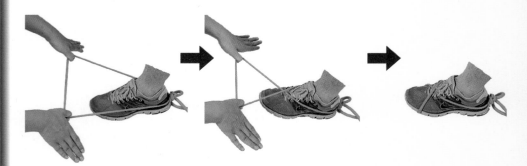

밴드를 감는 법
  * 밴드의 길이는 160~180cm 정도로 한다.
  * 밴드의 양끝에 고리를 만든다. 고리와 고리 사이는 30cm 정도로 한다.

그림 8-10 무릎펴기

6 레그컬(그림 8-11)

레그컬(leg curl)을 실시하면 주로 넙다리뒤쪽의 근육을 단련할 수 있다. 이 근육을 단련하기 위해서는 몸을 일직선으로 하거나 허리를 살짝 구부린 자세에서 무릎을 굽히고, 발꿈치는 엉덩이에 가깝게 한다.

주의점

▶ 힘을 줄 때 허리를 뒤로 젖히거나 턱을 들어올리지 않도록 한다.
▶ 서서 할 때에는 무릎이 발끝보다 앞으로 나오지 않도록 한다.

지도방법

서서 하기가 곤란한 사람은 엎드린 자세로 실시한다. 무리하게 발꿈치를 엉덩이에 가깝게 하면 허리가 바닥에서 떠버리거나 무릎이 앞으로 나와버리기 때문에 지도자는 실시자가 무릎을 구부렸을 때 자세가 흐트러지지 않는지를 확인한다. 한쪽 다리로 연속하여 하기 어려운 경우에는 좌우 다리를 교대로 실시하고, 근력이 붙어 편안하게 좌우 다리를 교대로 할 수 있게 되면 한쪽 다리를 연속으로 실시한다.

연속으로 할 때에는 갑자기 10회 연속으로 하는 것이 아니라, 처음에는 3회부터 시작하여 5회, 8회, 10회로 필요에 따라 단계를 늘려간다. 또, 밴드를 사용하여 부하를 높일 수도 있다.

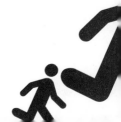

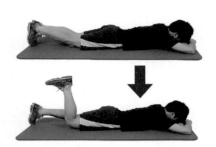

A. 엎드린 자세
▶ 엎드려서 팔꿈치와 무릎을 편다.
  * 얼굴은 항상 바닥 혹은 옆을 향한다.
▶ 한쪽 무릎을 천천히 굽히고, 발꿈치가 엉덩이와 가까워지도록 구부린다.
  * 허리가 들리지 않도록 주의한다.
▶ 천천히 원래자세로 돌아온다.

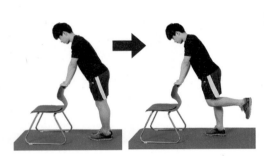

B. 선 자세
▶ 손으로 의자 위를 짚고, 등을 펴고 선다.
▶ 무릎 위쪽은 움직이지 말고, 발꿈치가 엉덩이에 가까워지도록 무릎을 구부린다.
  * 허리를 뒤로 젖히지 않는다.
  * 움직이는 부위는 무릎 아래쪽뿐이다.
  * 윗몸을 앞으로 숙이지 않는다.

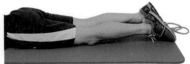

C. 엎드린 자세 : 밴드 이용
  * A를 밴드를 이용하여 하는 종목
▶ 양다리에 밴드를 감는다.
▶ 한쪽 다리를 펴고, 다른쪽 무릎을 구부려 발꿈치가 엉덩이쪽에 가깝게 한다.
  * 엉덩이가 들리지 않을 정도로 무릎을 구부린다.
▶ 천천히 원래자세로 돌아온다.
  * 실시방법은 A와 같다.

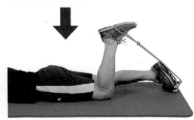

D. 선 자세 : 밴드 이용
  * B를 밴드를 이용하여 하는 종목
▶ 양다리에 밴드를 감는다.
▶ 무릎 위쪽은 움직이지 말고, 발꿈치를 엉덩이에 붙이듯 무릎을 구부린다.
▶ 천천히 원래자세로 돌아온다.
  * 실시방법은 B와 같다.
  * 밴드의 길이는 움직임의 개시 전에 살짝 느슨해지는 정도로 한다.

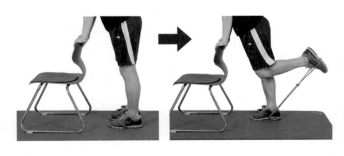

그림 8-11　레그컬

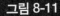
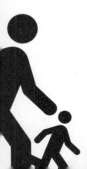

7 뒤로 차기(그림 8-12)

뒤로 차기는 주로 엉덩이와 넙다리뒤쪽의 근육을 단련할 수 있다. 무릎을 편 채 다리를 뒤로 차면 이러한 근육들이 단련된다.

주의점

▶ 허리에 너무 많은 부하가 가지 않도록 다리를 뒤로 찰 때에는 허리를 뒤로 젖히거나 턱을 들어올리지 않도록 한다.

▶ 윗몸을 앞으로 숙이지 않는다.

▶ 다리를 바깥쪽으로 차지 않는다.

▶ 무릎을 편 채 찬다.

▶ 한쪽 발로 서야 하기 때문에 보조의자를 이용하여 밸런스가 무너져 넘어지지 않도록 한다.

지도방법

시작자세를 취할 때 엉덩이에 힘을 주면 강화부위(엉덩이)를 의식하기 쉬워진다. 다리를 너무 많이 들어올리지 않도록 지도한다. '들어올리는 것'이 아니라 '다리를 뒤로 잡아늘이도록' 지시하면 너무 많이 들어올리는 것을 방지할 수 있다. 한쪽 다리를 연속으로 하기 어려운 경우에는 좌우 다리를 교대로 하고, 근력이 붙어 편하게 좌우 다리를 교대로 할 수 있게 되면 한쪽 다리를 연속으로 한다.

연속으로 할 때에는 갑자기 10회 연속으로 하는 것이 아니라 처음에는 3회부터 시작하여 5회, 8회, 10회로 필요에 따라 단계를 늘려간다. 또, 밴드를 사용하여 부하를 높일 수도 있다.

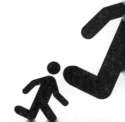

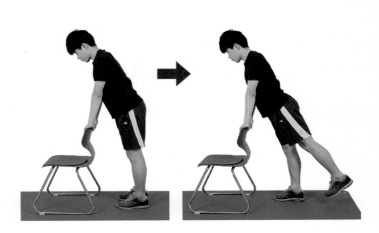

A. 선 자세
▶ 손은 의자 위를 짚고, 등을 펴고 선다.
▶ 허리가 뒤로 젖혀지지 않도록 천천히 다리를 발꿈치부터 뒤로 들어올린다.
  * 윗몸이 앞으로 기울어지지 않도록 한다.
▶ 천천히 원래자세로 돌아온다.
  * 다리를 너무 많이 들어올리지 않도록 주의한다.

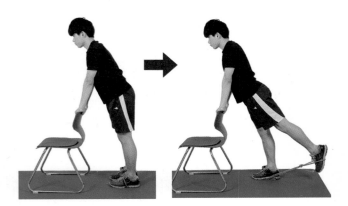

B. 밴드
  * A를 밴드를 이용하여 하는 종목
▶ 발꿈치에 밴드를 걸고, 의자 위를 손으로 짚고 등을 펴고 선다.
▶ 허리가 뒤로 젖혀지지 않도록 천천히 다리를 발꿈치부터 들어올린다.
  * 윗몸이 앞으로 기울어지지 않도록 한다.
▶ 천천히 원래자세로 돌아온다.
  * 다리를 너무 많이 올리지 않도록 주의한다.

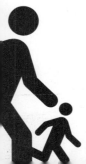

그림 8-12 　뒤로 차기

8 팔굽혔다펴기(그림 8-13)

팔굽혔다펴기는 주로 가슴과 팔 뒤쪽의 근육을 단련할 수 있다. 윗몸의 무게가 부하가 되는 자세로 팔꿈치를 구부렸다폄으로써 이들 근육에 부하를 준다.

주의점

▶ 팔꿈치에 부하가 너무 많이 걸리지 않도록 팔꿈치를 너무 많이 펴지 않는다.

▶ 허리에 부하가 너무 많이 걸리지 않도록 허리를 뒤로 젖히지 않는다.

지도방법

네 발로 기는 자세에서 실시하기 어려운 경우에는 벽을 짚고 팔굽혔다펴기를 한다. 체력이 약하여 선 자세에서 하기 힘들면 의자에 앉아 밴드를 사용하여 팔을 나오게 하는 운동(그림 8-13E)을 한다.

팔굽혔다펴기는 팔에 체중을 싣는 방법에 따라 느끼는 강도가 달라진다. 적절한 강도가 되려면 팔꿈치를 구부렸을 때 머리나 턱 주위가 바닥에 있는 양손 사이에 가까워지도록 하는 것이 좋다. 근력이 약한 사람은 이마가 양손 사이에 가까워져버리는 경향이 있다. 이러한 경우에는 조금씩 자세를 수정하도록 지도해간다.

네 발로 기는 자세에서 할 때에는 그림 8-13B나 그림 8-13C와 같이 무릎각도의 변화로 강도를 높이거나 낮출 수 있다. 그림 8-13B로 시작하여 그림 8-13B를 편하게 할 수 있게 되면 그림 8-13C를 실시한다. 또, 팔굽혔다펴기는 등근육강화운동이나 윗몸일으키기와 마찬가지로 호흡이 멈추기 쉬운 종목이다. 동작에 맞춰 수를 세면서 하도록 지도한다.

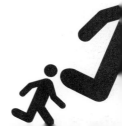

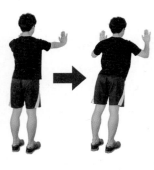

A. 벽을 짚고

▶ 벽을 보고 조금 비스듬히 선다(팔을 앞으로 뻗어 손가락끝이 벽에 닿는 정도).

▶ 양손을 어깨너비로 벌려 벽을 짚는다.

　* 손가락끝이 살짝 안쪽을 향하게 한다.

▶ 귀 · 어깨 · 허리 · 발목 라인이 똑바로 되도록 의식하면서 천천히 팔꿈치를 굽힌다.

　* 배를 쑥 내밀어 허리가 뒤로 젖혀지지 않도록 한다.

▶ 천천히 원래자세로 돌아온다.

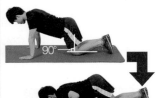

B. 무릎관절 90도

▶ 네 발로 기는(무릎관절 90도) 자세를 취한다.

▶ 양손은 어깨 바로 밑을 짚는다.

　* 손가락끝이 살짝 안쪽을 향하게 한다.

　* 팔꿈치를 너무 많이 펴지 않는다.

▶ 허리가 뒤로 젖혀지지 않도록 신경쓰면서 천천히 팔꿈치를 굽힌다.

▶ 천천히 원래자세로 돌아온다.

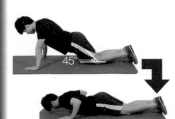

C. 무릎관절 45도

▶ 네 발로 기는(무릎관절 45도) 자세를 취한다.

▶ 양손은 어깨 바로 밑을 짚는다.

　* 손가락끝이 살짝 안쪽을 향하게 한다.

　* 팔꿈치를 너무 많이 펴지 않는다.

▶ 허리가 뒤로 젖혀지지 않도록 신경쓰면서 천천히 팔꿈치를 굽힌다.

▶ 천천히 원래자세로 돌아온다.

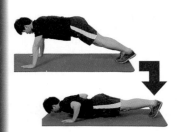

D. 팔굽혔다펴기

▶ 팔굽혔다펴기 자세를 취한다.

▶ 양손은 어깨 바로 밑을 짚는다.

　* 손가락끝이 살짝 안쪽을 향하게 한다.

　* 팔꿈치를 너무 많이 펴지 않는다.

▶ 허리가 뒤로 젖혀지지 않도록 신경쓰면서 천천히 팔꿈치를 굽힌다.

▶ 천천히 원래자세로 돌아온다.

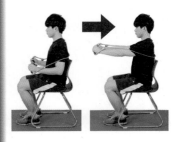

E. 팔 밀어내기

▶ 팔과 밴드가 정삼각형(기준)이 되도록 한다.

▶ 의자에 걸터앉아 밴드를 등 뒤로 돌린다.

▶ 천천히 팔을 편다.

　* 팔꿈치를 너무 많이 펴지 않는다.

▶ 천천히 원래자세로 돌아온다.

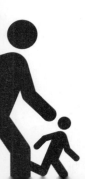

그림 8-13　**팔굽혔다펴기**

9 풀업(그림 8-14)

풀업(pull-up)은 주로 등이나 어깨근육을 단련할 수 있다. 윗몸을 앞으로 기울여 손으로 잡은 덤벨이나 밴드를 끌어올리는 동작이다.

주의점

▶ 윗몸을 앞으로 기울인다(선 자세에서 하는 경우).
▶ 허리가 뒤로 젖혀지지 않도록 한다.
▶ 팔을 너무 많이 끌어올리지 않도록 한다.
▶ 덤벨이나 밴드의 취급에 주의한다.

지도방법

선 자세에서 하는 풀업은 앞으로 기울인 자세를 유지해야 하기 때문에 하기가 어려울 수도 있다. 그런 경우에는 밴드를 이용하여 의자에 앉아서 하는 그림 8-14C의 종목을 실시한다. 이 종목을 실시할 때에는 처음은 윗몸을 세운 자세에서 하고, 편하게 실시할 수 있게 되면 윗몸을 살짝 앞으로 기울여 하도록 지도한다.

올바른 자세를 확보하기 어려운 종목이기 때문에 지도할 때에는 실시자의 팔을 잡고 올바르게 움직이도록 도와주거나 '보트의 노를 젓듯이' 팔을 움직이도록 지도하는 것이 좋다.

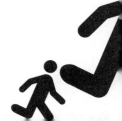

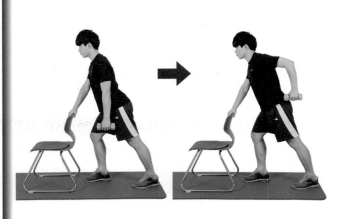

A. 덤벨 이용
▸ 한 손에 덤벨을 들고 다른 손은 의
  자에 짚고 윗몸을 앞으로 구부리
  는 자세를 취한다.
▸ 등을 펴고 팔꿈치를 뒤쪽으로 잡
  아당긴다.
▸ 천천히 원래자세로 돌아온다.
  * 허리가 뒤로 젖혀지지 않도록
    주의한다.

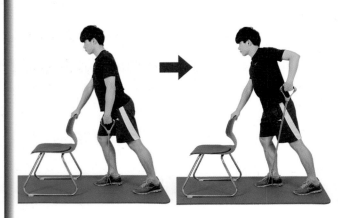

B. 밴드 이용
▸ 밴드의 한쪽을 밟고 다른쪽은 한
  쪽 손으로 잡는다.
  * 팔을 펼 때 밴드가 느슨해지지
    않도록 한다.
▸ 손으로 의자 위를 짚고 윗몸을 앞
  으로 구부리는 자세를 취한다.
▸ 등을 펴서 팔꿈치를 뒤쪽으로 잡
  아당긴다.
▸ 천천히 원래자세로 돌아온다.
  * 허리가 뒤로 젖혀지지 않도록
    주의한다.

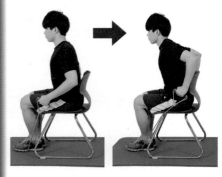

C. 의자에 앉은 자세
▸ 의자에 앉아서 다리를 반보 앞으로 내밀고, 밴드를 발로
  눌러 무릎옆에서 꽉 잡는다.
  * 팔을 펼 때 밴드가 느슨해지지 않도록 한다.
▸ 천천히 팔을 뻗듯이 팔꿈치를 뒤쪽으로 잡아당긴다.
  * 배를 쑥 내밀지 않도록 한다.
  * 허리가 뒤로 젖혀지지 않도록 주의한다.
▸ 천천히 원래자세로 돌아온다.

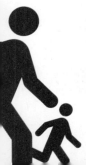

그림 8-14 풀업

10 발꿈치들기(그림 8-15)

발꿈치들기로는 주로 장딴지의 근육을 단련할 수 있다. 이러한 근육을 단련하기 위해서는 몸 전체를 들어올리듯 발꿈치를 들어올려야 한다.

주의점

▶ 발끝을 똑바로 앞으로 향하게 하고 발꿈치를 수직으로 들어올린다.
▶ 밸런스가 흩으러져 넘어지지 않도록 보조의자 등을 이용한다.

지도방법

발꿈치를 들어올리면 움직임이 작아져 동작속도가 빨라지기 쉽기 때문에 의식적으로 천천히 하도록 지도한다. 관절통 등의 이유로 선 자세로 실시하기 어려우면 의자에 앉아서 한다. 또, 강도를 높이려면 한쪽 다리로 실시한다. 이 경우 밸런스가 흩어지기 쉬우므로 반드시 안정된 보조기구를 이용하도록 지도한다.

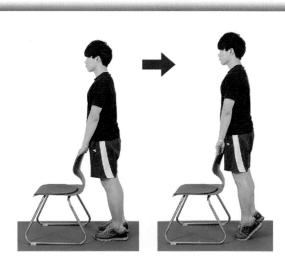

A. 선 자세
▶ 손으로 의자 위를 짚고 다리를 허리너비로 벌리고 등을 펴고 선다.
  * 발끝은 똑바로 정면을 향하게 한다.
▶ 천천히 발꿈치를 들어올린다.
  * 엄지발가락밑동에 체중을 싣는다.
▶ 천천히 원래자세로 돌아온다.
  * 밸런스를 무너뜨리지 않도록 유의한다.

그림 8-15 팔굽혔다펴기

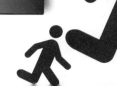

11 밴드 및 덤벨 사용법

밴드 사용법

▸ 밴드를 잡는 법 : 트레이닝실시 중에 잡은 밴드가 빠져나가지 않도록 밴드끝을 손에 감거나 양끝에 고리를 만들어 사용한다

▸ 밴드를 감는 법 : 밴드를 다리에 감아서 사용할 때에도 밴드가 빠져나가지 않도록 한다.

▸ 밴드의 강도 : 밴드는 색이나 두께에 따라 강도가 달라진다. 가장 강도가 약한 밴드부터 사용하여 근력향상에 맞게 밴드의 색을 바꿔 강도를 높여간다.

▸ 사용 전의 확인 : 밴드에 구멍·손상 등이 없는지 확인한 후에 사용한다. 구멍·손상 등이 있는 밴드는 예기치 못한 사고로 이어질 가능성이 있다. 넘어지는 위험을 피하기 위해 밴드를 다리나 의자에 감은 채 걷지 않도록 한다.

덤벨 사용법

▸ 덤벨을 잡는 방법 : 손목을 똑바로 하여 잡는다. 손목을 구부린 상태로 잡으면 부상을 입을 수도 있다(그림 8-16).

▸ 덤벨의 무게 : 500g(500g은 페트병으로도 대용 가능)부터 시작한다. 500g을 편하게 다룰 수 있게 되면 1kg, 2kg 식으로 단계적으로 무게를 늘린다. 고령자의 경우 스쿼트는 최대 5kg, 풀업은 최대 3kg가 기준이다.

▸ 주의점 : 손이 땀 등으로 축축해지면 덤벨이 미끄러져 떨어질 수도 있으므로 주의해야 한다. 덤벨을 휘두르거나 던지면 안 된다.

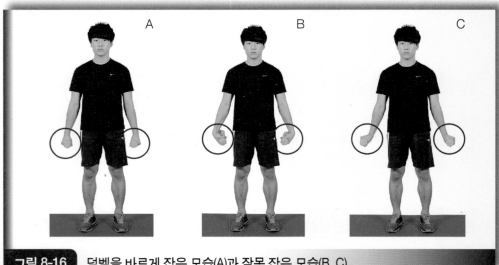

그림 8-16 　덤벨을 바르게 잡은 모습(A)과 잘못 잡은 모습(B, C)

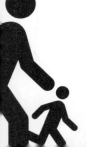

▲ 유산소운동의 실시와 지도법

1) 트레이닝용 바이크를 이용한 유산소운동

동맥경화증의 예방, 내장지방의 감소, 지구력향상 등에는 유산소운동이 효과적이다. 유산소 운동 방법은 여러 가지가 있으나, 여기에서는 중년부터 고령자까지 폭넓은 연령층이 간단하고 안전하게 행할 수 있는 트레이닝용 바이크의 이용방법을 설명한다.

(1) 트레이닝용 바이크의 특징

트레이닝용 바이크는 자전거페달을 밟는 동작을 하는 기구이다. 트레이닝용 바이크를 이용 하여 유산소운동을 실시하면 지구력이 향상되고, 그에 따라 동맥의 탄력성이 개선되어 혈압 이 저하되며, 큰허리근의 근력향상으로 보행능력이 개선된다는 사실이 밝혀졌다. 트레이닝용 바이크는 항상 심박수를 모니터하면서 운동을 실시할 수 있기 때문에 운동강도를 컨트롤하기 쉬워 초보자나 고령자도 안전하게 유산소운동을 할 수 있다. 또, 의자에 걸터앉은 자세로 하므 로 허리나 다리의 부하가 적어 다리나 허리관절에 통증이 있는 사람이라도 실시하기 쉽다. 실 내에 설치되어 있기 때문에 날씨에 관계없이 실시할 수 있다.

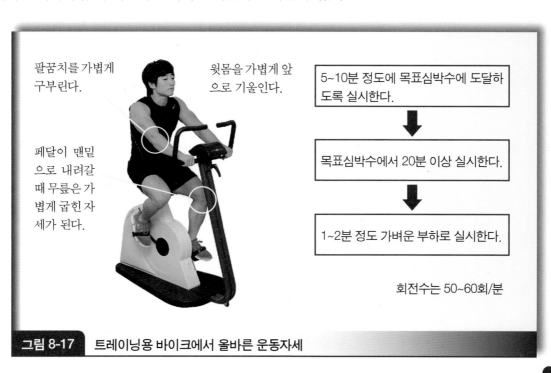

팔꿈치를 가볍게 구부린다.

윗몸을 가볍게 앞 으로 기울인다.

페달이 맨밑 으로 내려갈 때 무릎은 가 볍게 굽힌 자 세가 된다.

5~10분 정도에 목표심박수에 도달하 도록 실시한다.

목표심박수에서 20분 이상 실시한다.

1~2분 정도 가벼운 부하로 실시한다.

회전수는 50~60회/분

그림 8-17 　트레이닝용 바이크에서 올바른 운동자세

(2) 트레이닝용 바이크의 사용방법과 주의점

▶ 자연스러우면서 쉽게 피곤해지지 않는 자세로 실시한다(그림 8-17).

▶ 정확하게 심박수를 모니터할 수 있도록 이어센서를 주의해서 취급한다(표 8-9).

▶ 페달의 회전수는 1분에 60회 전후로 유지한다.

▶ 트레이닝용 바이크를 타고내릴 때 전도를 방지하기 위해 설치된 바닥의 상태가 미끄러지기 쉬운지, 설치간격은 적절한지 등을 확인한다. 바닥은 땀 등으로 일시적으로 미끄러질 수도 있으므로 미리 걸레를 준비해둔다.

▶ 지도자가 트레이닝용 바이크 실시자의 안색이나 컨디션을 파악하거나 대화가 가능한 장소에 설치한다.

▶ 트레이닝용 바이크를 설치하는 실내온도는 20~26도, 습도는 50~60% 정도가 적절하다. 필요에 따라 환기를 하고, 특히 고온다습한 환경에서 실시하지 않도록 한다.

▶ 트레이닝 중에 탈수증상을 일으키지 않도록 트레이닝용 바이크에 드링크 폴더를 달아 수분보급이 적당히 이루어질 수 있도록 한다.

표 8-9	이어센서 취급상의 주의
▶ 이어센서를 붙이기 전에 귓볼을 잘 주무른다. ▶ 귓볼 중에서도 맥박을 검출하기 쉬운 부위를 찾아낸다(맥박을 검출하기 쉬운 부위에는 개인차가 있다). ▶ 이어센서에 이물질(머리카락이나 귀걸이 등)을 끼우지 않는다(귀걸이구멍은 피한다). ▶ 이어센서나 코드가 흔들리지 않도록 코드를 코드클립이나 핸들에 걸어 다리 등에 닿지 않도록 한다. ▶ 직사광선을 피한다(태양광의 영향에 의해 맥박의 검출이 불안정해진다). ▶ 머리를 흔들지 않게 한다. ▶ 센서부분의 먼지를 면봉 등으로 가볍게 닦아준다. ▶ 센서체크 모드가 있는 기종에서는 맥박검출이 불안정할 때 모드에서 이어센서를 체크한다. ▶ 이어센서의 내구성은 대략 반년에서 1년이다. * 기종에 따라서는 여기에 열거한 주의점이 해당되지 않는 경우도 있다. 자세한 내용은 사용하는 트레이닝용 바이크의 취급설명서를 참조하기 바란다.	

(3) 트레이닝용 바이크로 트레이닝 실시방법

트레이닝용 바이크로 트레이닝을 실시할 때에는 목표심박수를 설정해야 한다. 표 8-10에 간편하게 목표심박수를 구하는 방법을 설명했다.

트레이닝 시작부터 2주 정도를 '시험 트레이닝'기간으로 하고, 실시자의 자각적 운동강도(RPE：ratings of perceived exertion)를 이용하여 목표값을 조정한다(그림 8-19). 자각적 운동강도란 실시하고 있는 운동에 대해 어떻게 느끼고 있는가를 평가하는 것이며, 운동실시 중에 실시자에게 그림 8-19에 나타낸 자각적 운동강도를 보여주고 확인시킨다. 최종적으로는

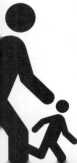

자각적 운동강도가 '약간 힘듦'을 느끼는 정도의 목표값을 설정하고, 결정한 목표로 트레이닝을 계속한다. 다만 날마다 컨디션의 변동이 큰 경우도 있으므로 반드시 매일 동일한 목표로 트레이닝을 실시할 수 있는 것은 아니다. 필요에 따라 적당히 목표를 조정하는 것도 필요하다.

표 8-10	카르보넨법을 이용한 목표심박수의 설정

목표심박수(박/분)[주1]={(최대심박수−안정시심박수)×(0.4~0.85)}[주2]+안정시심박수

주1) 최대심박수=220−연령
주2) 0.4 : 운동습관이 없는 사람, 체력이 약한 사람, 고령자
 0.5~0.6 : 중년, 비만자, 생활습관병 예방·개선을 위해 운동을 하는 사람
 0.6~0.85 : 체력이 좋은 사람

트레이닝 시작 후 2주 정도

▸ 심박수가 목표심박수보다 낮아지는 부하
▸ RPE '약간 편함'
▸ 최대 20분간 정도

그 후

RPE '약간 힘듦'을 느끼는 목표심박수로 조정한다

그림 8-18	시험 트레이닝에서 목표심박수 조정

6	
7	매우 편함
8	
9	꽤 편함
10	
11	약간 편함
12	
13	약간 힘듦
14	
15	힘듦
16	
17	꽤 힘듦
18	
19	매우 힘듦
20	

약간 힘들다고
느끼는 강도로
실시

그림 8-19	자각적 운동강도

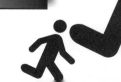

2) 걷기

걷기는 폭넓은 연령층이 가볍게 할 수 있는 유산소운동이며, 일상생활 중에서도 실천하기 쉬운 종목이라고 할 수 있다.

(1) 걸음수와 속보

일상생활에서 일정 이상의 걸음수를 걷는 것이 기본이다. 1주에 56,000~70,000보, 즉 하루에 8,000~10,000보를 걷는 것이 바람직하다. 그렇게 하기 위해서는 먼저 만보계를 휴대하고 현재 걸음수를 확인하는 것이 중요하다. 사람에 따라서는 만보계 휴대만으로도 걸음수가 늘어나기도 한다. 또, 메모리기능이 달린 만보계를 휴대하면 일일 걷기상황을 간단하게 파악할 수 있어 스스로 분발하게 된다.

하루 8,000~10,000 걷기는 평소에 잘 걷지 않는 사람에게는 달성하기 힘들 수도 있다. 그러나 하루를 목표로 하는 것이 아니라 한 주에 56,000보라는 주 단위의 목표로 바꾸면 의외로 실천하기 쉬울 수도 있다. 걷는 것을 덧셈으로 생각하여 일상생활에 필요한 걸음수를 포함한 걸음수가 1만 보가 되면 되는 것이다. 또, 평일의 걸음수가 적으면 휴일에 몰아서 걸어도 된다.

이렇게 주간 걸음수가 달성되면 1회에 10분 이상 1주일에 90~150분 정도의 속보를 도입한다. 속보로 걸을 때에도 자각적 운동강도에서 약간 힘들다고 느끼는 정도로 하는 것이 효과적이다. 걷는 속도와 자각적 운동강도의 일반적인 기준은 표 8-10과 같다. 표 8-10처럼 '속보', '보폭이 큰 속보'를 더한 시간은 1일에 10분 정도에서 시작하여 단계적으로 늘려간다.

(2) 다양한 걷기법의 조합

집단을 대상으로 운동을 지도할 때 걷기는 워밍업과 레크리에이션으로도 활용할 수 있다. 워밍업과 레크리에이션에 걷기를 도입할 때에는 일반적인 걷기에 '옆으로 걷기', '윗몸을 비틀면서 걷기', '팔을 돌려가면서 걷기', '선 위로 걷기' 등을 더하여 음악에 맞춰 템포 있게 실시

표 8-10	자각적 운동강도를 이용한 목표심박수의 설정		
	걷는 속도		RPE
→	'느긋하게' 60m/분	→	매우 편함
→	'보통' 80m/분	→	보통-편함
→	'속보' 100m/분	→	약간 힘듦
→	'보폭이 큰 속보' 120m/분	→	힘듦

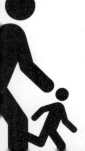

할 수도 있다. 또, 이벤트 시에 레크리에이션이나 참가자들끼리의 교류를 돕기 위하여 워크랠리(walk rally)를 실시할 수도 있다.

◥ 스트레칭의 실시와 지도법

1) 스트레칭이란

스트레칭을 하면 관절가동범위가 확대된다. 관절가동범위가 넓어지면 일상생활의 여러 동작을 원활하게 수행할 수 있으며, 나아가 염좌·근손상 등과 같은 상해위험도 경감시킬 수 있다. 또, 스트레치로 근육통이나 피로를 경감시킬 수도 있다. 따라서 워밍업이나 쿨링다운에 스트레치를 도입하는 것이 좋다. 신체의 다양한 부위를 스트레치하면 심리적 이완효과도 얻을 수 있다.

여기에서는 고령자나 초보자도 안전하게 행할 수 있는 스트레칭을 소개한다.

2) 스트레칭의 실시 포인트

그림 8-20에 나타낸 종목은 근력트레이닝으로 강화되는 부위를 중심으로 하는 스트레칭이다. 의자에 앉아서 할 수 있으므로 사무실 등에서도 간단하게 실시할 수 있다. 또, 선 자세를 유지하기 힘든 고령자도 실시할 수 있다.

다음에 스트레칭의 실시 포인트를 설명한다.

▶ 종목과 세트수……근력트레이닝에 사용되는 부위를 중심으로 근육을 편 자세를 1종목당 15~30초 유지하고, 1~2세트 실시한다.

▶ 실시자세……스트레칭은 근육을 편 상태를 유지해야 하므로 시작할 때에는 무리가 없고 안정된 자세이어야 한다. 불안정한 자세로 실시하면 이완되지 않고 오히려 근육이 긴장되어 밸런스가 무너져 근육에 과도한 스트레스를 줄 수도 있다. 또한 마루에서 스트레칭를 할 때에는 마루에 닿는 부위에 통증이나 불쾌감을 느끼지 않도록 매트나 타월 등을 활용한다.

▶ 동작의 스피드……반동을 주지 말고 천천히 실시하며, 근육에 기분 좋은 긴장이 느껴지는 정도까지 스트레치한다(통증이고 느껴지면 너무 폈다는 증거). 이완효과를 유지하기 위해 스트레치 자세에서 원래자세로 돌아올 때에도 동작을 천천히 한다.

▶ 호흡방법……코로 숨을 들이마시고 입으로 내뱉는 복식호흡을 하면 이완효과를 기대할 수 있다.

1 장딴지

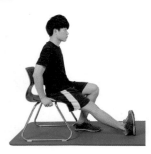

▸ 의자에 걸터앉아 양손으로 의자의 앉는 면을 짚는다.
▸ 한쪽 다리를 펴서 발꿈치는 바닥에 대고 발끝은 천장을 향하게 한다.
▸ 장딴지에 기분 좋은 긴장이 느껴지는 자세를 유지한다.
▸ 반대쪽 다리도 마찬가지로 실시한다.

| 그림 8-20 | 의자에 앉아서 하는 스트레칭 |

2 넙다리(앞면)

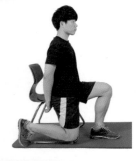

▸ 의자에 걸터앉아 양손으로 의자의 앉는 면을 짚는다.
▸ 한쪽 다리를 구부려 무릎 아래쪽을 의자 밑으로 가져간다.
▸ 넙다리 앞면에 기분 좋은 긴장이 느껴지는 자세를 유지한다.
▸ 반대쪽 다리도 마찬가지로 실시한다.
　* 무릎이 아픈 사람은 의자에 깊숙이 앉아하고, 통증이 없는 범위에서 실시한다.

| 그림 8-20 (계속) | 의자에 앉아서 하는 스트레칭 |

3 넙다리(뒷면)

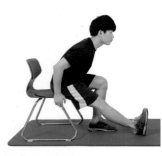

▸ 의자에 걸터앉아 양손으로 의자의 앉는 면을 짚는다.
▸ 한쪽 다리를 펴서 발꿈치를 바닥에 대고, 발끝은 천장을 향하게 한다.
▸ 숨을 내쉬면서 넙다리 뒤쪽에 기분 좋은 긴장이 느껴지는 위치까지 윗몸을 앞으로 숙인다.
▸ 반대쪽 다리도 마찬가지로 실시한다.
　* 윗몸을 앞으로 숙일 때 허리가 아픈 사람은 너무 많이 숙이지 않도록 한다.

| 그림 8-20 (계속) | 의자에 앉아서 하는 스트레칭 |

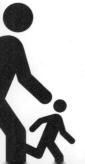

4 허리와 엉덩이

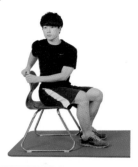

▸ 의자에 깊숙이 앉아 왼손을 오른무릎 바깥쪽에 대고 숨을 내쉬면서 오른쪽 뒤쪽을 돌아보도록 윗몸을 비튼다.
▸ 허리와 엉덩이에 기분 좋은 긴장이 느껴지는 자세를 유지한다.
▸ 반대쪽도 마찬가지로 실시한다.
  * 몸을 비틀 때에는 천천히 한다.

그림 8-20 (계속)　　**의자에 앉아서 하는 스트레칭**

5 옆구리

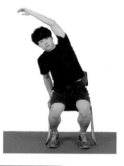

▸ 의자에 앉아 한쪽 손을 넙다리 위에 올리고, 다른 손은 위쪽으로 뻗는다.
▸ 숨을 내쉬면서 위쪽으로 뻗은 팔과 반대쪽으로 윗몸을 살짝 숙인다.
  * 팔을 위쪽으로 잡아올리면서 윗몸을 숙인다(너무 많이 숙이지 않도록 한다).
▸ 옆구리에 기분 좋은 긴장이 느껴지는 자세를 유지한다.
▸ 반대쪽도 마찬가지로 실시한다.

그림 8-20 (계속)　　**의자에 앉아서 하는 스트레칭**

6 가슴

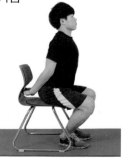

▸ 의자에 앉아 허리주위에서 깍지를 낀다.
▸ 가슴을 펴서 어깨뼈끼리 붙을 듯이 하여 가슴에 기분 좋은 긴장이 느껴지는 자세를 유지한다.
  * 양손으로 허리주변에서 깍지끼기가 어려운 사람은 의자등받이에 양팔을 돌려 가슴을 넓혀도 좋다.
  * 어깨 · 목 주위가 경직된 사람은 무리해서 하지 않도록 한다.

그림 8-20 (계속)　　**의자에 앉아서 하는 스트레칭**

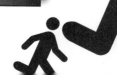

7 등

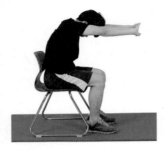

- ▶ 의자에 앉아 양손을 가슴위치에서 깍지낀다.
- ▶ 턱을 잡아당겨 목을 길게 빼서 배꼽을 보듯이 등을 둥글게 한다.
- ▶ 등에 기분 좋은 긴장이 느껴지는 자세를 유지한다.
  - * 커다란 공을 감싸안는 듯한 이미지로 실시한다.
  - * 양손을 깍지끼는 위치는 배꼽높이어도 좋다.

그림 8-20 (계속)　의자에 앉아서 하는 스트레칭

8 어깨

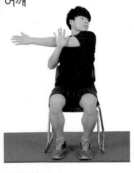

- ▶ 의자에 앉는다.
- ▶ 등근육을 펴서 한쪽 팔을 가슴앞으로 올리고, 또 다른쪽 팔은 천천히 몸 쪽으로 끌어당긴다.
- ▶ 어깨에 기분 좋은 긴장이 느껴지는 자세를 유지한다.
- ▶ 반대쪽도 마찬가지로 실시한다.

그림 8-20 (계속)　의자에 앉아서 하는 스트레칭

9 목

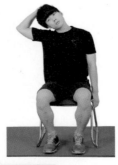

- ▶ 의자에 앉는다.
- ▶ 등근육을 펴서 고개를 천천히 옆으로 구부린다.
- ▶ 목에 기분 좋은 긴장이 느껴지는 자세를 유지한다.
  - * 덜 편 것처럼 느껴지면 한쪽 팔을 머리 위에 얹는다(머리를 손으로 누르지 않는다).
- ▶ 반대쪽도 마찬가지로 실시한다

그림 8-20 (계속)　의자에 앉아서 하는 스트레칭

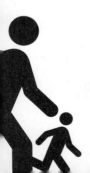

9

운동치료와 리스크매니지먼트

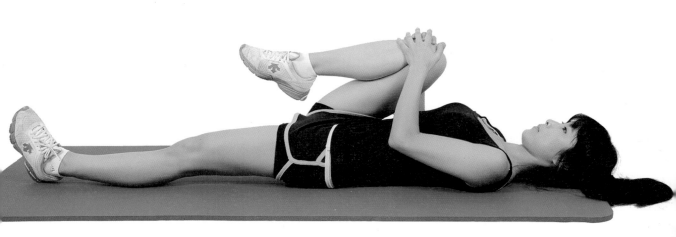

➰ 리스크매니지먼트의 사고방식

1) 사고방지와 위기관리

리스크매니지먼트(risk management)라는 말은 원래 경영학분야에서 사용되었으나 지금은 항공업계, 금융업계, 보건의료업계, 스포츠분야 등에서도 일반적으로 사용되고 있다. 이들 업계가 리스크매니지먼트에 주목하기 시작한 이유는 사고나 트러블은 업계 전체의 신용실추 내지 경제적 손실로 이어질 뿐만 아니라, 시간과 인명에 관계되는 중대한 문제로까지 발전하여 여러 가지 데미지를 입을 수 있기 때문이다.

사고의 요인은 돌풍·태풍·지진·낙뢰·폭설 등의 자연재해가 많으며, 이들을 제어하기란 불가능에 가깝다. 그 외에 설계·제조·수선·정비 등이 필수인 인공물은 고장·파손·파괴 등의 문제를 야기한다. 또, 인간의 판단부족·착각·능력부족·커뮤니케이션부족 등에 의해서 발생하는 휴먼에러(human error, 인간의 과오)도 빠뜨릴 수 없다.

사고의 발생은 예측이 불가능하고, 회피할 수 없는 경우가 많다. 인간은 능숙하게 이들과 공존해나가면서 생활해가는 것 외에는 다른 방법은 없다. 그러나 이러한 사고요인들을 재인식하고, 과거상황에서 장래를 예측하여 조기에 대처한다면 사고를 피하거나 데미지를 줄일 수 있을 것이다.

리스크매니지먼트의 사고방식에는 다음의 두 가지가 있다.

▶ 사고나 트러블은 반드시 발생한다는 사실에 입각하여 사고발생을 미연에 회피하려는 노력을 '사고방지'라고 한다.
▶ 사고발생 후에 그 피해를 최소화시키려는 노력을 '위기관리'라고 한다.

한편 양자를 별개로 생각하지 말고 사고방지와 위기관리를 포괄적으로 포착하는 사고방식도 필요하다(그림 9-1).

운동과 관련된 사고는 옥내나 옥외를 불문하고 광범위하게 일어난다. 또한 그 발생원인은 옥내나 옥외냐에 따라 다르지만, 사람과 물질 또는 시스템이 관련되어 있기 때문에 복

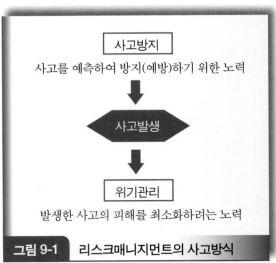

그림 9-1 **리스크매니지먼트의 사고방식**

잡한 요소를 포함하고 있다. 따라서 다양한 환경에서 운동프로그램을 전개하기 위해서는 사고나 부상을 일으키는 요인을 분류한 뒤, 그것을 기초로 하여 발생요인을 예측하고 그 대책과 준비를 적극적으로 추진하여 사고방지 내지 위기관리를 위한 노력을 전개하여야 한다.

2) 사고나 부상을 발생시키는 요인

어떤 중대한 사고를 일으키는 요인은 일상생활에도 존재하며, 우리의 생활과 뗄래야 뗄 수 없는 것이다. 사소한 사고는 시간의 경과와 같이 주위와 복잡한 관계가 얽혀 발생하는데, 여기에 몇 가지 요인이 더해지면 큰 사고로 이어지게 된다. 우리는 그때마다 반성과 대책을 강구해왔지만 그것을 또 잊어버린다. 그리고 같은 종류의 사고는 반복해서 발생한다.

하인리히(Heinrich, H. W. :1982)는 하나의 중대사고의 발생배경에는 29건의 가벼운 재해가 있고, 더욱이 그 중대사건의 근저에는 300건의 섬뜩한 일을 경험하게 된다고 하였는데, 이것을 '하인리히의 법칙'이라고 한다. 그러나 하나의 중대사고를 막기 위해 300건의 사고요인을 하나씩 해결한다는 것은 불가능한 일이다. 따라서 아무리 사소한 일이라도 사고요인이 될 수 있으며, 나아가 일상생활에서도 위험요소가 다수 존재한다는 것을 인식해두어야 한다 .

사고를 일으키는 요인의 대부분은 인간이 관련된 휴먼에러(human error)로 볼 수 있고, 최종적으로는 휴먼에러에 의해 자신이 피해자가 된다고 해도 과언은 아니다. 여기에서 휴먼에러란 인간이 정의한 어떤 허용범위를 넘었을 때에 발생하는 잘못을 말한다. 그 에러에는 다음과 같은 동작들이 있다.

❶ 반복 : 같은 동작을 불필요하게 반복해버리는 에러

　　예 : 운동기구를 청소하면서 대화에 몰두한 나머지 같은 장소를 청소해버린다.

❷ 바꾸기 : 동작과 지각의 대상을 바꾸는 에러

　　예 : 운동화를 신으려고 했는데 샌달을 신고 있다.

❸ 혼입 : 일련의 동작 안에서 쓸데없는 동작이 섞이는 에러

　　예 : 새 기구를 도입했지만 사용할 때 이전의 기구처럼 조작해버렸다.

❹ 생략 : 해야만 하는 것을 잊어버리는 에러

　　예 : 트레이닝룸의 전기를 끄는 것을 잊어버리고 집에 왔다.

❺ 이들 에러를 유발시키는 요인

　　예 : 착각, 피로, 수면부족, 커뮤니케이션부족 등

그러면 휴먼에러는 어떻게 이해하고 행동하면 좋을까. 그 한 가지 방법은 휴먼에러는 우리

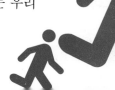

들의 일상생활에 잠재된 행동특성, 물리적 관계, 기타 복잡한 요인 등에 기인한다는 사실을 이해하는 것이다. 예를 들어 인간이 행동할 때의 정보처리능력은 한 번에 하나씩밖에 처리하지 못하는 특성이 있어서 여러 개의 정보가 혼재할 때에는 각각에 대응하지 못한다고 한다. 정보량이 일정 용량을 초과하면 주의력 산만으로 인해 중요한 행동을 놓치게 된다.

라스무센(Rasmussen : 1990)은 인간이 어떤 정보를 처리하고 행동할 때의 특징을 인간의 행동특성에서 분석하여 다음과 같은 행동패턴으로 분류하였다.

▶ 지식에 기초한 행동(초심자)……사건을 생각하면서 행동하기 때문에 처음에는 동작이 딱딱하다.

▶ 규칙에 기초한 행동(중급자)……작업동작이 정리되어 주의력도 향상되었지만, 다른 자극이나 정보가 가해짐으로써 작업 시에 주의력이 흐트러진다.

▶ 기술에 기초한 행동(상급자)……손발이 자연스럽게 움직이는 여유가 생기나 긴장감이 저하된다.

각 경험단계에서 나타나는 특징적인 행동을 고려하면 잘못되기 쉬운 행동은 잠재되어 있다고 볼 수 있다. 더욱이 이 경험이 몸에 배면 그에 따른 착각을 유발시키는 것으로 생각할 수 있다. 다시 말해서 베테랑이 되면 일상생활에서 하는 행동이 몸에 배어서 그 행동을 할 때 생긴 스스로의 과오를 눈치채지 못하기 때문에 사고로 이어지는 경우도 있다. 한편 우리 자신이 가진 문제뿐만 아니라 우리 주위의 모든 것이 우리 자신과 복잡한 관련성이 있다고도 생각할 수도 있다.

3) 사고와 부상의 분류

운동할 때 사고와 부상의 발생사례는 다양하지만, 다시 그것을 분류해보면 사고방지를 위한 마음가짐에 도움이 될 것이다.

과거에 사고와 부상을 입은 경험과 관련된 정보를 모은다. 또, 운동을 지도하는 스탭끼리 브레인스토밍(brainstorming)을 하면 보다 많은 사례를 모아 위험요인을 객관적으로 분류할 수도 있다. 브레인스토밍에서는 발언에 의해 당사자를 비판하거나, 질책하거나, 당사자 자신이 주저해버리는 분위기를 보상해야 하므로 사소한 것이라도 수많은 의견을 내게 할 필요가 있다. 분류할 사항은 예를 들어 '발생빈도×위험도(생명에 관계되는 수준~간단한 응급처치가 가능한 수준)'처럼 2가지 항목끼리 비교할 수 있도록 한다.

그림 9-2는 위의 사항을 이용해서 A~D영역으로 분류한 매트릭스이다. 여기에서 보면 영

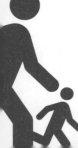

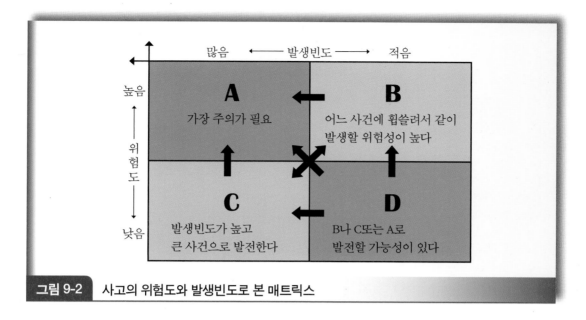

그림 9-2 **사고의 위험도와 발생빈도로 본 매트릭스**

역 A는 빈도도 높고 위험도도 높은 사상(事象)을 분류했는데, 이는 긴급성과 중요도의 관점에서 최고로 주의를 기울이지 않으면 안 되는 것이다. 그 외에 영역 B나 영역 C는 직장의 특징 등에서 어느 쪽으로도 분류할 수 있는 요소들이다. 영역 D는 4가지 사항 중에서도 아주 사소한 사상(事象)이다. 그러나 '하인리히의 법칙'에 의하면 이 영역 D는 「1:29:300」이라는 300건의 사소한 사상에 해당되는데, 이들 항목을 경솔하게 인식하면 이윽고 큰 사고로 발전할 가능성이 있다는 것이다.

이상과 같이 사고나 부상을 분류하여 어느 사상을 고려하면 좋을지 정리하면 새로운 사고예방의 관점을 창출해내고 대책을 세울 수 있을 것이다.

4) 사고와 부상의 발생요인 분석

사고와 부상의 발생요인을 분류해두면 "왜 그것이 일어났을까?"에 대해 알게 됨으로써 배후의 작은 요인을 발견하고 개인의 주의와 개선뿐만 아니라 조직 전체의 개선에도 공헌할 수 있다. 이때 어떤 사상을 하나 추출하여 그것을 기점으로 "왜 사고가 일어났을까?"를 2가지 정도 생각한 다음 이들을 분석한다. 최종적으로 생각해낼 수 있는 요인에 다다르는 시점에서 근본적인 사고의 발생요인을 밝힐 수 있고, 나아가 그 요인을 해명해나갈 수 있다(그림 9-3).

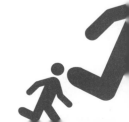

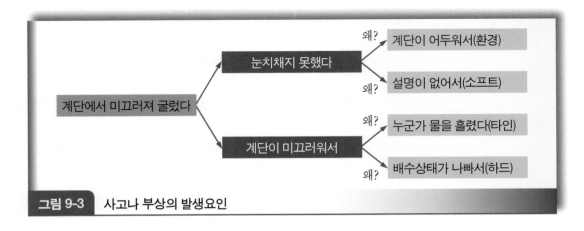

그림 9-3 사고나 부상의 발생요인

5) 사고와 부상의 예측

사고와 부상의 분류·분석을 통하여 장래 일어날 위험을 예측하고 그에 대한 대책을 수립함으로써 어느 정도 위험을 회피할 수 있다면 예측하지 못한 사태에 대응도 가능할 것이다. 그러나 모든 것을 한 사람의 관점에서 발견하기란 쉬운 일이 아니다. 왜냐하면 개인적으로 보면 생활환경, 경험, 문제의식의 차이 등에 의해서 이해하기까지의 시간과 눈치 채는 시점이 다르기 때문이다.

예를 들어 알파벳 A~F의 순서를 예측한다고 할 때 어떤 사람은 A, C, E, F의 순번을 예측했지만, 다른 사람은 A, B, D, E의 순번을 예측할 수도 있다. 이 경우 두 사람이 A와 E의 공통된 알파벳은 예측했지만 다른 알파벳은 사람에 따라 다르다. 그러나 양자를 맞춰보는 것에 의해 A~F까지의 알파벳 순번의 완성은 가능하다. 즉 사고를 예측하거나 인식하는 행위도 마찬가지로 한 사람의 관점에서보다도 2인 이상의 관점에서 예측하는 것이 사고의 요인이 되는 여러 가지 사항을 보다 다각적으로 발견할 수 있다(그림 9-4).

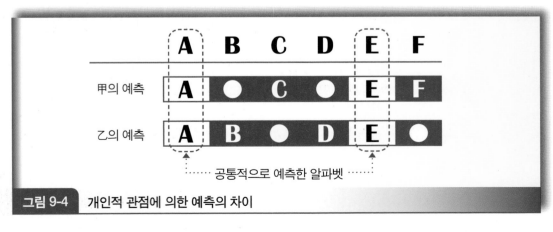

그림 9-4 개인적 관점에 의한 예측의 차이

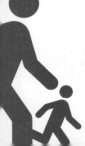

6) 5가지 사고방지대책

인간이 생활을 해오면서 겪은 경험이나 교훈을 사고방지를 위해 활용하면 매우 효과적이다. 무릇 인간은 실패와 잘못을 반복하면서 현대에 이르렀고 사고방지의 대책을 강구해왔다. 사고를 미연에 방지하려면 다음 5가지를 연계시키면서 노력하는 것이 중요하다.

먼저 요인으로 볼 수 있는 사상에 관한 ① 정보를 수집하고, ② 분석을 실시한다. 정보수집 방법은 신문, 백서, 인터넷, 동업자와의 정보교환 등이다. 또, 이러한 정보를 시간, 계절, 기후, 장소, 습도, 기온, 성별, 지역별, 국내외의 경제사정 등으로 분류하고, 어떤 범주에서 사고가 많이 발생하는지, 또 그들 사이의 인과관계는 무언가를 분석함으로써 대책방법을 세울 수 있다.

다음에 ③ 계획과 ④ 행동시뮬레이션(behavioral simulation)을 실시한다. 사고방지를 위한 관점이 보이면 그것을 개선하거나 수선하는 조직체제가 필요하다. 위험에 대응하는 팀이 어떠한 절차와 행동을 취하면 문제해결이 가능한지 어떤지 등에 관한 대책과 행동계획이 필요하다. 행동시뮬레이션은 "정보수집에 의해서 얻을 수 있는 사례를 팀이 어떤 식으로 해결할 것인가?"와 같은 트레이닝을 하는 것을 말한다.

마지막으로 ⑤ 평가를 한다. "자타의 행동과 무언가를 문제해결을 위해 했다."라는 것에 대해서 토론과 커뮤니케이션이 필요하다.

이상과 같이 정보수집, 분석 및 행동시뮬레이션 그리고 평가가 연쇄적으로 행해질 수 있는 체제 만들기와 기회를 설정하는 것이 필요하다.

➤ 위기관리를 위한 구체적인 노력

1) 사고발생 후의 응급처치

사고발생 후의 대응과정에서는 사고수준의 확대 내지 발전을 억제하고 사고로 인한 피해를 축소시킬 수 있는 행동이 필요하다. 사고발생 직후의 상태가 최고수준이라고 가정할 때 그에 대한 대책이 실행되지 않으면 시간의 경과와 함께 피해가 확대된다. 그러나 '누가, 무엇을, 어떤 식으로 대처하느냐'에 의해 사고의 피해는 축소될 수 있다.

운동지도 시에 일어나는 사고는 전도에 의한 골절·염좌·탈구, 충돌에 의한 출혈·타박상·뇌진탕, 허혈심장병에 의한 돌연사 등이 있다. 그리고 각각의 증상은 가벼운 수준에서부터 위급한 수준 등 다양하다. 연령층별로 보면, 먼저 젊은층에서는 성장과정에서 과도한 강도

의 운동이나 심장진탕에 의한 사망사례도 보고되고 있다. 또, 중·고령자층에서는 고지질혈
증, 당뇨병, 고요산혈증(hyperuricemia), 비만, 흡연 등이 관련되어 돌연사가 일어날 확률이
높다고 한다. 이와 같이 운동 중에 발생하는 사망사고와 같은 최악의 상황을 고려하여 심폐소
생술을 숙지할 필요가 있다.

먼저 생명에 관계되는 중대한 사고가 발생하면 현장에 있는 동료나 지도자가 매우 중요한
역할을 하게 된다. 이들을 바이스탠더(bystander)라고 일컫는다. 바이스탠더가 신속하게 대
응하느냐 마느냐에 따라서 사고의 수준에 변화가 생긴다(그림 9-5). 이 바이스탠더는 자신의
안전을 확보하고, 협력자의 도움을 받아 '신속히 의료기관에 통보'해야 한다. 더욱이 신속한
심폐소생술, 신속한 제세동술 그리고 의료기관에서 행하는 이차구명처치와의 연계에 의해 위
험을 최저한으로 억제해야 한다. 이들 일련의 행동을 '구명활동의 연계'라고 한다(그림 9-6).

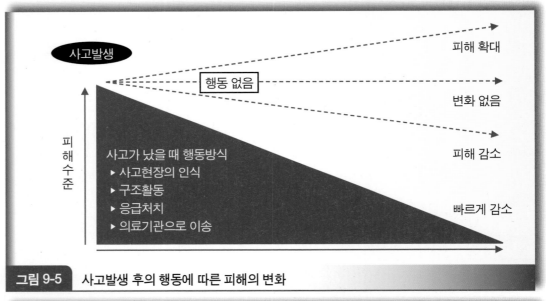

그림 9-5 사고발생 후의 행동에 따른 피해의 변화

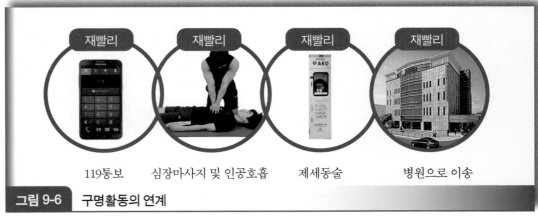

그림 9-6 구명활동의 연계

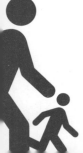

(1) 신속한 의료기관 통보

사람이 쓰러졌다면 협력자를 구해 119에 통보를 의뢰하고, 동시에 자동제세동기(AED : automated external defibrillator)를 준비시킨다.

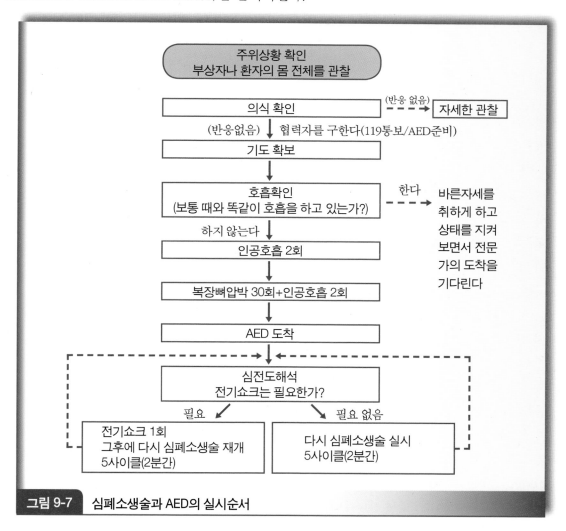

그림 9-7　심폐소생술과 AED의 실시순서

(2) 신속한 심폐소생술 실시

인간의 생명을 유지하기 위해 모든 세포는 산소를 필요로 한다. 산소는 혈액 중의 헤모글로빈과 결합되어 혈액순환에 의해 운반된다. 한편 세포 안에서 이산화탄소 등 노폐물을 배출함으로써 산소와 이산화탄소가 순환하게 된다. 그러나 이 혈액에 의한 순환이 도중에 끊어져서 산소공급이 차단되어 심장이 정지되면 약 4분 이내로 뇌신경세포의 괴사가 시작된다. 이 사이에 신속한 심폐소생술을 실시하여야 신경학적 후유증을 줄여 정상적인 생활을 영위할 수 있게 된다.

심폐소생술은 의식장애를 일으키고 있는 부상자나 환자에 대한 대응이기 때문에 먼저 기도 확보부터 실시해야 한다. 또, 호흡정지나 심장정지상태에 빠진 부상자나 환자에게 실시하는 인공호흡과 심장마사지(가슴압박)는 호흡과 순환을 보조하는 방법이다(그림 9-7).

❶ 기도확보방법

기도확보란 코안(비강), 입안(구강), 인두, 후두, 기관, 기관지 등을 거쳐 허파로 이어지는 기도를 여는 것이다. 의식을 잃은 상태에서는 혀가 기도를 막고 있어서 호흡이 곤란할 수도 있다. 이 경우에는 부상자나 환자의 턱끝을 받치고 이마를 누르면서 머리를 뒤로 기울여 기도를 확보해야 한다(그림 9-8).

❷ 호흡확인

정상적인 호흡을 하는지 알아보려면 부상자나 환자의 얼굴에 자신의 볼을 가까이 댄 후 가슴을 보면서 호흡소리를 듣고 숨을 내쉬는 것이 느껴지는지를 10초 이내에 확인한다(그림 9-9). 심장이 정지한 직후에 희미한 호흡이 있는 경우를 '사망전호흡(agonal respiration)'이라고 하는데, 사망전호흡은 정상적인 호흡이 아니다.

❸ 입 대 입 인공호흡

정상적인 호흡인지의 확인이 불가능하면 부상자나 환자의 가슴이 올라오는 것이 보일 때까지 인공호흡을 1초 동안 2회씩 실시한다(그림 9-10). 이때 부상자나 환자의 입속에 출혈이 있으면 감염이 있을 수 있으므로 감염방지용구를 사용해야 한다. 만약 감염방지용구가 없어서 입과 입의 접촉이 꺼려지면 인공호흡을 생략하고 바로 심장마사지(복장뼈압박)를 해도 좋다.

❹ 심장마사지(복장뼈압박)

인공호흡을 2회 실시한 후에 바로 복장뼈를 압박한다. 압박위치는 가슴의 중앙(젖꼭지와 젖꼭지를 잇는 선의 중앙)으로, 가슴이 4~5cm 정도 들어가는 강도로 끊임없이 30회(1분간 약 100회의 템포) 압박을 가한다. 심장마사지 30회와 인공호흡 2회를 조합하여 끊임없이 계속한다(그림 9-11). 만약 보조자가 있다면 2분마다 교대한다.

심장마사지(복장뼈압박) 도중에 구조대원이나 의사가 도착하면 그들에게 맡긴다. 그리고 부상자나 질병자가 움직이거나 신음소리를 내면서 평상시처럼 호흡하기 시작하면 중지해도 좋다. 회복 후에도 호흡이 확인되지 않으면 심폐소생술을 재개한다.

❺ 신속한 제세동기 사용

AED는 공항, 역, 학교, 공공시설, 영화관, 스포츠시설 등 사람이 많이 모이는 곳이라면 대체로 구비되어 있고, 마라톤대회나 스포츠이벤트 시에도 구비하게 된다. 이 AED는 일반시민이라도 트레이닝을 받으면 사용할 수 있다. 심장정지 직후에는 심장이 세세하게 떨리는 심실

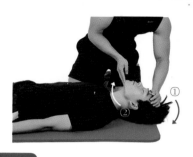

포인트
- ▶ 머리를 아래로 내린다.
- ▶ 턱을 위로 올린다.

그림 9-8 기도확보방법

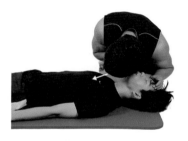

포인트
- ▶ 가슴을 본다.
- ▶ 호흡소리를 듣는다.
- ▶ 호흡을 뺨으로 느낀다.

그림 9-9 호흡확인방법

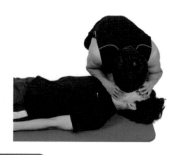

포인트
- ▶ 숨을 불어넣는 시간 : 약 1초간
- ▶ 숨을 불어넣는 양 : 가슴이 올라오는 것이 보일 때까지
- ▶ 숨을 불어넣는 횟수 : 2회

그림 9-10 인공호흡방법

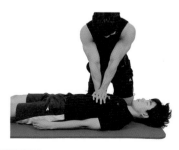

포인트
- ▶ 강하게(4~5cm)
- ▶ 빠르게
- ▶ 끊임없이
- ▶ 가슴이 완전히 원상태로 돌아올 때까지

그림 9-11 심장마사지(복장뼈압박)방법

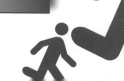

세동을 일으키는 경우가 많고, 또 그 후의 시간경과에 따라 심장이 정지한다. 심장의 움직임을 정상적으로 회복시키기 위해서 전기쇼크를 하여 순환기능의 회복을 기대한다. 그러나 이 사이의 시간이 1분씩 경과할 때마다 생존율은 약 7~10% 저하한다. 또, 쓰러진 후 3~5분 이내에 심폐소생술과 세제동기를 사용하면 생존율은 약 49%에서 75%까지 상승한다. 따라서 심폐소생술의 실시와 동시에 AED를 조기에 병용하면 그 효과는 배가 된다.

AED를 설치한 장소는 내부 스텝과 외래자라도 알 수 있도록 눈에 띄는 표시를 하여 5분 이내에 사용할 수 있는 장소에 설치하도록 되어 있다. AED는 다음의 순서대로 사용한다.

단계 1 : 전원켜기

 ▶ AED는 반응과 정상적인 호흡이 없는 심정지환자에게만 사용하여야 하며, 심폐소생술 실시 중에 AED가 도착하면 지체없이 적용해야 한다.

단계 2 : 두 개의 패드 부착

 ▶ 패드 1: 오른쪽 빗장뼈 바로 아래
 ▶ 패드 2: 왼쪽 젖꼭지옆 겨드랑이
 ▶ 패드 부착부위에 이물질이 있다면 제거하며, 패드와 AED의 본체가 분리되어 있으면 연결한다.

단계 3 : 심장리듬 분석

 ▶ "분석중…"이라는 음성 지시가 나오면, 심폐소생술을 멈추고 환자에게서 손을 뗀다.
 ▶ 제세동이 필요한 경우라면 "제세동이 필요합니다"라는 음성 지시와 함께 AED 스스로 설정된 에너지로 충전을 시작한다. AED의 충전은 수 초 이상 소요되므로 가능한 가슴압박을 시행한다. 제세동이 필요없는 경우에는 "환자의 상태를 확인하고, 심폐소생술을 계속하십시오"라는 음성 지시가 나온다. 이 경우에는 즉시 심폐소생술을 다시 시작한다.

단계 4 : 제세동 시행

 ▶ 제세동이 필요한 경우에만 제세동 버튼이 깜박이기 시작한다. 깜박이는 제세동 버튼을 눌러 제세동을 시행한다.
 ▶ 제세동 버튼을 누르기 전에는 반드시 다른 사람이 환자에게서 떨어져 있는지 다시 한 번 확인하여야 한다.

단계 5 : 즉시 심폐소생술 다시 시행

 ▶ 제세동을 실시한 뒤에는 즉시 가슴압박과 인공호흡 비율을 30:2로 심폐소생술을 다시 시작한다.
 ▶ AED는 2분마다 심장리듬 분석을 반복해서 시행하며, 이러한 AED의 사용 및 심폐소생술실시는 119 구급대가 현장에 도착할 때까지 지속되어야 한다.

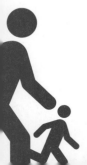

2) 사고보고서 작성

사고보고서 작성은 사고의 요인과 실태를 파악함으로써 같은 양상의 사고재발을 방지하는 역할을 한다. 또, 조직 내의 휴먼에러에 대한 관심, 정보공유, 조직의 약점, 해결책 발견 등의 효과도 기대할 수 있다.

보고서는 사고의 기억이 희미해지기 전에 바로 작성하되, 내용은 명료하고 읽기 쉽게 기재한다. 또, 사고당사자와 대응하는 쪽에 직접 관계된 사람, 발견자와 구조를 도운 사람 등 모든 관계자에게 보고를 받는 것이 필요하다. 이때 보고서의 목적은 특정개인의 실패나 책임을 묻기 위한 것이 아니라 어디까지나 사고의 재발을 방지하기 위한 것임을 주지시킨다.

부상자나 질병자의 프라이버시에 관계되는 내용(이름, 주소, 전화번호 등)은 외부에 누설되지 않도록 주의한다. 또, 수정사항이 발생하면 그곳을 지워버리지 말고 선을 그어서 수정한다.

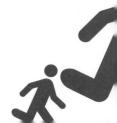

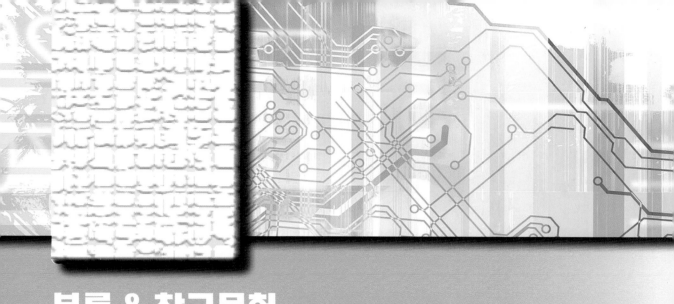

부록 & 참고문헌

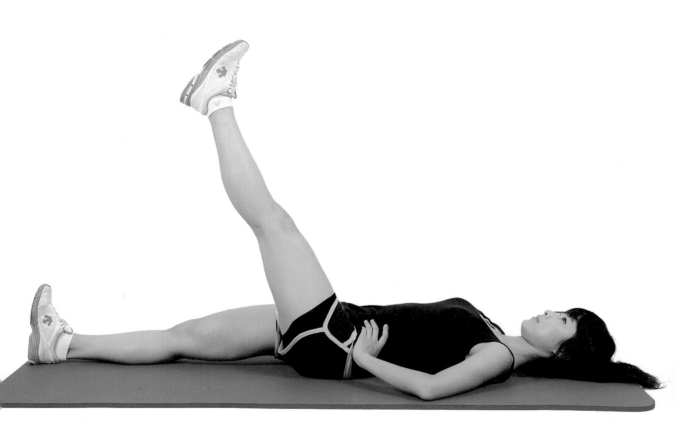

부록	위팔의 가동범위					
부위명	운동방향	각도	기본축	이동축	측정방법/ 주의사항	참고그림
팔이음뼈 (shoulder girdle)	굽힘(flexion)	20	양쪽 봉우리 를 잇는 선	정수리와 봉우 리를 잇는 선		 굽힘 0° 폄
	폄 (extension)	20				
	들어올림(거상) (elevation)	20	양쪽 봉우리 를 잇는 선	봉우리와 복장 뼈 위모서리를 잇는 선	뒤쪽에서 측정한다.	 들어올림 0° 끌어내림
	끌어내림(하체) (depression)	10				
어깨 (shoulder, 팔이음뼈의 기능을 포함)	굽힘 (앞쪽들어올림) (forward flexion)	180	봉우리를 지 나 바닥을 향 하는 수직선 (직립 혹은 앉은 자세)	위팔뼈	아래팔은 중립자세로 한다. 몸통은 움직이 지 않도록 고정시킨 다. 척주가 앞·뒤굽 힘하지 않도록 주의 한다.	 굽힘 폄
	폄 (뒤쪽들어올림) (backward extension)	50				
	벌림 (옆쪽들어올림) (abduction)	180	봉우리를 지 나 바닥을 향 하는 수직선 (직립 혹은 앉은 자세)	위팔뼈	몸통의 옆굽힘이 일어 나지 않도록 90° 이상 이 되면 아래팔을 뒤 침시키는 것을 원칙으 로 한다.	 벌림 모음 0°
	모음 (adduction)	0				
	가쪽돌림 (lateral rotation)	60	팔꿈치를 지 나 이마를 향 하는 수직선	자뼈	위팔을 몸통에 붙이고 팔꿈관절을 앞쪽으로 90° 굽힌 자세로 실시 한다. 아래팔은 중립 자세로 한다.	 가쪽 돌림 안쪽 돌림 0°
	안쪽돌림 (medial rotation)	80				

| 부록 | | | | | | 위팔의 가동범위(계속) |

부위명	운동방향	각도	기본축	이동축	측정방법/주의사항	참고그림
어깨 (shoulder, 팔이음뼈의 기능을 포함)	수평굽힘 (horizontal flexion)	135	봉우리를 지나 시상면을 향하는 수직선	위팔뼈	어깨관절을 90° 벌림 자세로 한다.	수평폄 / 수평굽힘
	수평폄 (horizontal extension)	30				
팔꿈치 (elbow)	굽힘 (flexion)	145	위팔뼈	노뼈	아래팔은 뒤침자세로 한다.	굽힘 / 폄
	폄 (extension)	5				
아래팔 (forearm)	엎침 (pronation)	90	위팔뼈	손가락을 편손 바닥면	어깨에 휘돌림이 들어가지 않도록 팔꿈치를 90° 굽힌다.	뒤침 / 엎침
	뒤침 (supination)	90				
손목 (wrist)	굽힘 (손바닥쪽굽힘) (flexion, palmar flexion)	90	노뼈	둘째손허리뼈	아래팔은 중립자세로 한다.	폄 / 굽힘
	폄(손등쪽굽힘) (extension, dorsiflexion)	70				
	노쪽편위 (radial deviation)	25	아래팔의 중앙선	셋째손허리뼈	아래팔을 엎침자세로 한다.	노쪽편위 / 자쪽편위
	자쪽편위 (ulnar deviation)	55				

손가락의 가동범위

부위명	운동방향	각도	기본축	이동축	측정방법/주의사항	참고그림
엄지 (thumb)	노쪽벌림 (radial abduction)	60	둘째손가락 (노뼈의 연장선상)	엄지	운동은 손바닥면으로 한다. 이하 손가락의 운동은 원칙적으로 손가락의 손등쪽에 각도계를 댄다.	
	자쪽모음 (ulnar adduction)	0				
	손바닥쪽벌림 (palmar abduction)	90			운동은 손바닥면에 직각인 면으로 한다.	
	손바닥쪽모음 (palmar adduction)	0				
	굽힘(MCP) (flexion)	60	첫째 손허리뼈	첫째첫마디뼈		
	폄(MCP) (extension)	10				
	굽힘(IP) (flexion)	80	첫째 첫마디뼈	첫째끝마디뼈		
	폄(IP) (extension)	10				

손가락의 가동범위(계속)

부위명	운동방향	각도	기본축	이동축	측정방법/ 주의사항	참고그림
손가락 (fingers)	굽힘(MCP) (flexion)	90	둘째~다섯째 손허리뼈	둘째~다섯째첫 마디뼈		
	폄(MCP) (extension)	45				
	굽힘(PIP) (flexion)	100	둘째~다섯째 첫마디뼈	둘째~다섯째중 간마디뼈		
	폄(PIP) (extension)	0				
	굽힘(DIP) (flexion)	80	둘째~다섯째 손허리뼈	둘째~다섯째끝 마디뼈	DIP는 10°의 과다폄을 취할 수 있다.	
	폄(DIP) (extension)	0				
	벌림 (abduction)		셋째 손허리 뼈 연장선	둘째·넷째· 다섯째손가락 의 축	가운데손가락의 운동 은 노쪽벌림, 자쪽벌 림으로 한다.	
	모음 (adduction)					

다리의 가동범위

부위명	운동방향	각도	기본축	이동축	측정방법/ 주의사항	참고그림
엉덩관절 (hip)	굽힘 (flexion)	125	몸통과 평행한 선	넙다리뼈(큰돌기와 넙다리뼈 가쪽융기의 중심을 잇는 선)	골반과 척주를 고정시킨다. 굽힘은 누운자세/무릎굽힘자세에서 실시한다. 폄은 엎드린 자세/무릎폄자세에서 실시한다.	
	폄 (extension)	15				
	벌림 (abduction)	45	양쪽 위앞엉덩뼈가시를 잇는 선을 향하는 수직선	넙다리중앙선(위앞엉덩뼈가시에서부터 무릎뼈 중심을 잇는 선)	누운자세로 골반을 고정시킨다. 다리는 가쪽돌림하지 않는다. 모음 시 반대쪽 정강이를 굽혀서 들어올려 그 아래를 통과하여 모은다.	
	모음 (adduction)	20				
	가쪽돌림 (lateral rotation)	45	무릎뼈에서 뻗어내린 수직선	정강이중앙선(무릎뼈 중심에서부터 발관절 안쪽·가쪽복사 중앙을 잇는 선)	누운자세로 엉덩관절과 무릎관절을 90° 굽힘자세로 하여 실시한다. 골반의 보상작용을 적게 한다.	
	안쪽돌림 (medial rotation)	45				

다리의 가동범위(계속)

부위명	운동방향	각도	기본축	이동축	측정방법/주의사항	참고그림
무릎 (knee)	굽힘 (flexion)	130	넙다리뼈	종아리뼈(종아리뼈머리와 가쪽복사를 잇는 선)	굽힘은 엉덩관절 굽힘자세에서 실시한다.	
	폄 (extension)	0				
발목 (ankle)	굽힘 (발바닥쪽굽힘) (flexion, plantar flexion)	45	종아리뼈로 향하는 수직선	다섯째발허리뼈	무릎관절 굽힘자세에서 실시한다.	
	폄(발등쪽굽힘) (extension, dorsiflexion)	20				
발 (foot)	외반 (eversion)	20	정강이축을 향하는 수직선	발바닥면	무릎관절 굽힘자세에서 실시한다.	
	내반 (inversion)	30				
	벌림 (abduction)	10	첫째·둘째발허리뼈 사이의 중앙선	첫째·둘째발허리뼈 사이의 중앙선	무릎관절 굽힘자세에서 실시한다.	
	모음 (adduction)	20				

| 부록 | 몸통의 가동범위 | | | | | |

부위명	운동방향	각도	기본축	이동축	측정방법/ 주의사항	참고그림
목 (cervical spines)	굽힘(앞굽힘) (flexion)	60	봉우리를 지 나 바닥을 향 하는 수직선	바깥귀구멍과 정 수리를 잇는 선	머리 옆쪽에서 실시한 다. 원칙적으로 걸터앉 은 자세로 실시한다.	
	폄(뒤굽힘) (extension)	50				
	왼쪽돌림 (left rotation)	60	양쪽 봉우리 를 잇는 선 을 향하는 수 직선	콧등과 후두결절 을 잇는 선	걸터앉은 자세로 실시 한다.	
	오른쪽돌림 (right rotation)	60				
	왼쪽굽힘 (left lateral bending)	50	제7목뼈 가시 돌기와 제1등 치뼈 가시돌 기를 잇는 선	정수리와 일곱째 목뼈 가시돌기를 잇는 선	몸통의 뒷면에서 실시 한다. 걸터앉은 자세로 실시한다.	
	오른쪽굽힘 (right lateral bending)	50				
등허리 (thoracic and lumbar spines)	굽힘(앞굽힘) (flexion)	45	엉치뼈뒷면	첫째등뼈 가시돌기 와 다섯째허리뼈 가 시돌기를 잇는 선	몸통 옆쪽에서 실시한 다. 직립자세, 걸터앉 거나 옆으로 누운 자세 에서 실시한다. 엉덩 관절 운동이 들어가지 않도록 한다.	
	폄(뒤굽힘) (extension)	30				

| 부록 | | | | | 몸통의 가동범위(계속) | |

부위명	운동방향	각도	기본축	이동축	측정방법/ 주의사항	참고그림
등허리 (thoracic and lumbar spines)	왼쪽돌림 (left rotation)	40	양쪽 위뒤엉 덩뼈가시를 잇는 선	양쪽 봉우리를 잇 는 선	앉은 자세에서 골반을 고정시켜 실시한다.	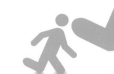
	오른쪽돌림 (right rotation)	40				
	왼쪽굽힘 (left lateral bending)	50	야코비 (Jacoby) 선의 중점에 세운 수직선	첫째등뼈 가시돌 기와 다섯째허리 뼈 가시돌기를 잇 는 선	몸통의 뒷면에서 실시 한다. 걸터앉은 자세 또는 직립자세로 실시 한다.	
	오른쪽굽힘 (right lateral bending)	50				
어깨 (shoulder, 어깨뼈의 움직임 포함)	가쪽돌림 (lateral rotation)	90	팔꿈치를 지나 이마면을 향하 는수직선	자뼈	아래팔은 중립자세로 한다. 어깨관절은 90° 벌리고, 팔꿈관절은 90° 굽힌 자세로 실시한다.	
	안쪽돌림 (medial rotation)	70				
	모음 (adduction)	75	봉우리를 지나 바닥을 향하는 수직선	위팔뼈	20° 또는 45° 어깨관절 굽힘자세로 실시한다. 직립자세로 실시한다.	

↝ 참고문헌

김용수, 정락희, 김복현, 한승호, 김현희 편저(2009). 비주얼 아나토미. 대경북스.

남덕현 역 (2009). 체육측정평가 에센스. 대경북스.

대한고혈압학회(2004). 2004년도 우리나라의 고혈압진료지침.

대한비만학회(2001). 임상비만학. 고려의학.

대한의사협회(2009). 의학용어집. 대한의사협회.

서채문(2010). 건강교육학. 대경북스.

유승희, 김형돈, 송종국, 윤형기(2009). 신 체육측정평가 (전정판). 대경북스.

이강옥 · 宮下充正(2010). 걷기바이블. 대경북스.

이원재 외 역(2013). Klein-Vogelbach의 기능적 운동치료. 대경북스.

이윤관(2013). 비만과 체중관리. 대경북스.

이창현, 김영임, 이강옥 역(2004). Best 여성건강의학. 대경북스.

장유경, 이보경, 김미라(1996). 임상영양관리. 효일문화사.

정일규(2009). 휴먼퍼포먼스와 운동영양학. 대경북스.

정일규, 윤진환(2006). 휴먼퍼포먼스와 운동생리학. 대경북스.

조성연 외(2010). 운동재활치료(상, 하). 대경북스.

질병관리본부(2010). 2008국민건강통계.

체육과학대사전 편집포럼(2009). 체육과학대사전. 대경북스.

岡田正彦(2006). 人はなぜ太るのか一肥満を科学する. 岩波書店.

代謝症候群診断基準檢討委員会(2005). 代謝症候群の定意と診断基準. 日本內科学会誌, 94. 794-809.

西原利治, et al. (2005). 非アルアコール性脂肪肝炎と糖尿病. 糖尿病, 48, 243-245.

阿部純子(2009). 危ないダイェツト. ディスカヴァー·トゥエンティワン.

日本糖尿病学会 編(2004). 根拠に基礎しに糖尿病診断ガイドライン. 南堂江.

日本肥満学会 編(2007). 肥満症治療ガイドラン. ダイジェスト版. 協知企画.

中込弥男(1996). ヒトの遺伝. 岩波書店.

原蒲聖可(2001). 肥満症診療ハンドブック. 医学出版社.

久野譜也 編(2006). 介護豫防のための筋力トレーニング指導法. ナップ.

久野譜也 編(2006). 介護豫防のための健康トレーニング. 成美堂出版.

岡田守彦, 松田光生, 久野譜也 編著 (2000). 高齢者の生活機能増進法. ナップ.

Ajisaka R(2006a). Recommendation for cardiovascular safety of exercise in middle-aged and elderly people. *Int J Sport and Health Science, 4*: 360-369.

Ajisaka R(2006b). Principle of medical screening for participation in exercise in residents in the community. *Int J Sport and Health Science, 4*: 370-379.

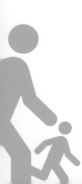

American College of Sports Medicine (2005). *ACSM's Guidelines for Exercise Testing and Prescription 7th ed*. Lippincott Williams & Wikins.

Andersen, AD(1964). The use of the heart rate as a monitoring device in an ambulation program. A progress report. *Arch. Phys. Med. Rehabil., 45*: 140-146.

Andersen JL, Schjerling P, Andersen LL, et al. (2003). Resistance training and insulin action in humans: effects of de-training. *J Physiol, 551 (Pt3)* : 1049-1058.

Åstrand P-O, Åstrand I. & Rodahl K(1959). Maximal heart rate during work in older man. *J. Appl. Physiol.,* 14: 562-566.

Åstrand P-O, Cuddy TE, Saltin B & Stenberg J(1964). Cardiac output during submaximal and maximal work. *J. Appl. Physiol., 19:* 268-274.

Blair SN, Kohl HW 3rd, Barlow CE, et al. (1995). Changes in physical fitness and all-cause mortality: *A Prospective study of healthy and unhealthy men*. JAMA, 273: 1093-1098.

Campbell WW, Trappe TA, Wolfe RR, et al. (2001). The recommended dietary allowance for protein may not be adequate for older people to maintain skeletal muscle. *J Gerontol ABiol Sci Med Sci, 56*: M373-M380.

Chodzko-Zajko WJ (1997). The World Health Organization issue guidelines for promoting physical activity among older persons. *J Aging Phys Act*, 5: 1-8.

Corti MC, Guralnik JM, Salive Me, et al. (1994). Serum albumin level and physical disability as predictors of mortality in older persons. *JAMA, 272*: 1036-1042.

Croti MC, Salive ME and Guralnik JM(1996). Serum albumin and physical function as predictors of coronary heart disease mortality and incidence in older persons. *J Clin Epidemiol, 49:* 519-526.

Esmarck B, Andersen JL, Olsen S, et al (2001). Timing of postexercise protein intake is important for muscle hypertrophy with resistance training in elderly humans. *J Physiol, 535:* 301-311.

Falk E, Shah PK and Fuster V (1995). Coronaty plaque disruption. *Circulation, 92*: 657-671.

Fatouros IG, Tournis S, Leonsini D, et al. (2005). Leptin and adiponectin responses in overweight inactive elderly following resistance training and detraining are intensity related. *J Clin Endocrinol Metab, 90:* 5970-5977.

Ford ES (2005). Risks for all-cause mortality, cardiovascular disease, and diabetes associated with the metabolic syndrome: a summary of the evidence. *Diabetes Care, 28:* 1769-1778.

Hammond, EC(1964). *Am. J. Public Health, 54:* 11.

Heinrich, HW(1980). *Industrial Accident Prevention : A safety management, 5th Eds.* McGraw-Hill.

International Society of Sport Psychology (1992). Physical activity and psychological benefits: A position statement. *Int J Sport Psychol*, 23: 86-91.

Irwin ML, Ainsworth BE, Mayer-Davis EJ, et al. (2002). Physical activity and the metabolic syndrome in a tri-ethnic sample of women. *Obes Res, 10:* 1030-1037.

Jurca R, Lamonte MJ, Barlow CE, et al. (2005). Association of muscular strength with incidence of metabolic syndrome in men. *Med Sci Sports Exerc, 37:* 1849-1855.

Jurca R, Lamonte MJ, Church TS, et al. (2004). Associations of muscle strength and fitness with metabolic syndrome in men. *Med Sci Sports Exerc, 36:* 1301-1307.

Kahn R, Buse J, Ferrannini E, et al. (2002). American Diabetes Association: European Association for the Study of Didetes. The metabolic syndrome: time for a critical appraisal: joint statement from the American Diabetes Association and the Eruopean Association for the Study of Diabetes. *Diabetes Care, 28:* 2289-2304.

Karvonen, M(1959). *Erganomics, 1:* 207

Katzmarzyk PT, Church TS and Blair SN(2004). Cardiorespiratory fitness attenuates the effects of the metabolic syndrome on all-cause and cardiovascular disease mortality in men. *Arch Intern Med, 164:* 1092-1097.

Katzmarzyk PT, Leon AS, Wilmore JH, et al. (2003) Targeting the metabolic syndrome with exercise: evidence from the HERITAGE Family Study. *Med Sci Sports Exerc, 35:* 1703-1709.

Laaksonen DE, Lakka HM, Salonen JT, et al. (2002). Low levels of leisure-time physical activity and cardiorespiratory fitness predict development of the metabolic syndrome. *Diabetes Care, 25:* 1612-1618.

Lachman ME, Jette A, Tennstedt S, et al. (1997). A cognitive-behavioral model for promoting regular physical activity in older adults. *Psychol Health Med, 2:* 251-261/

Lakka HM, Laaksonen DE, Lakka TA, et al. (2002). The metabolic syndrome and total and cardiovascular disease mortality in middle-aged men. *JAMA, 288:* 2709-2716.

Miller JP, Pratley RE, Goldberg AP, et al. (1994). Strength training increases insulin action in healthy 50- to 65-yr-old men. *J Appl Physiol, 77:* 1122-1127.

Najarian RM, Sullivan LM, Kannel WB, et al. (2006). Metabolic syndrome compared with type 2 diabetes mellitus as a risk factor for stroke: the Framingham Offspring Study. *Arch Intern Med, 166:* 106-111.

National Institutes of Health (1998). Clinical guidelines on the identification, evaluation, and treatment of overweight and obesity in adults-the evidence report. *Obes Res, 6 (Suppl 2):* 51S-209S.

Nichols WW and O' Rourke MF (1998). *McDonald's Blood Flow in Arteries: Theoretical, Experimental and Clinical Principles, 4th ed.* Arnold.

Pitsavos C, Panagiotakos DB, Chrysohoou C, et al. (2003). The adoption of Mediterranean diet attenuates the development of acute coronary syndromes in people with the metabolic syndrome. *Nutr J. 2:* 1.

Rennie KL, McCarthy N, Yazdgerdi S, et al. (2003). Association of the metabolic syndrome with both vigorous and moderate physical activity. *Int J Epidemiol, 32:* 600-606.

Ridker PM (2003). Clinical application of C-reactive protein for cardiovascular disease detection and prevention. *Circulation, 107:* 363-369.

Sone H, Tanaka S, Ishibashi S, et al. (2006). The new worldwide defintion of metabolic syndrome is not a better diagnostic predictor of cardiovascular disease in Japanese diabetic patients than the

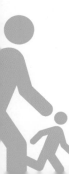

existing definitions: additional analysis from the Japan Diabetes Complications Study. *Diabetes Care, 29:* 145-147.

Sonstroem RJ, Harlow LL, Gemma LM, et al. (1991). Test of structural relationships within a proposed exercise and self-esteem model. *J Pers Assess, 56:* 348-364.

Treuth MS, Hunter GR, Kekes-Szabo T, et al. (1995a). Reduction in intra-abdomonal adipose tissue after strength training in older women. *J Appl Physiol, 78:* 1425-1431.

Treuth MS, Hunter GR, Weinsier RL, et al. (1995b). Energy expenditure and substrate utilization in older women after strength training: 24-h calorimeter results. *J Appl Physiol, 78:* 2140-2146.

Williams MA, Haskell WL, Ades PA, et al (2007). Resistance exercise in individuals with and without cardiovascular disease. *Circulation, 116:* 527-584.

Wong ND, Pio JR, Franklin SS, et al. (2003). Preventing coronary events by optimal control of blood pressure and lipids in patients with the metabolic syndrome. *Am J Cardiol, 91:* 1421-1426.

미국당뇨병학회 홈페이지(Cardiometabolic risk) < http://www.diabetes.org/for-health-professsionals-and-scientists/cardimetabolic-risk.jsp > < http://diabetes.org/uedocuments/CMRchart.pdf >

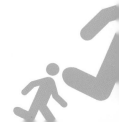

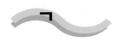

찾아보기

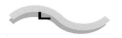

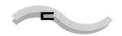

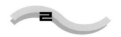
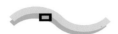
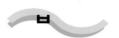

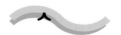

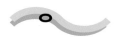

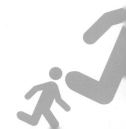

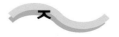

ㅈ

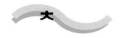

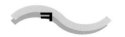

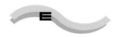

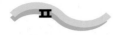

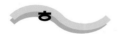

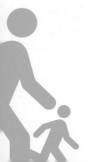